II. Teil
Krankheitsbilder und pflegerische Maßnahmen

Einleitung

Aufgabe und Leistung des Nervensystems

Wesentliche Voraussetzung für das menschliche Leben ist ein ausgewogenes Funktionieren des Nervensystems.
Die *Funktionalität* ist gekennzeichnet durch

- die Aufnahme von Reizen aus der Umwelt über die sensiblen und sensorischen Nerven sowie von den inneren Organen über die vegetativen Nerven (Wahrnehmung),
- das Sammeln, Koordinieren und Speichern der Reize im Gehirn (Gedächtnis, Denken, Erfahrung) und
- die Abgabe zweckentsprechender Impulse (Wille, Affektivität, Handeln).

Störungen des Nervensystems können in den speichernden, koordinierenden und steuernden Zentren des Zentralorgans oder in den ab- und zuführenden (efferenten und afferenten) Leitungsbahnen erfolgen, welche dem Zentrum Reize und Informationen bringen und Befehle (Impulse) an die peripheren Organe abgeben. Aus der Art der Funktionsstörung kann auf den Ort der Schädigung im zentralen oder peripheren Nervensystem geschlossen werden.

Das Nervensystem nimmt Reize über Rezeptoren auf, leitet sie zur „Verarbeitung" ins zentrale Nervensystem und beantwortet sie mit entsprechenden Impulsen für die Erfolgsorgane.

Die *Leistung* des Nervensystems erstreckt sich aber nicht nur auf körperliche Funktionen. Auch seelisches Befinden und Agieren ist von Struktur und Funktion des Nervensystems abhängig, fast ausschließlich von der des Gehirns. In bestimmten Hirnregionen, insbesondere im Bereich des Zwischenhirns, finden an die Struktur gebundene biochemische Prozesse der miteinander verschalteten Nervenzellen statt, bei deren Störung zum Beispiel Angst, Depression, Bewußtseins-, Denk- oder Wahrnehmungsstörungen in Erscheinung treten können. Diese psychobiologischen Erscheinungen können durch psychodynamische und soziale Einflüsse angestoßen, mitgeprägt und ausgeformt werden. Dabei ist aber davon auszugehen, daß die Grundlage des seelischen Zustandes im wesentlichen an die für jede Person individuelle und genetisch bedingte Verschaltung der Nervenzellen gebunden ist. Diese entwickelt sich bis zur Pubertät und erfährt während dieser Zeit und im geringeren Maße auch später noch eine Überformung durch zusätzliche Verschaltungen, die stark von sozialen Faktoren beeinflußt werden.

Bewußte und unbewußte seelische Vorgänge sind von der Funktion des zentralen Nervensystems abhängig.

Psychotische Krankheitsbilder sowie seelische Reaktionen und Entwicklungen (Neurosen) können nur durch Einbeziehung der Hirnfunktion und der genetisch bedingten, in jungen Jahren noch beeinflußbaren Verschaltungen der Nervenzellen verstanden werden.
Diese Darstellung macht deutlich, wie eng die Hirnphysiologie mit *Psychologie* und *Psychiatrie* verbunden ist und daß beide ohne Kenntnis der Hirnfunktion nicht zu verstehen sind.

Neurologie im medizinischen Kontext

Die Beziehungen der Neurologie zu weiteren Fachgebieten sind vielfältig. Viele Erkrankungen des Nervensystems werden durch Leiden der *Inneren Medizin* mitgeprägt. Hingewiesen sei auf die Polyneuropathie beim Diabetes mellitus, bei Nierenerkrankungen und Intoxikationen sowie auf die zerebralen Durchblutungsstörungen infolge von Herzkrankheiten, Bluthochdruck und Arteriosklerose. Ferner sind der Vitamin B12-Mangel und endokrine Störungen zu nennen, die auch zu psychischen Auffälligkeiten führen können.

Für viele organisch anmutende Krankheitsbilder (z. B. Kopfschmerzen, Schwindel, Mißempfindungen, Lähmungen) sind pathologische Organveränderungen nicht nachzuweisen. Diese Krankheitsbilder werden durch psychische Leiden (Neurose, Depression) verursacht und deshalb als *psychosomatische Krankheiten* bezeichnet.

Auch die *Allgemeine Chirurgie* hat enge Verbindungen zur Neurologie, wenn Schädelverletzungen mit einer Hirnbeteiligung oder Extremitätenbrüche mit Nervenverletzungen einhergehen oder wenn Stenosen und Verschlüsse der hirnversorgenden Arterien gefäßchirurgisch zu behandeln sind.

Für viele neurologische Erkrankungen ist die Hilfe der *Neurochirurgie* erforderlich. Vor allem handelt es sich um die operative Behandlung der Hirntumoren, der Nervenkompressionssyndrome einschließlich der Bandscheibenvorfälle, der überwiegend traumatisch bedingten Hirnblutungen, des Hydrozephalus und neuerdings auch der Parkinsonschen Erkrankung und der Epilepsie.

Zur Abklärung und Behandlung von Wirbelsäulenleiden ist eine enge Zusammenarbeit mit der *Orthopädie* erforderlich. Der Wirbelsäulenschmerz ist nicht immer auf eine Nervenwurzelkompression, sondern häufiger auf Abnutzungserscheinungen, Gefügestörungen und Fehlhaltungen der Wirbelsäule zurückzuführen.

Enge Verbindungen der Neurologie bestehen ferner zur *Augenheilkunde*. Hirnprozesse können sich am Sehnerv auswirken, wie z. B. als Neuritis mit Ablassung der Papille bei der Multiplen Sklerose oder als Stauungspapille beim Hirntumor. Lähmungen der Augenmuskeln gehen in der Regel auf eine neurologische Erkrankung zurück. Umgekehrt kann für heftige Kopfschmerzen ein Glaukom in Frage kommen.

Zur *Hals-Nasen-Ohrenheilkunde* bestehen enge Beziehungen über Erkrankungen des Ohrs bei bestimmten Schwindelzuständen, Ohrgeräuschen und Nystagmusformen. Andererseits kann sich das Akustikusneurinom zuerst mit Hörstörungen bemerkbar machen.

Gynäkologische und *urologische Erkrankungen* können die Ursache von Lumboischialgien sein, so daß der Neurologe auch diese Fachgebiete konsiliarisch in Anspruch nehmen muß.

Krankenpflege ist Hilfe und Betreuung bei körperlichen und seelischen Störungen unter Berücksichtigung sozialer Einflüsse.

Die *neurologische Krankenpflege* hat diese vielfältigen Beziehungen der Neurologie zu anderen Fachbereichen zu berücksichtigen. So ist bei bestimmten neurologischen Krankheitsbildern auf die Herz-, Kreislauf-, Atem- und Nierenfunktion, bei anderen Krankheitsbildern auf psychische Auffälligkeiten zu achten. Diese engen Verbindungen machen deutlich, daß die Krankenpflege immer den ganzen Menschen zu beachten hat und sich nicht auf einzelne Funktionsstörungen spezialisieren darf. Ein gelähmter Patient ist nicht nur gewissenhaft zu lagern, er benötigt auch verständnisvolle und aufmunternde Zuwendung. Bei einem Anfallskranken sind nicht nur die Anfälle zu beobachten und zu beurteilen, sondern es muß gegebenenfalls auf seine oft schwierige Wesensart eingegangen werden, damit der Kranke sich verstanden fühlt und sich in die Lebensgemeinschaft einordnen kann. Nicht selten können allein durch psychologische und heilpädagogische Methoden körperliche Beschwerden gelindert werden.

Die Krankenpflege, insbesondere die neurologische Krankenpflege, darf also nicht nur Körperpflege sein; sie ist *körperliche und seelische Betreuung des Menschen* zugleich. Dabei beschränkt sich die körperliche Betreuung nicht nur auf das Betten, Lagern, Saubermachen und evtl. Füttern, sondern berücksichtigt auch die individuelle Versorgung unter Beachtung bestimmter Reizqualitäten. Angenehme Raumtemperatur und Bettwäsche, bequeme Lagerung und eine individuelle, gediegene Zimmergestaltung tragen dazu bei, Grundgefühle zu stimulieren und den Kranken in eine zufriedene, heilungsfördernde Stimmung und Haltung zu bringen. Die Erkenntnisse der *basalen Stimulation* sind auch in der Krankenpflege mit einzubeziehen.

Krankenpflege ist zugleich körperliche und seelische Betreuung. Sie orientiert sich an den individuellen Bedürfnissen der Patienten.

I. Teil Grundlagen und Diagnostik

1. Aufbau und Funktion des Nervensystems

1.1 Einteilung des Nervensystems

Das Nervensystem besteht aus zentralen und peripheren Anteilen.

- Das *zentrale Nervensystem* umfaßt *Gehirn* (lateinisch: Cerebrum; griechisch: Encephalon) und *Rückenmark* (lateinisch: Medulla spinalis).
- Als *peripheres Nervensystem* werden alle Nervenzellen und Nervenbahnen außerhalb von Gehirn und Rückenmark bezeichnet. Es dient der Leitung von Reizen aus der Peripherie (Umgebung) zum zentralen Nervensystem (zuführende oder *afferente Bahnen*) und umgekehrt vom Zentralorgan in die Peripherie (herausführende oder *efferente Bahnen*).
- Eng verbunden mit dem peripheren Nervensystem ist das *vegetative Nervensystem*, das der Regulation verschiedener Organe dient.

1.1.1 Gehirn

Das Gehirn des erwachsenen Menschen wiegt zwischen 1350 und 1500 Gramm. Es ist von der knöchernen Schädelkapsel umschlossen. Folgende Abschnitte werden unterschieden (Abb. 1.1 und 1.2):

Großhirn

Es besteht aus zwei symmetrischen Hälften, den *Hemisphären*, die durch ein dickes Faserbündel, den Hirnbalken (*Corpus callosum*), verbunden

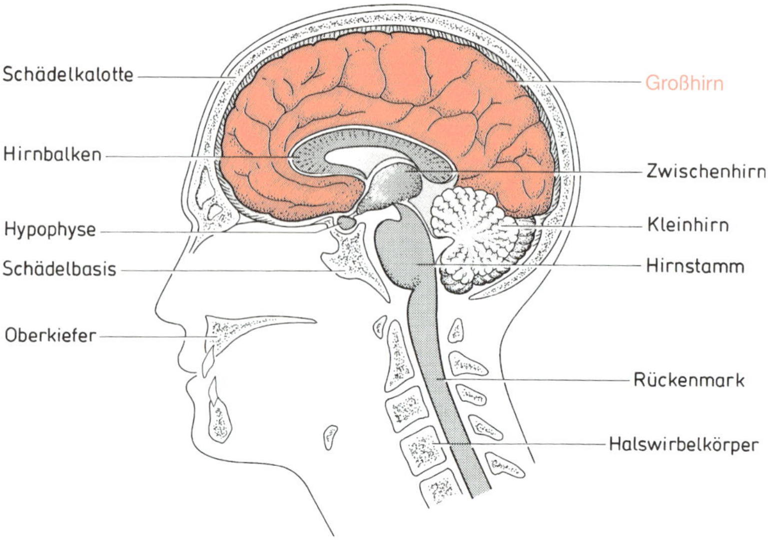

Abb. 1.1 Medianschnitt durch den Kopf

Anatomie der Großhirnhälften

sind. Die Oberfläche des Großhirns erinnert an eine aus der Schale gelöste Walnuß mit Windungen (*Gyri*), die durch tiefe Furchen (*Sulci*) voneinander getrennt sind. Durch die verstärkte Furchung wird die Oberfläche des Gehirns vergrößert.

Jede Hemisphäre ist in vier Hirnlappen geteilt (Abb. 1.2). Jeder Hirnlappen hat besondere Funktionen.

Die verschiedenen Hirnabschnitte repräsentieren bestimmte motorische, sensible und psychische Funktionen.

- *Stirnlappen,* Lobus frontalis: Er wird durch den Sulcus centralis vom Scheitellappen getrennt. Vor dem Sulcus befindet sich im Gyrus praecentralis (vordere Zentralwindung) das motorische Zentrum. Von hier aus gehen die motorischen Bahnen zum Rückenmark. Im Stirnlappen befindet sich auch das motorische Sprachzentrum. Außerdem wird hier das ethisch-soziale Verhalten gesteuert.
- *Scheitellappen,* Lobus parietalis: Angrenzend an den Sulcus centralis befindet sich der Gyrus postcentralis (hintere Zentralwindung) mit dem sensiblen Zentrum. Hier gehen die Körperempfindungen aus der Peripherie ein.
- *Hinterhauptslappen,* Lobus occipitalis: Hier befindet sich das Sehzentrum.
- *Schläfenlappen,* Lobus temporalis: Dieser beherbergt Zentren für die Hör- und Geruchswahrnehmung sowie die Spracherinnerung. Zusammen mit dem limbischen System des Hirnstamms wird im Schläfenlappen die Affektivität gestaltet und gesteuert.

Anatomie der Hirnhäute

Die Hirnwindungen sind von einer eng anliegenden weichen Hirnhaut (*Pia mater*) bedeckt. Über die Furchen und Windungen hinweg zieht eine zarte Spinnwebenhaut mit Blutgefäßen (*Arachnoidea*). Der Raum zwischen beiden Häuten, der Subarachnoidalraum, enthält Nervenwasser (*Liquor*). Weiter nach außen, direkt unter der Schädelkalotte spannt sich die harte Hirnhaut (*Dura mater*), welche als Hirnsichel (*Falx cerebri*)

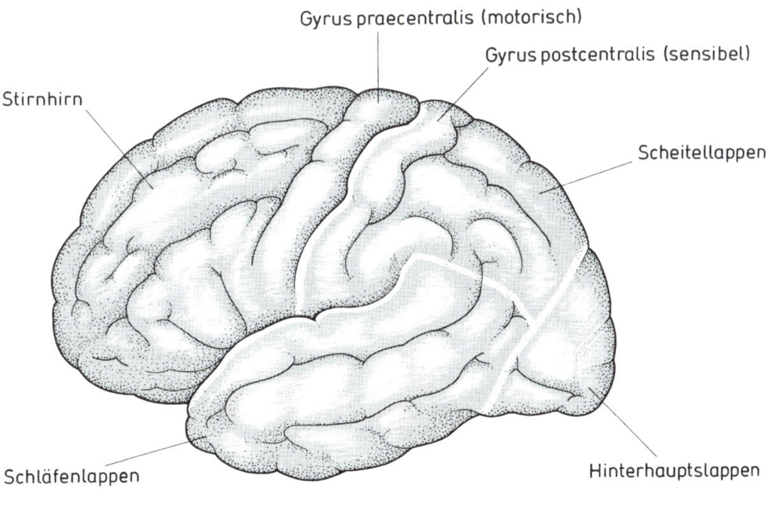

Abb. 1.2 Lappeneinteilung des Großhirns

zwischen den beiden Hemisphären in die Tiefe reicht und in der hinteren Schädelgrube als Kleinhirnzelt (*Tentorium cerebelli*) das Großhirn vom Kleinhirn trennt (Abb. 7.1, S. 124).

Zwischenhirn (Dienzephalon)

Das Zwischenhirn ist für die Regulation der vegetativen, endokrinen und affektiven Funktionen zuständig.

In der Tiefe beider Großhirnhemisphären, im **unteren Abschnitt** der Marklager, befinden sich - symmetrisch angeordnet - mehrere unterschiedliche Kerngebiete in der Nähe des Ventrikelsystems (Abb. 5.1, S. 107).

- Im vorderen Anteil dieser basalen Kerngebiete (*Basalganglien*) liegt der Hypothalamus, ein Zentrum des vegetativen Nervensystems. Der Hypothalamus ist über einen Stiel mit der an der Schädelbasis gelegenen Hypophyse verbunden, der sogenannten Hirnanhangsdrüse, von der das Drüsensystem gesteuert wird.
- Den hinteren Abschnitt der basalen Kerngebiete bildet der Thalamus, eine wichtige Schaltzelle für die aus der Peripherie zum Großhirn geleiteten Reizinformationen. Weitere Kerngebiete sind für den harmonischen Bewegungsablauf zuständig.

Im hinteren Abschnitt des Zwischenhirns befindet sich unpaarig in der Mitte die Zirbeldrüse (*Epiphyse*), die auch regulierend in die Körperfunktionen eingreift.

Hirnstamm

Im Hirnstamm sind die Zentren für die Kreislauf- und Atemfunktion sowie das Bewußtsein lokalisiert.

Er stellt die Verbindung zwischen dem Zwischenhirn und dem Rückenmark dar. Mit dem Zwischenhirn gehört der Hirnstamm zu den entwicklungsgeschichtlich älteren Anteilen des Gehirns. Viele lebensnotwendigen Zentren für die Kreislauf- und Atemfunktion sowie für das Bewußtsein sind hier lokalisiert. Im Laufe der Entwicklung hat sich das mächtige Groß- oder Endhirn, das u. a. die hochqualifizierten geistigen Leistungen des Menschen ermöglicht, so über den Hirnstamm gestülpt, daß dieser nur an der Basis in einem kleinen Bezirk sichtbar wird.
Der Hirnstamm besteht aus dem *Mittelhirn* (Mesencephalon), das sich an das Zwischenhirn anschließt, der *Brücke* (Pons) und dem *verlängerten Mark* (Medulla oblongata, Abb. 1.3).
Im Mittelhirn und verlängerten Mark haben die zehn unteren Hirnnerven ihre Ursprungs- und Einmündungsgebiete. Die beiden ersten Hirnnerven (N. olfactorius und N. opticus) sind herausgestülpte Hirnteile.
Durch den gesamten Hirnstamm ziehen auf- und absteigende Nervenbahnen, die das Groß- und Kleinhirn sowie das Rückenmark miteinander verbinden. Zwischen den Hirnnervenkernen und den Bahnsystemen exi-

Abb. 1.3 Frontalschnitt durch das Gehirn mit grauer und weißer Substanz, Innerer Kapsel und Hirnstamm

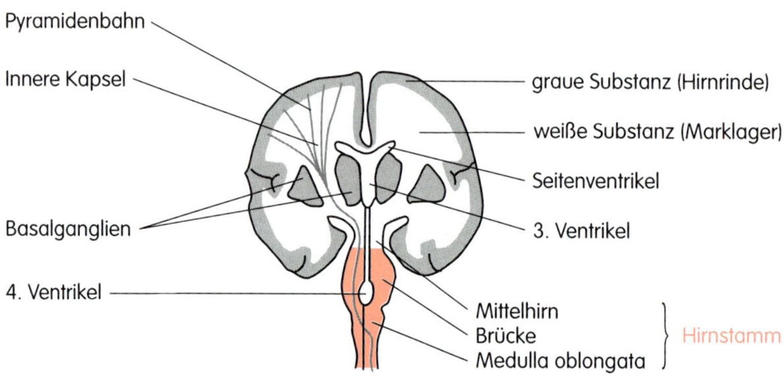

stiert noch ein besonderes Netzwerk aus längs- und querverlaufenden Nervenfasern und Ganglienzellen, die *Formatio reticularis*. Dieses Netzwerk erhält Informationen (Afferenzen) aus dem Rückmark, dem Groß- und Kleinhirn und von den Hirnnervenkernen und gibt entsprechende Impulse (Efferenzen) an diese Strukturen ab. Die Formatio reticularis nimmt u. a. Einfluß auf die Wachheit, die Bewußtseinslage und steuert viele wichtige Körperfunktionen wie z. B. Atmung, Kreislauf, Nahrungsaufnahme, Schluck-, Husten- und Niesreflex sowie den Spannungszustand der Muskulatur.

Kleinhirn (Zerebellum)

Es besteht wie das Großhirn aus zwei stark gefalteten Hemisphären und vereinigt sich zum Wurm, der die Verbindung zum Hirnstamm herstellt. Das Kleinhirn sorgt für koordinierte Bewegungsabläufe und Zielgenauigkeit der Bewegungen; es reguliert auch die Feinbewegungen.

Im *Frontalschnitt durch das Gehirn* (Abb. 1.3) erkennt man als *graue Substanz* die Zellkörper der zentralen Neurone entweder bandförmig an der Oberfläche des Gehirns als Hirnrinde (Cortex) oder gruppenförmig in der Tiefe als basale Ganglien. Die *weiße Substanz* stellt die von Markscheiden umgebenen Nervenbahnen (Neuriten) dar. Die Nervenbahnen laufen fächerförmig zusammen und bilden als Strang die *innere Kapsel*. Die Bahnen ziehen also zwischen den basalen Kerngebieten und den Hirnstamm hindurch und kreuzen in der Medulla oblongata zum überwiegenden Teil auf die Gegenseite. Bemerkenswert ist, daß im Rückenmark graue und weiße Substanzen genau umgekehrt angeordnet sind, also graue Substanz innen um den Zentralkanal herum und weiße Substanz außen (Abb. 1.4).

Im Kleinhirn laufen viele Sinneseindrücke zusammen. Sie beeinflussen die Koordination der Bewegungsabläufe und das Gleichgewicht.

1.1.2. Rückenmark

Das Rückenmark liegt als ein 40–45 cm langer und im Querschnitt etwa 15 mm messender schmaler Stab im Wirbelkanal und geht kopfwärts (kranial) ohne feste Begrenzung aus dem verlängerten Mark hervor. Das Rückenmark endet fußwärts oder abwärts liegend (kaudal) in Höhe des ersten bis zweiten Lendenwirbelkörpers kegelförmig als Conus medullaris (Abb. 14.1, S. 201).

Das Rückenmark ist Leitungsorgan für afferente sensible und sensorische Reize sowie für efferente motorische Impulse. Außerdem steuert es das Reflexverhalten.

Der Aufbau des Rückenmarks ist durch die den Zentralkanal umschließende schmetterlingsförmige graue Substanz und die sie umgebende weiße Substanz gekennzeichnet (Abb. 1.4). Die Säule der grauen Substanz enthält vorwiegend Nervenzellen, die Säule der weißen Substanz die

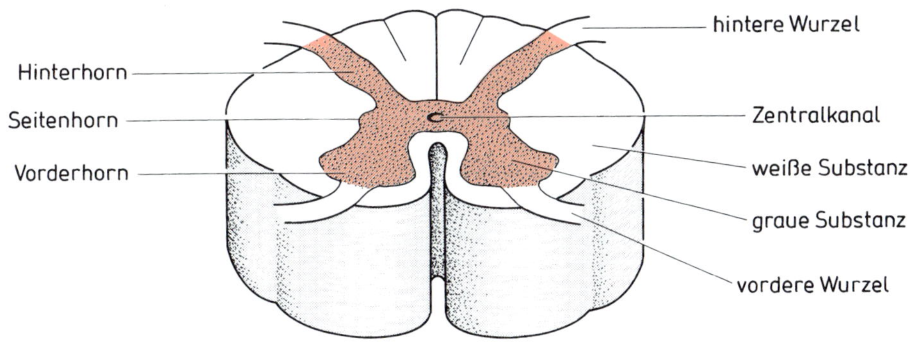

Abb. 1.4
Querschnitt durch das Rückenmark

von Mark (*Myelin*) umscheideten auf und absteigenden Nervenfasern. Innerhalb der grauen Substanz unterscheiden wir:
- Vorderhorn
- Hinterhorn
- Seitenhorn

Vorderhorn

Es enthält die für die motorische Funktion zuständigen Vorderhornzellen, deren Nervenfasern das Rückenmark durch die vorderen Wurzeln zu den Skelettmuskeln verlassen (*efferente Nervenfasern*).

Hinterhorn

Hier erreichen die für die sensiblen Funktionen zuständigen Nervenfasern aus der Peripherie durch die hinteren Wurzeln das Rückenmark (*afferente Nervenfasern*). Dabei liegen die Nervenzellen der afferenten Nerven neben dem eigentlichen Rückenmark im Spinalganglion. Vorder- und Hinterwurzel bilden gemeinsam die Nervenwurzel, die zur Peripherie hin in den gemischten Nerv übergeht.

Seitenhorn

Dieses ist nur im oberen Brust- und angrenzenden Halsmark sowie Lendenmark vorhanden. Die Nervenfasern dieser Seitenhornzellen verlassen als *sympathischer Anteil des vegetativen Nervensystems* mit der vorderen Wurzel das Rückenmark und bilden zunächst den Grenzstrang (Abb. 1.5) bzw. drei größere Nervenzellenknoten im Bereich der großen Eingeweidearterien direkt vor der Wirbelsäule (*prävertebrale Ganglien*).

Der *parasympathische Anteil des vegetativen Nervensystems* entspringt oberhalb des für den Sympathikus zuständigen Seitenhorns im Mittelhirn und im verlängerten Mark sowie unterhalb des Seitenhorns im Kreuzbeinabschnitt des Rückenmarks (*Sakralmark*).

Die in der weißen Substanz verlaufenden Nervenfasern leiten die aus der Peripherie kommenden Informationen zum Hirn weiter. Hinten (*dorsal*) zwischen den Hinterhörnern liegen die als Hinterstränge bezeichneten Nervenbahnen; sie leiten vorwiegend die Berührungsempfindung. Zwischen den Hinter- und Vorderhörnern seitlich (*lateral*) sind die Seitenstränge für die Weiterleitung von Schmerz- und Temperaturempfindung anzutreffen.

1.1.3 Peripheres Nervensystem

Das periphere Nervensystem stellt die Leitungsbahnen außerhalb der zentralen Nervenorgane Gehirn und Rückenmark dar. Die Leitungsbahnen bestehen aus mehreren Bündeln von Nervenfasern, die durch ein lockeres Bindegewebe (*Epineurium*) zusammengehalten werden (Abb. 17.1, S. 239).

Vom Zentralorgan fort führen mit Reizsignalen für die peripheren Muskeln die *motorischen* oder *efferenten Nerven,* deren Zellkörper im Hirnstamm und in den Vorderhörnern des Rückenmarks liegen. Zum Zentralorgan hin führen für Informationen aus den peripheren Sinneszellen die *sensiblen* oder *afferenten* Nerven, deren Zellkörper in Verdickungen der Hinterwurzeln, den Spinalganglien, neben der Wirbelsäule liegen (Abb. 1.5).

Während der motorische Anteil der peripheren Nerven mit der vorderen Wurzel dem Rückenmark entspringt und der sensible Anteil mit der hinteren Wurzel in das Rückenmark mündet, verlaufen über weite

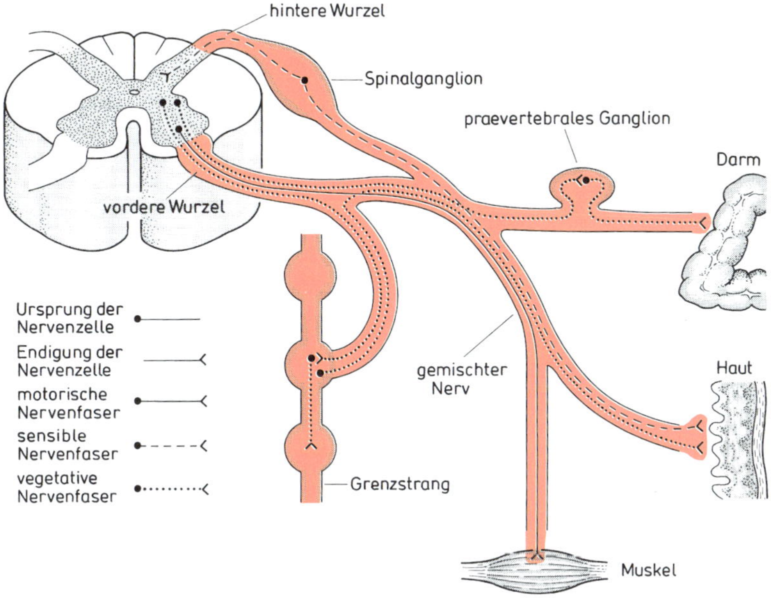

Abb 1.5 Peripheres Nervensystem

Strecken motorische und sensible Nerven gemeinsam in einem Nervenstrang, dem sogenannten *gemischten Nerv*.
Der Mensch hat 31 paarig angeordnete Rückenmarksnerven:

- 8 Halsnervenpaare (zervikale Nerven)
- 12 Brustnervenpaare (thorakale Nerven)
- 5 Lendennervenpaare (lumbale Nerven)
- 5 Kreuzbeinnervenpaare (sakrale Nerven)
- 1 Steißbeinnervenpaar (kokzygeale Nerven)

Die einzelnen Nervenpaare gehen mit benachbarten Paaren nahe der Wirbelsäule Verbindungen ein und bilden einen *Plexus*:

- Plexus cervicalis C1 - C4
- Plexus brachialis C5 - Th1
- Plexus lumbosacralis L1 - S3

Bei anatomischer Betrachtung scheint das periphere Nervensystem an der äußeren Hülle des Rückenmarks oder des Hirnstamms zu beginnen bzw. zu enden. Unter funktionellen Gesichtspunkten jedoch entspringen die peripheren motorischen Nerven im Vorderhorn des Rückenmarks und die Nervenzellen der Hirnnerven im Hirnstamm; die peripheren sensiblen Nerven enden ebenfalls im Rückenmark und Hirnstamm (Abb. 1.5). Zentrales und peripheres Nervensystem sind also eng miteinander verknüpft. So ist es zu erklären, daß bei einigen Erkrankungen des Rückenmarks auch das periphere Nervensystem mitbetroffen ist.

1.1.4 Vegetatives Nervensystem

Das vegetative Nervensystem setzt sich aus zwei gegensätzlich wirkenden Systemen, dem Sympathikus und dem Parasympathikus, zusammen:

- *Sympathisches System* mit adrenergen Überträgerstoffen (Adrenalin bzw. Noradrenalin) an den Erfolgsorganen. Das auch als *Sympathikus* bezeichnete Nervensystem entspringt im Brustmark und dem oberen Lumbalmark.

Das vegetative Nervensystem regelt lebenswichtige Funktionen wie z. B. Verdauung, Atmung, Herzschlag und Temperaturempfindung.

- *Parasympathisches System* mit cholinergen Überträgerstoffen (Azetylcholin) an den Erfolgsorganen. Das auch als *Parasympathikus* bezeichnete Nervensystem entspringt im Hirnstamm und dem Sakralmark.

Sympathikus und Parasympathikus verlaufen in der Peripherie über weite Strecken mit den motorischen und sensibel-sensorischen Nervenbahnen parallel (Abb. 1.5). Ein großer Teil der parasympathischen Nerven verläuft außerdem mit einigen Hirnnerven zusammen, z. B. dem N. vagus, zu vielen inneren Organen und dem ebenfalls aus dem Hirnstamm kommenden N. oculomotorius, N. facialis und N. glossopharyngeus.
Im Gegensatz zu den peripheren sensiblen Nervenfasern bestehen die vegetativen Nervenfasern aus zwei hintereinandergeschalteten Nervenzellen. Der Zellkern der ersten Nervenzelle liegt im Hirnstamm oder Rückenmark. Der Zellkern der zweiten Nervenzelle befindet sich in vegetativen Zellansammlungen, den *Ganglien*, die entweder neben der Wirbelsäule im *Grenzstrang* oder einzeln in der Nähe der Erfolgsorgane angesiedelt sind.
Das Wirken des vegetativen Nervensystems ist unserem Willen weitgehend entzogen; es wird deshalb auch als *unwillkürliches* oder *autonomes Nervensystem* bezeichnet. Es reguliert die Funktion zahlreicher Organe wie Gefäße, Magen-Darm-Trakt, Ausscheidungsorgane, Herz, Haut und viele Drüsen.

1.2 Bauelemente des Nervensystems

Das Nervengewebe besteht im wesentlichen aus

- *Nervenzellen* (Ganglienzellen, Neuronen), welche Reize aufnehmen, leiten und zentral oder peripher wirksam werden lassen sowie aus
- *Stützzellen* (Gliazellen, Neuroglia), welche die Nervenzellen und ihre Fasern stützen und ernähren.

Die netzartig verknüpften Nervenzellen befinden sich also in einem Gerüst aus Stützzellen.

Der Mensch hat etwa 100 Milliarden Nervenzellen. Eine Nervenzelle ist so groß wie ein rotes Blutkörperchen. Die Nervenzelle hat in der Regel einen langen Fortsatz (Neurit) und mehrere kurze Fortsätze (Dendriten). Über Synapsen stehen die Nervenzellen miteinander in Verbindung.

1.2.1 Nervenzelle

Die Nervenzelle (das *Neuron*) ist etwa so groß wie ein rotes Blutkörperchen und wird 70 bis 80 Jahre alt. Sie kann sich nach ihrer Zerstörung nicht wieder neu bilden.
Sie besteht aus

- dem Nervenzellkörper mit Kern und
- den Fortsätzen: Neurit und Dendriten (Abb. 1.6).

Das gesamte Nervensystem setzt sich aus etwa 100 Milliarden Nervenzellen zusammen, davon befinden sich etwa 10 Milliarden in der Groß- und

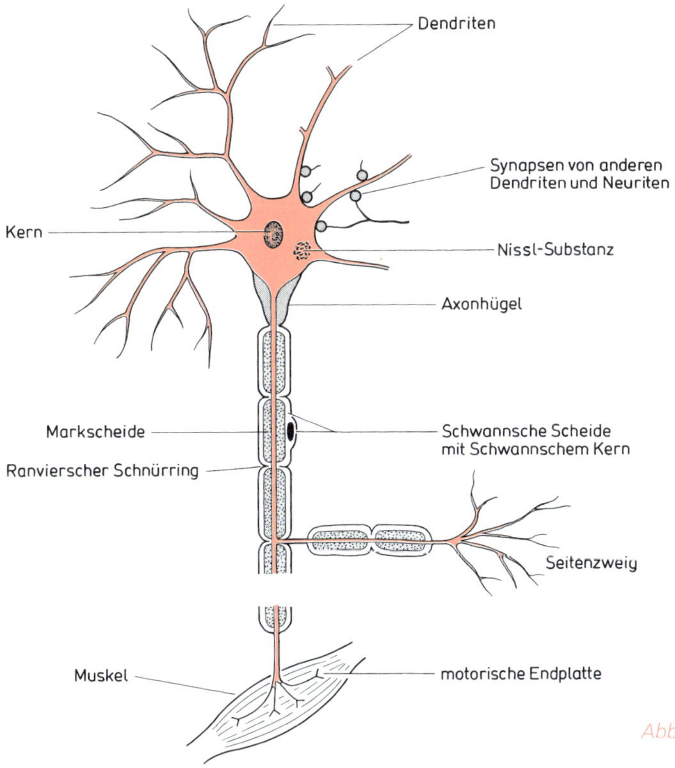

Abb. 1.6 Nervenzelle (Neuron)

Kleinhirnrinde. Um diese riesige Zahl von Nervenzellen in der Hirnrinde unterzubringen, ist diese zur Vergrößerung der Oberfläche gefaltet. Jede Nervenzelle kann bis zu 10 000 Verbindungen (Synapsen) zu anderen Nervenzellen eingehen. Die Verschaltung oder Verknüpfung der Nervenzellen untereinander ist unvorstellbar groß. Die Leistungsfähigkeit des Gehirns hängt also nicht nur von seiner Größe oder der Anzahl der Nervenzellen ab, sondern auch von der Güte ihrer Vernetzung.

Nervenzellkörper

Der *Nervenzellkörper* wird vom Protoplasma einer eiweißreichen, halbflüssigen, feinkörnigen Masse und dem Kern (Nucleus) gebildet. Zur lichtmikroskopischen Untersuchung kann man die einzelnen Bestandteile der Nervenzellen durch besondere Färbung sichtbar machen.

Histologie der Nervenzelle

- Durch Färbung mit Toluidinblau kommt die *Tigroid-* oder *Nissl-Substanz* zur Darstellung, die einen hohen Gehalt an Ribonucleinsäure (RNS) hat und sich bei Schädigung der Nerven und im hohen Alter zurückbildet. Die Nissl-Substanz ist wahrscheinlich für die Bildung der Plasma-Strukturen verantwortlich.
- Für den Stoffwechsel der Zelle sind die *Mitochondrien* wichtig. Es sind strangförmig strukturierte Organellen, die auch Adenosintriphosphorsäure (ATP) bilden und damit die Energielieferanten für die Zelle darstellen.
- Der *Golgi-Apparat* soll wichtige Zellfermente produzieren.
- Der *Zellkern* selbst besteht vorwiegend aus Nukleinsäure, enthält die *Chromosomen* und ist von einer doppelten Kernmembran umhüllt.

Nervenfasern

Die *Nervenfasern* werden lichtmikroskopisch durch Färbung mit Metallsalzen (Chrom-Osmiumsäure und Chrom-Silber) sichtbar gemacht.

- Die meisten Nervenzellen verfügen viele kurze Fortsätze, die *Dendriten,* die sich wie Äste eines Baumes verzweigen und mit anderen Zellkörpern und deren Dendriten zahlreiche Verbindungen eingehen.

Histologie der Nervenfaser

- Andere Nervenzellen verfügen neben mehreren Dendriten auch über einen langen Fortsatz, den *Neurit.* Neuriten dienen der Reizweiterleitung vom und zum Zentralorgan und bestehen aus einem *Achsenzylinder* (Axon), der wie die Dendriten von einer Markscheide (s. u.) umhüllt ist. Ein solcher Neurit kann bis zu einem Meter lang sein, wenn er zum Beispiel vom Rückenmark bis zum Fuß oder von der Hirnrinde bis ins untere Rückenmark reicht. Das Axon kann Seitenzweige (Kollaterale) abgeben, die sich wiederum verzweigen.

Markscheide (Myelinscheide)

Die Markscheide ist aus regelmäßigen Schichten von fettähnlichen Stoffen (Lipoide) und Eiweißkörpern (Proteine) aufgebaut und wird nach außen von Gliazellen umgeben, die die Markscheide ernähren. Am peripheren Nerv wird die Gliazelle als *Schwannsche Zelle* (Neurolemm) bezeichnet.

Die Dicke der Markscheide ist für die Schnelligkeit der *Reizleitung* verantwortlich. Diese erfolgt im peripheren Nerv nicht gleichförmig wie in einer elektrischen Leitung, sondern sprunghaft von Marksegment zu Marksegment. Die Marksegmente sind durch *Ranviersche Schnürringe* voneinander getrennt. Jedes Marksegment wird von einer Schwannschen Zelle mit Kern gebildet.

1.2.2 Stützzellen

Die Stützzellen (*Gliazellen*) bilden das Stützgerüst (Neuroglia) der Nervenzellen im zentralen Nervensystem. Gleichzeitig versorgen sie die Nervenzellen mit Energie aus der Blutbahn und führen die Stoffwechselprodukte ab. Gehen Nervenzellen zugrunde, wird der Defekt durch Gliazellen ausgefüllt.

Es gibt verschiedene Arten von Gliazellen:

- *Astrozyten* (vorwiegend Energieversorgung),
- *Oligodendroglia* (vorwiegend Aufbau und Versorgung der Markscheiden) und
- *Mikroglia* (vorwiegend Abbau degenerierter Nervenzellen).
  Hirntumoren bestehen überwiegend aus wuchernden Gliazellen (Gliome, Glioblastome).

1.3 Nervenleitung und Informationsübermittlung

1.3.1 Aktionspotential

Die Nervenzelle erhält über ihre Dendriten aus dem Nervenzellverbund Informationen, sammelt und speichert sie. Eine Weitergabe der Information erfolgt erst dann, wenn der Reiz eine bestimmte Stärke erreicht hat

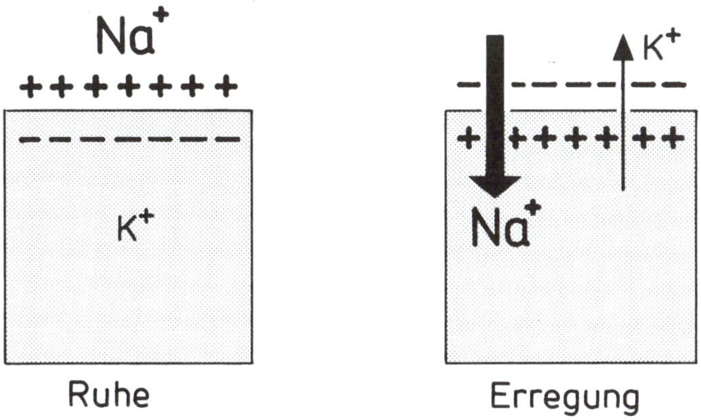

Abb. 1.7 Membrandepolarisierung bei Zellreizung

und im *Axonhügel* eine entsprechende Entscheidung getroffen wird. Reize, die unterschwellig bleiben, werden offenbar nicht weitergeleitet.
Ein Nerv, der im Augenblick nicht leitet, hat eine »Ruhespannung« oder ein *Ruhepotential*, das durch feinste intrazelluläre Ableitungen meßbar ist. Dabei findet sich im Inneren der Zelle eine negative und außerhalb eine positive Spannung (Abb. 1.7), die dadurch zustande kommt, daß sich innerhalb der Zelle wesentlich mehr positive Natrium-Ionen als positive Kalium-Ionen der Zelle befinden.
Bei einer Erregung kommt es plötzlich zu einem schnellen Einbruch von Natrium-Ionen in die Zelle und einer nur langsamen Wanderung von Kalium-Ionen aus der Zelle. Dadurch überwiegen im ersten Moment der Erregung positive Ionen innerhalb der Zelle, so daß es zu einer Umpolung der Spannung an der Zellmembran kommt, die jetzt innen positiv und außen negativ ist (*Depolarisation*). Ein elektrischer Reiz, das *Aktionspotential*, ist entstanden.

Entstehung eines Aktionspotentials.

Im Anschluß an den Natrium-Einstrom wird das Natrium durch aktive, energieverbrauchende Tätigkeit der Zelle wieder heraustransportiert, bis das vorherige Ruhepotential wieder hergestellt ist (*Repolarisation*). Da das Erregungs- oder Aktionspotential dem Ruhepotential entgegengesetzt gepolt ist, kommt ein zweiphasisches Aktionspotential mit einer aufwärts und einer abwärts gerichteten Zacke zur Darstellung (Abb. 1.8).

Entstehung eines Ruhepotentials.

1.3.2 Informationsübermittlung

Ein Aktionspotential wird in einem Nerv (oder auch Muskel) über eine Spannungsdifferenz zwischen einem erregten, depolarisierten und einem benachbarten Zellabschnitt mit Ruhepotential fortgeleitet. Ein kontinuierliches Fortleiten der elektrischen Spannung ist also dann gewährleistet, wenn immer wieder ein neues Aktionspotential neben einem unerregten Abschnitt aufgebaut wird. Die Geschwindigkeit der Fortleitung des Aktionspotentials hängt vom Markgehalt der Nerven ab. Nerven mit dicken Markscheiden leiten im allgemeinen schneller.
Die Informationsübermittlung zwischen den Nervenzellen oder zwischen Nervenzellen und Sinneszellen einerseits oder zwischen den Zellen der Erfolgsorgane andererseits erfolgt an Schaltstellen, den sog. Synapsen.

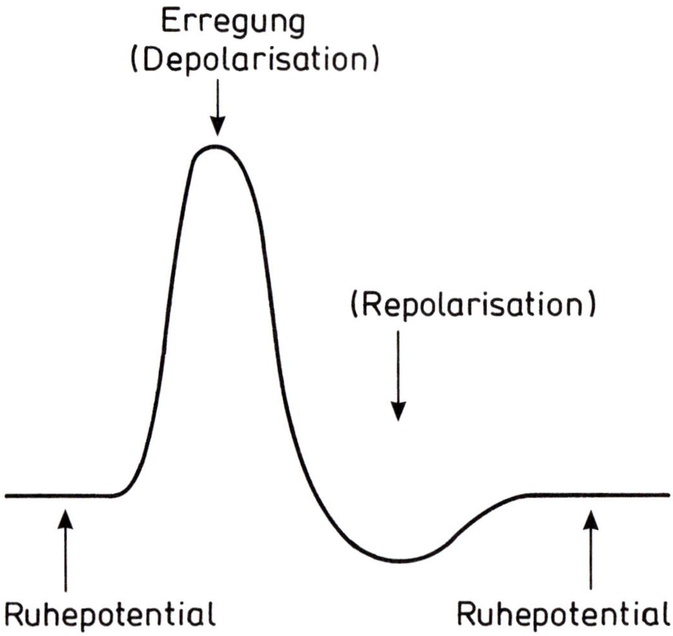

Abb. 1.8 Aktionspotential

Synapsen

Die Synapse ist die „gemeinsame Berührungsstelle" zwischen zwei Nervenzellen oder einer Nervenzelle mit dem Erfolgsorgan. Je nach dem Überträgerstoff kann das Erfolgsorgan stimuliert oder gehemmt werden.

Synapsen sind nicht nur einfache Kontaktstellen zwischen zwei Zellen, sondern Abschnitte besonderer Informationsübertragung, die im Bereich der Nervenzellen vorwiegend mit chemischen Vorgängen verknüpft sind (*chemische Synapse*). Die Informationsübermittlung zwischen Nervenfasern und vielen anderen »Nicht-Nervenzellen« erfolgt überwiegend auf elektrischem Wege (*elektrische Synapse*).

Chemische Synapse

Bei der *chemischen Synapse* gelangt die Information von der präsynaptischen zur postsynaptischen Zelle mit Hilfe eines *Überträgerstoffes (Transmitters)*. Das Ende einer Nervenfaser wird von einer kolbigen Auftreibung gebildet, die mit einer sehr dünnen Membran abschließt. Dieser präsynaptische Abschnitt enthält die für den Stoffwechsel wichtigen Mitochondrien sowie zahlreiche Bläschen, in denen Überträgerstoffe gebildet und gespeichert werden (Abb. 1.9). Kommt es nun zu einer elektrischen Aktivität, werden bestimmte Überträgerstoffe aus den synaptischen Bläschen freigesetzt. Sie gelangen in den synaptischen Spalt und beeinflussen die Empfänger (*Rezeptoren*) der postsynaptischen Zelle. Werden dort die Rezeptoren erregt, wird ein neues Aktionspotential aufgebaut und dadurch die Information von einer Zelle auf die andere weitergeleitet. Die Informationsübertragung kann mit Hilfe spezieller Überträgerstoffe aber auch gehemmt werden.
Die Überträgerstoffe sind Hauptangriffspunkt vieler Arzneimittel, insbesondere der Psychopharmaka.

Elektrische Synapse

Ein anderes Prinzip der Informationsübermittlung ist die *elektrische Synapse*. Zwischen zwei aneinanderliegenden Zellen befindet sich eine Membran mit geringem Widerstand, die es ermöglicht, daß der Strom zur

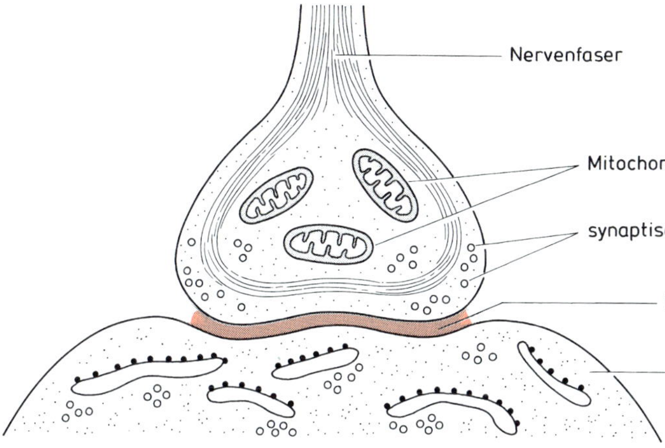

Abb. 1.9 Synapse einer Nervenzelle

Nachbarzelle fließt und diese ebenfalls depolarisiert. Diese elektrischen Synapsen sind in den Nervenbahnen sowie in der glatten Muskulatur des Herzmuskels anzutreffen.

Zusammenfassung

Das *Nervensystem* besteht aus zentralen (Gehirn und Rückenmark), peripheren und vegetativen Anteilen. Das Großhirn überlappt die entwicklungsgeschichtlich älteren Hirnabschnitte von Zwischenhirn und Hirnstamm. Der Hirnstamm geht in das Rückenmark über, das bis etwa zum ersten Lendenwirbelkörper reicht. In der hinteren Schädelgrube liegt mit Verbindung zum Hirnstamm das Kleinhirn.
Gehirn und Rückenmark nehmen über die sensiblen und sensorischen Bahnen Reize und Informationen auf. Diese werden im Gehirn gesammelt, koordiniert und gespeichert. Bei Bedarf werden zweckentsprechende Impulse über die motorischen Bahnen und psychischen Reaktionen über das Zwischenhirn geäußert. Das unserem Willen weitgehend entzogene vegetative Nervensystem reguliert die Funktion zahlreicher Organe wie Gefäße, Magen-Darmtrakt, Herz, Ausscheidungsorgan, Haut und Drüsen.
Bauelemente des Nervensystems sind die Nervenzellen (auch Ganglienzellen oder Neurone) sowie die Stützzellen oder Gliazellen. Die Nervenzellen sind über ihre Fortsätze (Neuriten und Dendriten) miteinander verbunden. Die Informationsübermittlung erfolgt an den Synapsen, den Kontaktstellen zwischen den Zellen, auf elektrischem oder chemischem Weg. Dabei stimulieren Überträgerstoffe (Transmitter) die Empfänger (Rezeptoren) der Nachbarzellen.

2. Allgemeine Untersuchung und Beobachtung des Patienten

2.1 Erste Kontaktaufnahme mit dem Patienten

Die Pflegeperson nimmt den kranken Menschen so an, wie er ist. Sie stellt sich auf seine individuelle Art ein. Zurechtweisungen und erzieherische Maßnahmen sind nicht angebracht. Dabei verfolgt die Pflegeperson aber konsequent ihr pflegerisches Konzept. Sie muß sich gegebenenfalls mit Überzeugungskraft geschickt durchsetzen.

Die erste Begegnung der Pflegeperson mit dem Patienten ist für beide bedeutungsvoll. Der Patient begibt sich ängstlich und erwartungsvoll in einer verunsicherten Situation in medizinisch-pflegerische Betreuung. Die Pflegeperson sieht sich einem ihr bisher unbekannten, kranken Menschen gegenüber, den sie zunächst so nehmen und akzeptieren muß, wie er ist – auch mit unangenehmen Eigenschaften. Seine Krankheit steht ganz im Vordergrund der Begegnung. Bei aller Zurückhaltung und Distanz wird die Pflegeperson bemüht sein, Persönlichkeit und Krankheitsgeschichte des Patienten zu erfassen.

Erste Stunden auf der Station

Der Patient muß schnell das Gefühl bekommen, auf der Station willkommen zu sein und angenommen zu werden. Der Patient und die Angehörigen werden in den Stationsablauf eingeweiht. Auf Toilette, Tagesraum, Schwesternzimmer und Telefon sowie Regelung der Besuchsmöglichkeiten wird hingewiesen. Die Mitarbeiterinnen und Mitarbeiter des Pflege- und Stationsdienstes sowie Stations-, Ober- und Chefarzt werden benannt. Hilfreich für die Patienten und Angehörigen ist die Bereitstellung von Informationsmaterial über das Krankenhaus. Die Pflegeperson kümmert sich nach der Begrüßung um die Bedürfnisse und die pflegerische Versorgung des Kranken und hält diese Information in der *Pflegeanamnese* fest.

Begleiterkrankungen

Neben der neurologischen Erkrankung können weitere ernsthafte krankhafte Störungen bestehen.

Bei der Pflege neurologischer Patienten sind häufig internistische Probleme mit zu berücksichtigen. Bei Diabetes-, Nieren- und Herzkranken ist auf eine besondere Diät zu achten. Viele internistische Leiden (z. B. Herz- und Kreislauferkrankungen, Diabetes) müssen medikamentös weiterbehandelt werden. Auf allgemein-körperliche Störungen, wie Unregelmäßigkeiten der Verdauungs- und Ausscheidungsorgane, der Herz-, Kreislauf- und Atemtätigkeit ist ebenso zu achten wie auf Verletzungen und Mißbildungen. Viele neurologische Erkrankungen gehen mit psychischen Störungen einher, die erkannt und beschrieben werden müssen. Alle diese Informationen sind auf einem »Pflegestammblatt« zu notieren und sind als *Pflegeplanung* Teil der *Pflegedokumentation.*

Umgang mit dem Patient

Die Pflegeperson wird bemüht sein, ruhig und einfühlsam auf den Patienten einzugehen. Sie wird versuchen, ängstlichen Patienten sachlich, aber nicht überbesorgt Mut und Hoffnung zuzusprechen. Bei älteren Patienten ist oft auf deren Ratlosigkeit, Schwerhörigkeit, Sehbehinderung und Verlangsamung in der Auffassung und im Handeln einzugehen. Geistig behinderten Patienten ist mit klaren und einfachen Aussagen zu begegnen und ihnen entsprechend ihrer Behinderung zu helfen. Kranke Kinder benötigen Geborgenheit, fürsorglichen Zuspruch und ablenkende Beschäftigung.

Pflegestandards

Für die Pflegeperson ist es hilfreich, wenn sie für ihr pflegerisches Handeln Normen und Richtmaße, also *Pflegestandards*, vorfindet, an denen sie sich orientieren kann. Diese können in den verschiedenen stationären und ambulanten Kranken- und Pflegeeinrichtungen unterschiedliche Ziele oder Leitbilder haben. Die Pflegestandards müssen sich aber auch an den zu pflegenden Patienten individuell orientieren.
Wichtig ist der Austausch mit dem Ärztlichen Dienst. Die Pflegepersonen müssen von diesem Angaben zur Vorgeschichte erhalten, die für die Pflege und Betreuung wichtig sind. Auch müssen sie klare Anweisungen zur richtigen Lagerung, Ernährung und Belastung erhalten und über das Krankheitsbild informiert werden. Worauf ist bei der Pflege zu achten, was muß kontrolliert (z. B. Kreislauf, Atmung, Stuhlgang, Beweglichkeit) und gemessen (z. B. Blutdruck, Puls, Urinausscheidung) werden?

Durch Beobachtung und erste Fragen ist zu prüfen, wie Bewußtseinslage, Orientierung und Auffassung sind.

- Wie sind die Beziehungen zu Angehörigen und Begleitpersonen?
- Sind Spannungen und Konflikte erkennbar?
- Wie erlebt der Patient seine Beschwerden, wie stellt er sie dar?
- Wie bewegt er sich auf oder außerhalb der Station?
- Was wird ihm mitgebracht (Medikamente, Alkohol)?

Therapeutisches Team

Die Pflegeperson kann während der ersten Stunden bei einem neuen Patienten wertvolle Beobachtungen machen, die sie mit der Stationsleitung oder dem Arzt besprechen muß. Nicht selten vertrauen sich Patienten und deren Angehörige eher dem Pflegepersonal oder den Stationshilfen als dem Arzt an, so daß dieser auf Informationen und Beobachtungen aller Mitarbeiterinnen und Mitarbeiter einer Station angewiesen ist. Mindestens einmal wöchentlich durchgeführte *Stationsbesprechungen* im Sinne der Teamarbeit verbessern den Kontakt zwischen den Pflegepersonen, Ärzten, Psychologen, Sozialarbeitern, Physio- und Ergotherapeuten, dem Krankenhausseelsorger sowie dem hauswirtschaftlichen Dienst. Diese Gespräche beziehen sich nicht nur auf die Patienten, sondern auch auf die Zusammenarbeit der verschiedenen Mitarbeiterinnen und Mitarbeiter.

2.2 Motorische Störungen

Motorisches System

Die Bewegungsvorgänge des Menschen werden als *Motorik* bezeichnet.

Sie beinhalten:

- Muskelkraft,
- Muskeltonus,

- abnorme Bewegungen,
- Koordination und
- Beschaffenheit der Muskulatur.

Verlauf der motorischen Bahn von der Praezentralregion des Großhirns durch die innere Kapsel. Kreuzung auf die Gegenseite im Hirnstamm. Weiterer Verlauf im Rückenmark zu den motorischen Vorderhirnzellen. Umschaltung auf das periphere motorische Neuron (Abb. 2.1).

Motorik entwickelt sich aus Impulsen, die in der motorischen Hirnrinde entstehen. Nach Abstimmung mit anderen Neuronen, insbesondere mit Informationen aus der Körperperipherie und der Umwelt über das sensibel-sensorische System, geht der Impuls als Reiz vom Zellkörper des *ersten* oder *zentralen motorischen Neurons* in der motorischen Hirnrinde aus, dessen Neurit zwischen den Basalganglien hindurch (innere Kapsel) zunächst in die Medulla oblongata des Hirnstamms zieht, um hier die Seite zu wechseln (Abb. 2.1). Der Neurit zieht dann im Rückenmark als Vorderstrang (Tractus corticospinalis) zum Vorderhorn. Die im Marklager des Gehirns fächerförmig zusammenlaufenden motorischen Bahnen haben die Form einer Pyramide. Dies führt auch zur Bezeichnung *Pyramidenbahn* für das erste oder zentrale motorische Neuron. Im Vorderhorn des Rückenmarks geht der Reiz auf das *zweite* oder *periphere motorische Neuron* über, dessen Neurit durch die vordere Wurzel das Rückenmark verläßt und in der Peripherie zum Muskel als Erfolgsorgan zieht.

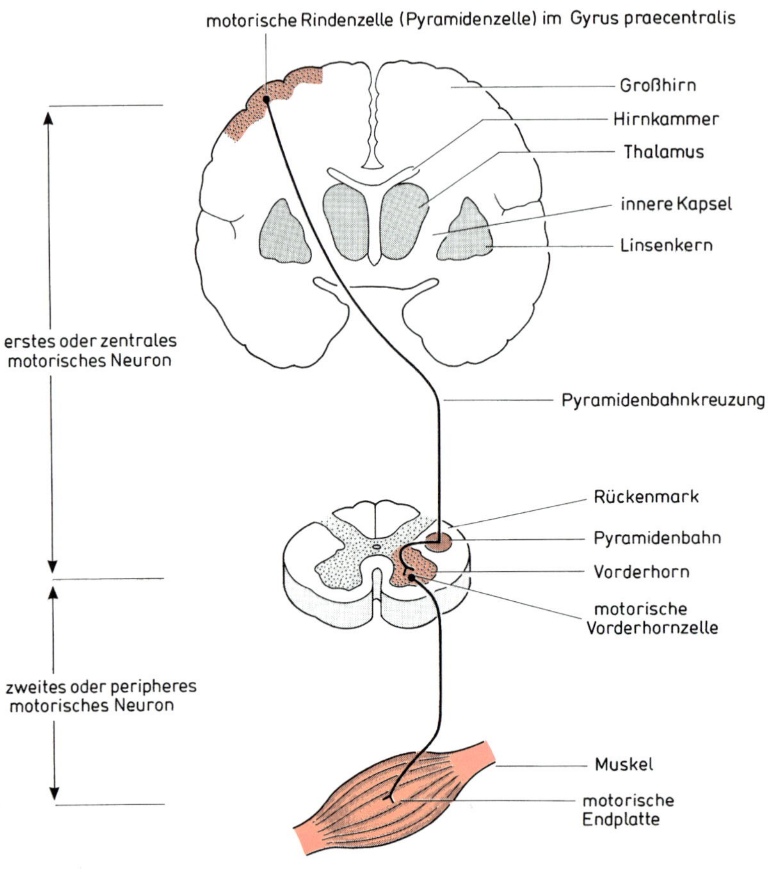

Abb. 2.1 Aufbau des motorischen Systems

2.2.1 Muskelkraft

Eine verminderte Muskelkraft wird als *Lähmung* bezeichnet. Ist sie unvollständig, wird von einer *Parese*, ist sie total, von einer *Paralyse* gesprochen.

Lähmungen können folgendermaßen verteilt sein:

- Monoparese: Lähmung einer einzelnen Gliedmaße
- Hemiparese: halbseitige Lähmung zweier Gliedmaße
- Paraparese: beidseitige Lähmung zweier Gliedmaße, besonders der Beine
- Tetraparese: Lähmung aller vier Gliedmaße.

Lähmungserscheinungen

Hinweise auf Lähmungen fallen schon bei Beobachtung der Bewegung auf. Beim Gehen wird z. B. ein Bein nachgezogen oder steif bewegt; der Patient stolpert oder bleibt mit der Fußspitze hängen; es sind mangelnde oder fehlende Mitbewegungen eines Armes oder das Hängen einer Gesichtshälfte zu beobachten. Lähmungen der Beine und Hüftmuskeln fallen beim Aufstehen von einer Liege oder vom Stuhl z. B. dadurch auf, daß der Patient zum Aufrichten seine Arme an den Oberschenkeln oder naheliegenden Gegenständen (z. B. Armlehnen) abstützt. Beim Treppensteigen zieht er sich aufgrund einer Beinschwäche am Geländer hinauf. Beim Hinuntergehen einer Treppe neigt er dazu, mit dem Bein einzuknicken. Bei leichten Lähmungen der Hände und Arme hat der Patient Mühe, seine Schuhe zuzubinden, die Strümpfe an- oder auszuziehen, die Jacke zuzuknöpfen, seine Haare zu kämmen oder den Schlüssel umzudrehen sowie beim Essen Messer, Gabel und Löffel zu halten. Auch das Schlucken, Öffnen der Augenlider und Sehen kann durch Lähmungen der entsprechenden Muskeln beeinträchtigt sein.

Die Patienten sind in ihrer Bewegung auch außerhalb der Station zu beobachten. Einige zeigen bewußte oder unbewußte Bewegungsstörungen, die ein Begehren (z. B. Rentenwunsch) oder einen seelischen Konflikt zum Ausdruck bringen.

2.2.2 Muskeltonus

Als *Tonus* wird die Grundspannung der Skelettmuskulatur bezeichnet. Eine Erhöhung des Tonus tritt als *Spastik* oder *Rigor* in Erscheinung. Die Tonusverminderung wird als *Hypotonie* bezeichnet.

Spastik

Der Muskeltonus ist im wesentlichen vom Reflexverhalten des Muskels abhängig. Der Muskelreflex stellt einen Spannungszustand dar, der von sensiblen Reizen aus dem Muskel selbst, die über die Hinterwurzel das Rückenmark erreichen, und von einer zentralen Steuerung bestimmt wird. Die zentrale Steuerung geschieht durch das zentrale motorische Neuron sowie durch Einflüsse der Basalganglien und der Formatio reticularis. Liegt nun eine zentrale Störung vor, wird der über das Rückenmark laufende Muskelreflex ungenügend oder nicht gehemmt, so daß der Muskelreflex und damit auch der Muskeltonus gesteigert bzw. erhöht sind.

Entstehung der Spastik

Beim passiven Durchbewegen spürt man einen federnden Widerstand, der im weiteren Bewegungsablauf nachläßt. Eine Spastik ist auch an der Haltung erkennbar, indem Arme und Hände gebeugt, Beine und Füße gestreckt gehalten werden. Mit der Zeit versteifen die Gelenke in dieser Haltung, was als Kontraktur bezeichnet wird.

Rigor

Zentrale Einflüsse einer gestörten Basalganglienfunktion, die das Rückenmark mit der Pyramidenbahn erreicht, bewirken bei passiver Durchbewegung einen gleichbleibenden oder eher zunehmenden Widerstand der Muskulatur, der als *Rigor* bezeichnet wird. Der Rigor kann während der durchgeführten passiven Bewegung immer wieder nachlassen, so daß der Eindruck entsteht, in das bewegte Gelenk sei ein Zahnrad eingebaut (Zahnradphänomen). Der Rigor wird beim Parkinson-Syndrom beobachtet.

Hypotonie

Ein verminderter Muskeltonus, eine *Hypotonie,* ergibt sich aus einer Schädigung des zweiten oder peripheren motorischen Neurons und einer Unterbrechung zentraler Bahnen aus dem Kleinhirn zu den Vorderhornzellen des Rückenmarks, ferner bei komatösen Patienten und zu Beginn eines akuten Schlaganfalls. Bei passiver Durchbewegung ist kein Widerstand erkennbar.

Abnorme Bewegungen

Bewegungen können in ihrem harmonisch wirkenden Ablauf gestört sein:

- Rhythmische Zitterbewegungen, besonders peripherer Muskelgruppen, werden als *Ruhetremor* bezeichnet. Vorwiegend ist er Ausdruck einer Störung der Basalganglien und wird geringer oder verschwindet ganz, wenn der Bewegungsablauf einem Ziel zustrebt (Tasse zum Mund führen). Im Schlaf ist er nicht zu beobachten.
- Ein Tremor, der sich bei zielgerichteten Bewegungen vor dem Ziel verstärkt und ausgesprochen wackelig wirkt, wird als *Intentionstremor* bezeichnet. Er ist auf eine Kleinhirnstörung zurückzuführen.
- Nicht rhythmische, ungeordnete und ziellose Bewegungen werden als *Hyperkinese* bezeichnet.
- Treten gleichzeitig blitzartige, schnelle Bewegungen und Zuckungen auf, handelt es sich um eine *Chorea.*
- Langsame, schraubende, kreisende und drehende Bewegungen werden als *Athetose* bezeichnet.
- *Myoklonien* sind blitzartige, schüttelnde und unwillkürliche Kontraktionen einzelner oder mehrerer Muskeln.
- *Tics* zählen zu den häufigsten abnormen Bewegungen. Es handelt sich um kurzdauernde, ruck- und krampfartige Bewegungen einzelner Muskeln oder Muskelgruppen, die z. B. das Gesicht verzerren können. Tics sind häufig seelisch bedingt oder werden unter seelischer Belastung ausgelöst.

2.2.3 Koordination

Die Koordination der Bewegungsabläufe ist Aufgabe des Kleinhirns. Das Kleinhirn ist funktionell über den Hirnstamm eng mit den motorischen Zentren der Großhirnrinde, dem Gleichgewichtsapparat im Mittelohr und den Hintersträngen des Rückenmarks verbunden. Bei intakter Muskelkraft kann der Bewegungsablauf durch eine Störung dieses umfangreichen Koordinationssystems beeinträchtigt werden.

Ein koordinierter Bewegungsablauf setzt voraus, daß die Informationen über Stellung und Haltung der Gliedmaßen unbeeinflußt über den Kleinhirnseitenstrang (Tractus spinocerebellaris) und den Hinterstrang zum Kleinhirn gelangen und daß andererseits die Verbindungen von der motorischen Großhirnrinde (Tractus corticopontini cerebellaris) und vom Gleichgewichtsorgan intakt sind (Abb. 14.4, S. 212). Aus diesen verschiedenen Informationen veranlaßt das Kleinhirn dann eine geordnete und zielgerichtete Bewegung, deren Feinabstimmung durch die Basalganglien erfolgt.

Ataxie

Die Störung der Bewegungskoordination wird allgemein als *Ataxie* bezeichnet. Bezüglich der Schädigung innerhalb des Koordinationssystems werden zwei Arten der Ataxie unterschieden:

- *Hinterstrangataxie (spinale Ataxie):*
  Die für die Aufrechterhaltung des Gleichgewichts notwendigen Impulse aus dem Beinstand werden infolge einer Hinterstrangerkrankung nicht oder nur mangelhaft ins Gehirn, besonders ins Kleinhirn, geleitet. Der Patient läßt einen stampfenden und ausfahrenden Gang erkennen. Dieser wird beim Schließen der Augen noch unsicherer, weil dann die Kontrolle der Kleinhirnfunktion über das korrigierende Sehen wegfällt. Die Zielübungen sind nur mäßiggradig gestört.
- *Kleinhirnataxie (zerebellare Ataxie):*
  Die durch eine Kleinhirnerkrankung bedingte Unsicherheit der Bewegungen wird durch Sichtkontrolle der Augen nicht gebessert. Das Gangbild ist breitbeinig torkelnd, äußerst unsicher und von erheblicher Fallneigung begleitet. Dabei werden die Zielübungen grob verwackelt.
  Eine besondere Form der Kleinhirnataxie ist die *Rumpfataxie.* Bei geöffneten oder geschlossenen Augen läßt der Patient beim Sitzen und Stehen ohne weitere Untersuchungstechnik bereits ein deutliches Schwanken erkennen.

Überprüfen der Koordination

Standsicherheit

Die Prüfung der Standsicherheit geschieht durch den *Romberg-Versuch.* Der Patient wird aufgefordert, mit enger Fußstellung, vorgestreckten Armen und geschlossenen Augen aufrecht zu stehen. Kommt es zu einer nicht zu beherrschenden Fallneigung, ist der Romberg-Versuch positiv. Zur Beurteilung der Gangsicherheit wird der Patient aufgefordert, wie auf einem Balken oder Seil zu gehen, indem er einen Fuß vor den anderen setzt. Erschwert wird die Untersuchung durch das Schließen der Augen (Strichgang).

Zielübungen

Die Sicherheit der Zielübungen wird mit dem *Finger-Nase-Versuch* und dem *Knie-Hacke-Versuch* geprüft. Kommt es erst kurz vor dem Ziel zu einem Wackeln, so wird von einem Intensionswackeln oder *Intentionstremor* gesprochen. Eine Ungeschicklichkeit beim schnellen Öffnen und Schließen der Faust oder bei Drehbewegungen der Hand wie beim Einschrauben einer Glühbirne wird als *Dysdiadochokinese* bezeichnet.

Beobachtung von Bewegungsabläufen

Die Beobachtung der Bewegungsabläufe durch das Pflegepersonal ist äußerst wichtig. Es ist darauf zu achten, wie der Patient sich auf der Station bewegt, ob er an der Wand Halt sucht, wie er das Bett oder den

Stuhl verläßt, wie er Feinbewegungen beim Anziehen der Kleidung und beim Essen ausführt und wie er sich in Gegenwart der Angehörigen bewegt. Auch ist zu erwägen, ob eine Gangunsicherheit Folge einer Medikamentenüberdosierung (durch verordnete oder heimlich genommene Medikamente) oder gar eine seelische Fehlhaltung ist.

2.2.4 Beschaffenheit der Muskulatur

Zur Beurteilung des motorischen Systems gehört auch die Betrachtung der Muskulatur mit der Fragestellung, ob ein *Schwund der Muskulatur (Atrophie, Amyotrophie)* oder eine *Zunahme der Muskelmasse (Hypertrophie)* vorliegt.

Muskelatrophie

Stärkere Muskelatrophien weisen immer auf eine Störung der peripheren Nerven (*neurogene Atrophie*) oder eine Erkrankung der Muskulatur (*myogene Atrophie*) hin. Ist zusätzlich noch ein unregelmäßig auftretendes spontanes Muskelwogen, das an Muskelzuckungen erinnert, erkennbar, so ist dieses *Faszikulieren* Ausdruck einer Erkrankung der motorischen Vorderhornzellen im Rückenmark. Muskelatrophien geringeren Ausmaßes sind im Alter normal und sind auch bei zentralen Lähmungen zu beobachten. Außer bei neurologischen Erkrankungen kommen Muskelatrophien auch nach längerer Inaktivität, z. B. nach Extremitätenbrüchen (*Inaktivitätsatrophie*), oder in der Nachbarschaft erkrankter Gelenke (*arthrogene Muskelatrophie*) vor.

Muskelhypertrophien

Muskelhypertrophien sind selten. Sie sind bei gewissen Muskelerkrankungen (z. B. Myotonia congenita) zu beobachten.

2.3 Reflexe

Reflexzentrum

Das Reflexverhalten gibt wichtige Hinweise auf die Funktionsbereitschaft des zentralen und peripheren Nervensystems.

Reflexe sind vom Willen unabhängige Reaktionen auf einen Reiz. Der Reiz löst einen Impuls aus, der auf afferenten Bahnen das Reflexzentrum im zentralen Nervensystem (Rückenmark oder Gehirn) erreicht. Das Reflexzentrum wird von übergeordneten Zentren der motorischen Hirnrinde, den Basalganglien und der Formatio reticularis gesteuert.

Reflexbogen

Vom Reflexzentrum geht die Reizantwort auf efferenten Bahnen an das Erfolgsorgan. Diesen Erregungsablauf nennt man *Reflexbogen*. Da jeder Reflexbogen einem bestimmten Abschnitt im zentralen oder peripheren Nervensystem zugeordnet werden kann, sind bei gestörter Reflexantwort Rückschlüsse auf den Ort der Schädigung möglich.
Für die neurologische Untersuchung ist das Verhalten der Muskelreflexe von Bedeutung. Dabei können Reflexe im Muskel selbst (*Muskeleigenreflexe*) oder von der Haut ausgelöst werden (*Hautreflexe oder Fremdreflexe*).

2.3.1 Muskeleigenreflexe

Bei den Muskeleigenreflexen erfolgt die Reizung im Erfolgsorgan selbst.

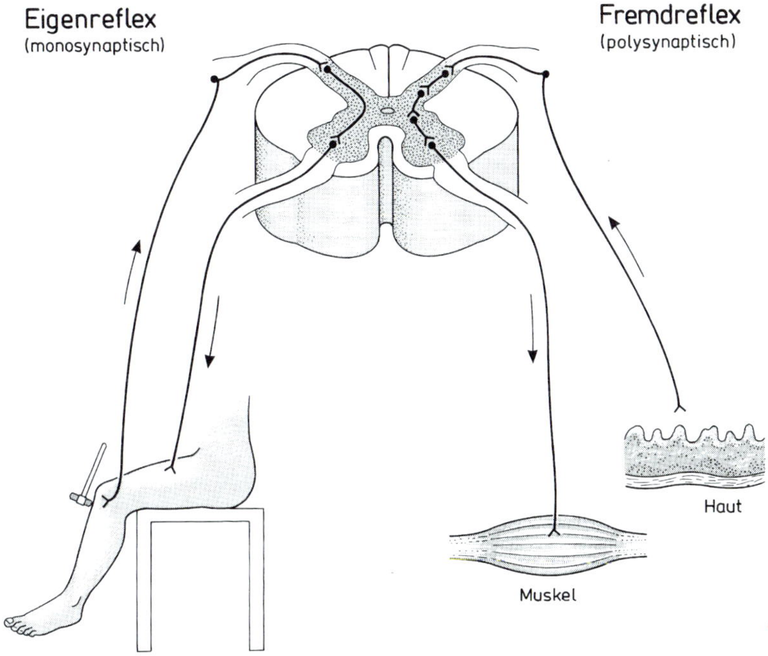

Abb. 2.2 Eigen- und Fremdreflex

Der Reflexbogen besteht aus einer afferenten sensiblen und aus einer efferenten motorischen Bahn (Abb. 2.2). Im Reflexzentrum ist nur ein Neuron zwischengeschaltet (*monosynaptischer Reflexbogen*).

Beispiel: Reflexprüfung

Beim Beklopfen der Partellarsehne mit dem Reflexhammer entsteht ein Dehnungsreiz der Sehne des Unterschenkelstreckers. Dieser Reiz gelangt auf der sensiblen Bahn zum Hinterhorn des Rückenmarks und über ein Schaltneuron zur motorischen Vorderhornzelle. Hier verläßt der Reiz über die motorische Bahn das Rückenmark und bewirkt eine Kontraktion der Quadrizepsmuskulatur. Dieser spinale *Reflexbogen* wird normalerweise durch zentrale motorische Neurone sowie Bahnen der Basalganglien und der Formatio reticularis derart gehemmt, daß ein mittellebhafter Reflex zustande kommt. Fällt die Hemmung durch eine zentrale Erkrankung im Gehirn oder im Rückenmark aus, ist der Reflex gesteigert und damit pathologisch. Bei einer Schädigung des peripheren Nervs wird die Erregung nur vermindert wirksam, der Reflex ist abgeschwächt oder erloschen. Auch das ist ein pathologischer Befund. Einige Menschen können aber anlagebedingt, d. h. konstitutionell abgeschwächte Muskeleigenreflexe haben, was nicht pathologisch ist.

Der bekannteste Muskelreflex ist der *Patellarsehnenreflex* (PSR).

Weitere Muskeleigenreflexe sind:

- *Fingerbeuger-Reflex* (C8, Trömner-Reflex): Die Hand des Patienten wird zangenartig vom Untersucher unter leichtem Zug nach oben gehalten. Beim Schlag von unten gegen die Fingerkuppen machen diese eine ruckartige Beugebewegung. Eine kräftige, vor allem einseitige Beugung ist pathologisch. Zu einer ähnlichen Fingerbeugung kommt es, wenn der Fingemagel nach unten geknipst wird (Knipsreflex).

- *Handschluß-Reflex* (C8). Mit dem Reflexhammer schlägt man in die Handinnenfläche direkt oberhalb des Handgelenks. Eine deutliche Beugung aller Finger zum Handschluß ist pathologisch.
- *Zehenbeuger-Reflex* (S1). Beim Beschlagen der Zehenkuppen von unten mit dem Reflexhammer oder den Fingern des Untersuchers kommt es bei einer Pyramidenbahnschädigung zu einer deutlichen Beugung der Zehen (Rossolimo-Reflex).

Gesteigerte Muskeleigenreflexe sind nur dann als pathologisch zu bezeichnen, wenn die Reflexsteigerung sehr ausgeprägt oder einseitig ist. Bei vegetativ leicht erregbaren Menschen können die Muskeleigenreflexe normalerweise sehr lebhaft sein. Pathologisch gesteigerte Muskeleigenreflexe weisen auf eine zentrale Schädigung, insbesondere der Pyramidenbahn hin. Sie gehen mit einer *Spastik* der Skelettmuskulatur einher. Insbesondere beim gesteigerten PSR und ASR (vgl. *Tab. 2.1*) sind oft lang anhaltende rhythmische Muskelkontraktionen nach rascher Dehnung zu beobachten, die als *Klonus* bezeichnet werden. Man prüft diesen Klonus, indem man die Kniescheibe am gestreckten Knie ruckartig nach unten stößt oder den Fuß ruckartig dorsal flektiert, d. h. nach oben drückt. Bei hochgradiger Spastik kann schon bei Berührung des gestreckten Beines ein Fußklonus auftreten. Ein schnell erschöpflicher Klonus ist meistens nicht pathologisch.

Tab. 2.1 Muskeleigenreflexe

• Masseter-Reflex (N. trigeminus)		MR	Beklopfen des Unterkiefers
• Radiusperiost-Reflex (Brachioradialis-Reflex)	(C6)	RPR	Beklopfen des unteren Radiusdrittels
• Bizepssehnen-Reflex (Biceps brachii-Reflex)	(C5)	BSR	Beklopfen der Bizepssehne in der Ellenbeuge
• Trizepssehnen-Reflex (Triceps brachii-Reflex)	(C7)	TSR	Beklopfen der Trizepssehne oberhalb des Ellenbogengelenks
• Patellarsehnen-Reflex (Quadrizeps-Reflex)	(L4)	PSR	Beklopfen der Patellarsehne unterhalb der Kniescheibe
• Achillessehnen-Reflex (Triceps surae-Reflex)	(S1)	ASR	Beklopfen der Achillessehne im Bereich der Ferse.

2.3.2 Fremdreflexe

Der bekannteste Fremdreflex ist der Fußsohlenreflex (Babinski-Reflex).

Bei den Fremdreflexen (*Tab. 2.2*) erfolgt der Reiz nicht im Erfolgsorgan, sondern in einem anderen benachbarten Organ, häufig der Haut. Die Übertragung des Reizes im Reflexzentrum erfolgt aufgrund des Organwechsels über mehrere Neurone, *polysynaptischer Reflexbogen,* hinweg (Abb. 2.2). Wird z. B. die Haut der Bauchdecke gereizt, so erfolgt normalerweise eine Kontraktion der Bauchdeckenmuskulatur (Bauchhautreflex). Die Reizerregung springt vom Organ Haut auf das Organ Muskel über.

• Korneal-Reflex (N. trigeminus)	Bei Berührung der Hornhaut des Auges mit einem Wattebausch, ohne die Wimpern zu irritieren, kommt es reflektorisch zu einem Zusammenkneifen der Augenlider.
• Bauchhaut-Reflex (Th6-Th12, BHR)	Ein sanftes Bestreichen der Bauchhaut mit einem Holzspatel oder einer Nadel führt bei einem entspannt liegenden Patienten zu einer Kontraktion der Bauchmuskeln. Eine einseitige Abschwächung ist als pathologisch zu bezeichnen (Pyramidenbahnschädigung).
• Fußsohlenhaut-Reflex (Babinski-Reflex)	Durch Bestreichen der lateralen Fußsohle kommt es zu einer Dorsalbewegung der Großzehe als Ausdruck einer Pyramidenbahnschädigung.

Tab. 2.2 Fremdreflexe

2.4 Sensible Störungen

Sensibles System

Empfindungen der Haut (*Oberflächensensibilität*) sowie der Muskeln, Knochen und Gelenke (*Tiefensensibilität*) werden von speziellen Rezeptoren aufgenommen, in den afferenten Nervenbahnen zum Rückenmark und von dort zu bestimmten Kerngebieten des Hirnstamms, insbesondere zum Thalamus geleitet. Schmerz- und Temperaturreize kreuzen schon in Rückenmarkshöhe zur Gegenseite, während Berührungs- und Druckreize erst in der Medulla oblongata zur Gegenseite wechseln. Vom Thalamus ziehen die Bahnen zur Postzentralregion der Hirnrinde, wo die eingehenden sensiblen Reize gesammelt und gespeichert werden, um bei Bedarf entsprechende Informationen, insbesondere an das motorische System abzugeben (Abb. 2.3).

Verlauf der sensiblen Bahn (für Berührungsempfindung) vom Rezeptor durch die Hinterwurzel des Rückenmarks. Die aufsteigende Bahn kreuzt im Hirnstamm auf die Gegenseite und wird im Thalamus auf das dritte Neuron umgeschaltet. Dieses erreicht durch die innere Kapsel die Postzentralregion des Großhirns (Ab.. 2.3).

Zu den Berührungsempfindungen gehören auch die subjektiv wahrgenommenen Mißempfindungen wie Kribbeln oder das Gefühl des Ameisenlaufens. Sie werden als Parästhesien bezeichnet. Kommt bei der Wahrnehmung ein schmerzhaft-brennender Charakter hinzu, spricht man von Dysästhesien. Es handelt sich um eine Übererregbarkeit sensibler Rezeptoren oder Nervenfasern.

Das sensible System setzt sich aus mindestens drei hintereinandergeschalteten Neuronen zusammen:

- Das erste Neuron, dessen Kern im Ganglion spinale neben der Wirbelsäule liegt, zieht vom Rezeptor zur Hinterwurzel des Rückenmarks.
- Das zweite Neuron zieht von dort weiter zum Thalamus und
- das dritte Neuron schließlich von dort durch die innere Kapsel (Capsula interna) zur sensiblen Großhirnrinde hinter der Zentralfurche.

Folgende Empfindungsqualitäten werden unterschieden:

- *Oberflächensensibilität:* Berührungsempfindung, Schmerzempfindung, Temperaturempfindung
- *Tiefensensibilität:* Bewegungs- und Lageempfindung, Vibrationsempfindung.

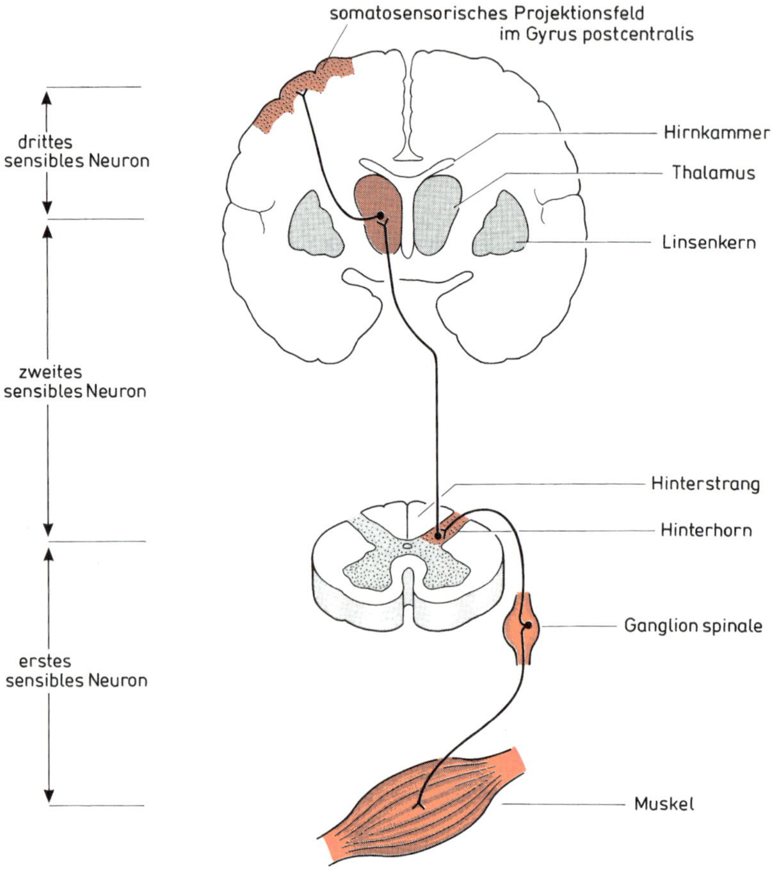

Abb. 2.3 Aufbau des sensiblen Systems (Berührungsempfindung)

2.4.1 Oberflächensensibilität

Berührungsempfindung

Die Prüfung der *Berührungsempfindung* geschieht mit einem feinen Pinsel oder Wattebausch. Auch durch Berührung mit der untersuchenden oder pflegenden Hand kann man sich einen Eindruck von der Berührungsempfindlichkeit verschaffen. Ist sie vermindert, spricht man von einer *Hypästhesie,* ist sie aufgehoben, von einer *Anästhesie*. Werden unangenehme Reize kribbelnder, schmerzender oder elektrisierender Art wahrgenommen, handelt es sich um Mißempfindungen (*Parästhesien, Dysästhesien*).
Die Prüfung der Berührungsempfindung kann durch die Beurteilung des räumlichen Auflösungsvermögens erweitert werden, indem Zahlen, Buchstaben oder Figuren auf die Haut geschrieben werden. Sie sollen erkannt werden.

Schmerzempfindung

Die *Schmerzempfindung* wird durch mehrere Stiche mit einer Nadel oder durch leichtes Kneifen geprüft. Eine verminderte Schmerzempfindung wird als *Hypalgesie,* eine Schmerzunempfindlichkeit als *Analgesie* und ein schon auf leichte Berührung hin entstehender, unangenehmer, brennender und elektrisierender Schmerz als *Hyperpathie* bezeichnet. Bei der

Beurteilung der Schmerzempfindung ist auch die Qualität des Schmerzes zu berücksichtigen. Es werden die meist gut zu lokalisierenden hellen und brennenden Schmerzen von den diffusen, dumpfen, aus der Tiefe kommenden Organschmerzen unterschieden.
Bei einer *Kausalgie* treten anfallsweise sehr quälende, brennende und stechende Schmerzen auf. *Phantomschmerzen* sind von der Art einer Kausalgie und werden in einem Körperabschnitt empfunden, der objektiv nicht mehr vorhanden ist (z. B. bei Amputationen). *Neuralgien* sind immer wiederkehrende, äußerst heftige und bohrende Schmerzattacken im Versorgungsgebiet eines peripheren Nervs (z. B. Trigeminusneuralgie).

Temperaturempfindung des Wassers

Auf eine gestörte *Temperaturempfindung* kann die Angabe des Patienten hinweisen, daß er beim Baden oder Duschen die wirkliche Temperatur nicht empfindet. Die Prüfung der Temperatur geschieht mit zwei Reagenzgläsern, von denen das eine mit heißem, das andere mit kaltem Wasser gefüllt ist. Eine Überempfindlichkeit gegenüber Kältereizen wird als *Kältehyperpathie* bezeichnet.

2.4.2 Tiefensensibilität

Durch passives Bewegen einzelner Glieder soll der Patient bei geschlossenen Augen die Richtungsänderung erkennen und den bewegten Körper richtig bezeichnen (*Lageempfindung*).

Vibrationsempfindung

Die *Vibrationsempfindung* (Pallästhesie) wird durch das Aufsetzen einer schwingenden Stimmgabel auf einen Knochenvorsprung geprüft. Ist z. B. die verminderte Empfindung *(Pallhypästhesie)* am Knöchel ausgeprägter als am Beckenkamm, so spricht dies für eine Schädigung des peripheren Nervs. Ist die Vibrationsempfindung am Beckenkamm und am Knöchel etwa gleichermaßen gestört, weist dieser Befund auf eine Erkrankung des Rückenmarks hin.

2.4.3 Lokalisation der Sensibilitätsstörungen

Die Ausbreitung der Sensibilitätsstörungen ist für die nähere Lokalisation des Krankheitsprozesses notwendig. Jedes Rückenmarksegment entläßt eine Nervenwurzel in die Peripherie, wo sie ein bestimmtes Hautareal versorgt. Die Sensibilitätsstörung in einem bestimmten Hautbezirk (Abb. 2.4) erlaubt Rückschlüsse auf die betroffene Nervenwurzel und das entsprechende Segment im Rückenmark. Segmentale Sensibilitätsstörungen sind also immer Ausdruck einer Erkrankung des Rückenmarks oder der entsprechenden Nervenwurzel. Die Sensibilitätsstörung kann auch handschuh- und/oder strumpfförmig wie bei der Polyneuropathie oder im Sinne einer Reithose wie bei einem Konus-Kauda-Syndrom des unteren Rückenmarks (z. B. infolge eines Bandscheibenvorfalls, s. S. 219) angeordnet sein (Abb. 2.5).
Bei einer halbseitigen Rückenmarksschädigung kann die bereits auf Rükkenmarkshöhe kreuzende Temperaturempfindung gestört sein, während die Berührungsempfindung unbehelligt kranialwärts geleitet wird, um erst in der Medulla oblongata auf die Gegenseite zu kreuzen. In dem vom geschädigten Rückenmarksegment versorgten Körperteil kommt es daher lediglich zu einer Störung der Temperaturwahrnehmung, während die Berührungsempfindung erhalten bleibt. Eine solch geteilte Wahrnehmung wird als *dissoziierte Empfindungsstörung* bezeichnet (s. S. 202).

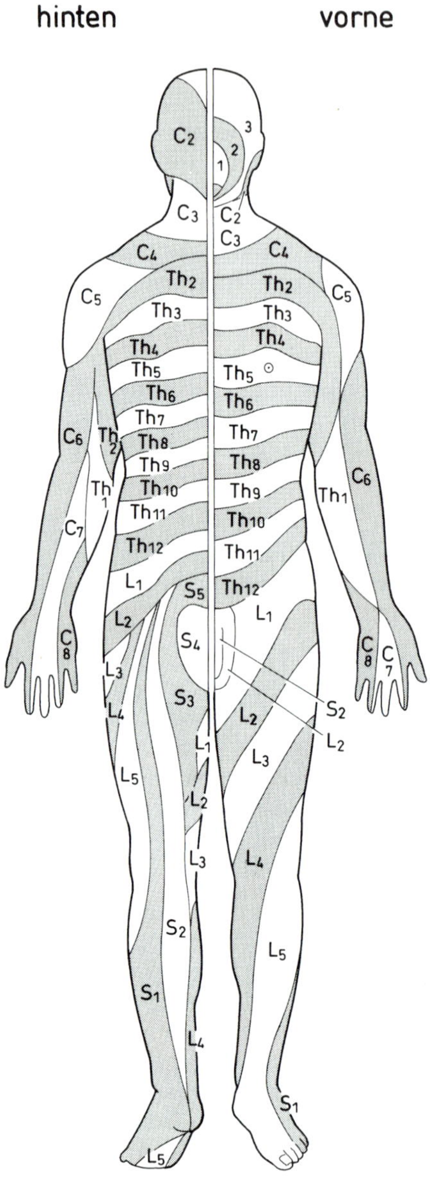

Abb. 2.4 Segmente bzw. radikuläre Bereiche der sensiblen Hautversorgung

2.5 Vegetative Störungen

Das vegetative Nervensystem steuert mit seinen sympathischen und parasympathischen Nervenfasern zahlreiche Organe und Drüsen. So werden Herz, Lungen und Darm zusammen vom Sympathikus und Parasympathikus innerviert. Die Schilddrüse und der überwiegende Teil des Kreis-

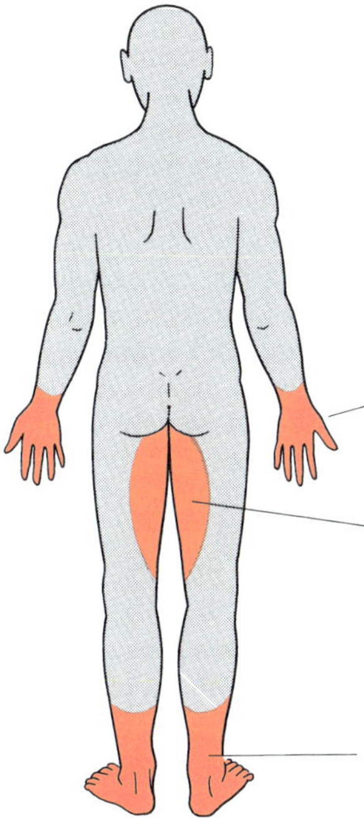

Abb. 2.5 Peripher betonte, symmetrisch auftretende Sensibilitätsstörungen der Haut

laufs werden im wesentlichen vom Sympathikus; Pupillenreaktion und urogenitale Funktionen dagegen vom Parasympathikus gesteuert. Das Zentrum der vegetativen Innervation ist der Thalamus.

2.5.1 Sympathische Nervenfasern

Die *sympathischen Nervenfasern* entspringen den Seitenhörnern des Brust- und Lendenmarks, werden teilweise im Grenzstrang umgeschaltet, und ziehen mit den motorischen Nervenbahnen und den Blutgefäßen zu verschiedenen Organen. Der wesentliche Überträgerstoff an den Endungen ist das *Adrenalin* bzw. *Noradrenalin*. Deshalb wird auch von adrenergen Fasern bzw. einer adrenergen Wirkung derselben gesprochen. Diese besteht u. a. in einer Beschleunigung des Herzschlages, einer Hemmung der Magen-Darm-Peristaltik, einer Harnverhaltung, einer Erweiterung der Pupillen, einer Verengung der peripheren Blutgefäße und einer verminderten Schweißsekretion.

Sympathikus – Adrenalin, Noradrenalin.

Schädigungen der peripheren Nerven wirken sich – weil die sympathischen Nerven teilweise mit ihnen verlaufen – auch in einer Beeinträchtigung der sympathischen oder adrenergen Funktion aus. Beispielsweise ist die Schweißsekretion bei peripheren Nervenschädigungen gestört.

Störung der Schweißsekretion

Bei der Untersuchung kann man mit der Außenseite des gekrümmten Zeige- oder Mittelfingers beim Berühren der Haut die Feuchtigkeit derselben wahrnehmen. Auch beim Anfassen der Hände und Füße ist eine besonders trockene oder feuchte Haut zu erkennen. Auf eine gesteigerte Funktion des Sympathikus weist eine fleckige Rötung der Haut beim leichten Kratzen oder bei psychischer Erregung hin.

2.5.2 Parasympathische Nervenfasern

Die *parasympathischen Nervenfasern* kommen aus dem Mittelhirn, dem verlängerten Mark und dem Sakralbereich des Rückenmarks. Die Umschaltung auf das zweite Neuron erfolgt unmittelbar am oder im zu versorgenden Organ. Ein großer Teil der parasympathischen Nerven verläuft im *N. vagus,* dem 10. Hirnnerv. Dieser Nerv versorgt die meisten inneren Organe, vor allem Herz, Lungen und Magen-Darmtrakt Die Wirkung des *N. vagus* entspricht etwa der entgegengesetzten Funktion des Sympathikus. Ein anderer Teil der parasympathischen Nerven verläuft mit den ebenfalls aus dem Hirnstamm kommenden *N. oculomotorius, N. facialis* und *N. glossopharyngeus.* Insbesondere werden die Pupillen sowie verschiedene Drüsen im Kopfgebiet wie Tränen- und Speicheldrüsen reguliert. Der sakrale Teil der parasympathischen Nerven ist für die Blasen-Mastdarmfunktion und die Sexualorgane zuständig. Die Überträgersubstanz an den Endigungen der parasympathischen Nerven ist das *Azetylcholin.* Deshalb werden diese Nerven auch cholinerge Fasern genannt.

Parasympathikus - Azetylcholin.

Schädigungen des N. vagus und der anderen genannten Hirnnerven lassen sich an einer Beeinträchtigung der von ihnen regulierten Funktionen erkennen.

2.6 Hirnnervenstörungen

Die zwölf Hirnnerven gelten als Teil des peripheren Nervensystems. Die beiden ersten Hirnnerven (N. olfactorius und N. opticus) sind jedoch Ausstülpungen des Gehirns. Einige Hirnnerven haben nur sensorische (Empfindungen für Riechen, Schmecken, Sehen oder Hören) oder nur motorische, die meisten aber gemischte Funktionen (*Tab. 2.3*). Bei der neurologischen Untersuchung wird jeder Hirnnerv einzeln geprüft.

N. olfactorius (I.)

Die Rezeptoren für die Geruchswahrnehmung befinden sich in der Nasenschleimhaut. Die Riechfäden ziehen durch feine Öffnungen der vorderen Schädelbasis zum Bulbus olfactorius, der an der Basis des Stirnhirns gelegen ist. Hier findet die Umschaltung auf das zweite Neuron statt, das als Tractus olfactorius zum Schläfenlappen zieht, dem eigentlichen Riechzentrum.

Hyposmie bei basalen Stirnhirnverletzungen und Stirnhirntumoren.

Eine Herabsetzung des Riechvermögens wird als *Hyposmie*, ein Verlust als *Anosmie* bezeichnet. Diese Riechstörungen können bei Schädelbasisfrakturen, kontusionellen Hirnschädigungen und Tumoren der vorderen Schädelbasis eintreten.

Geprüft wird mit aromatischen Stoffen (Lavendel, Terpentinöl, Zimt, Vanille). Die Wahrnehmung ätzender und beißender Geruchsstoffe (Essigsäure, Salmiakgeist) erfolgt durch den N. trigeminus, der auch die Nasenschleimhaut versorgt.

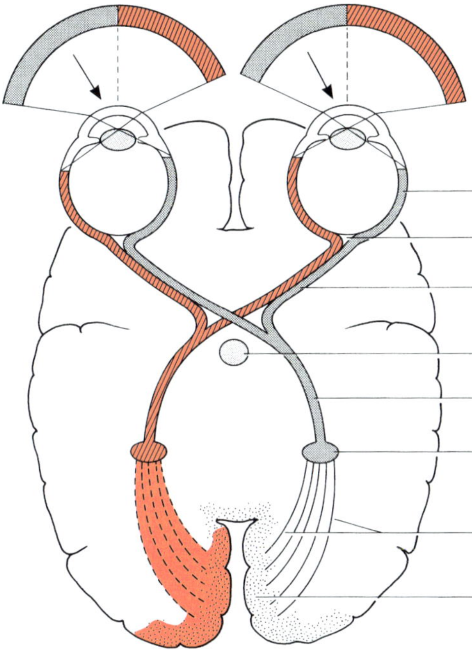

Abb. 2.6 Schematische Darstellung des N. opticus und der Sehbahn

Tab. 2.3: Untersuchung der Hirnnerven

	Hirnnerven	Funktion	Was wird untersucht?
I.	N. olfactorius	sensorisch	Geruch
II.	N. opticus	sensorisch	Sehkraft, Gesichtsfeld, Pupillen-, Licht- und Konvergenzreaktion
III.	N. oculomotorius	motorisch/vegetativ	Augenbewegungen, Pupillen
IV.	N. trochlearis	motorisch	Augenbewegungen
V.	N. trigeminus	sensibel/motorisch	Empfindungen im Gesicht, Kornealreflex, Kaumuskulatur
VI.	N. abducens	motorisch	Augenbewegungen
VII.	N. facialis	motorisch/sensibel/sensorisch/vegetativ	Gesichtsmuskulatur, Geschmack
VIII.	N. statoacusticus	sensorisch	Gleichgewicht, Hören
IX.	N. glosssopharyngeus	motorisch/sensibel/sensorisch/vegetativ	Schlucken, Geschmack
X.	N. vagus	motorisch/sensibel/vegetativ	Schlucken
XI.	N. accessorius	motorisch	Kopfdrehung, Heben der Schultern
XII.	N. hypoglossus	motorisch	Beweglichkeit der Zunge

N. opticus (II.)

Der *Sehnerv* ist eine Ausstülpung des Gehirns und mündet als *Papille* am Augenhintergrund. Er kann hier durch die Pupille mit einem Augenspiegel betrachtet werden. Normalerweise ist die Papille scharf begrenzt und rötlich gefärbt.
Die schematische Abbildung 2.6 zeigt die Augen und die sie versorgenden Sehbahnen, deren innere Anteile vor der Sella kreuzen und mit den äußeren Anteilen des anderen Auges in den Hinterhauptslappen des Gehirns ziehen. Alles, was beim Blick nach links wahrgenommen wird, gelangt an der rechten Seite des Augenhintergrundes zur Wahrnehmung und wird in den rechten Hinterhauptslappen geleitet. Reize aus dem rechten Gesichtsfeld gelangen in den linken Hinterhauptslappen.

Stauungspapille bei Hirntumoren

Eine *Degeneration des Sehnervs* führt zur Abblassung und schließlich zur Atrophie der Papille, die dann porzellanweiß erscheint. Ein Ödem bei Hirndrucksteigerung führt zur Anschwellung der Papille, die unscharf und erhaben wirkt (*Stauungspapille*). Einschränkungen der *Gesichtsfelder* sind auf eine Schädigung der Sehbahn zurückzuführen. Aus der Art des Gesichtsfelddefektes kann auf den Ort der Schädigung geschlossen werden.

Gesichtsfelddefekt

Es werden folgende Gesichtsfelddefekte unterschieden:

Gesichtsfelddefekte bei zerebralen Durchblutungsstörungen und Hypophysentumoren.

- *Hemianopsie:* Ausfall einer Gesichtsfeldhälfte
- *homonyme Hemianopsie:* Ausfall der gleichseitigen (rechten oder linken) Gesichtsfeldhälften für beide Augen
- *heteronyme Hemianopsie:* Ausfall der nach außen (bitemporale Hemianopsie) oder nach innen (binasale Hemianopsie) gerichteten Gesichtsfeldhälften beider Augen.

Untersuchung der Sehkraft

Die *Sehkraft* wird orientierend mit der Aufforderung getestet, vorgehaltene Gegenstände wie einen Kugelschreiber oder den Finger des Untersuchers zu erkennen. Genau geschieht das mit besonderen Zeichen und Figuren auf Sehtafeln, deren Erkennen für jedes Auge (auch mit Brille) geprüft wird.

Pupillenreaktion und Untersuchungsmethoden

Miosis beiderseits bei Neurolues und bestimmten Medikamenten.

Die *Pupillen* sind in der Regel gleichweit (Durchmesser 2–4 mm) und rund. Enge Pupillen werden als *Miosis* (Durchmesser unter 2 mm), weite Pupillen als *Mydriasis* (Durchmesser über 4 mm) bezeichnet. Die Pupillen reagieren auf Lichteinfall (*Lichtreaktion*) normalerweie mit einer Verengung, indem parasympathische Anteile des N. oculomotorius aktiviert werden. Man prüft die Lichtreaktionen, indem man mit einer Lampe einzeln in jedes Auge leuchtet. Dabei schirmt man mit der Handfläche den Lichteinfall in das andere Auge ab, um an diesem nicht belichteten Auge ein Mitreagieren der Pupille zu beobachten (konsensuelle Reaktion).

Mydriasis beiderseits bei Erregungszuständen.

Auch bei der *Konvergenzreaktion,* bei der der Patient aufgefordert wird, einen nahen Gegenstand zu fixieren, kommt es normalerweise zu einer Pupillenverengung.
Bei gesunden alten Menschen können Licht- und Konvergenzreaktion verzögert und weniger deutlich sein. Eine Ungleichheit der Pupillenweite (Pupillendifferenz mehr als 1 mm) wird als *Anisokorie* bezeichnet.
Ist nur eine Pupille erweitert und lichtstarr, weist dies auf ein gleichseitiges

akutes hirnorganisches Geschehen (z. B. Hirnblutung, Hirndruck) hin. Sind beide Pupillen lichtstarr und weit, ist bei entsprechender klinischer Symptomatik an einen akuten Hirnstammprozeß zu denken.

Augenbewegungen

Für die Beweglichkeit der Augen sind drei Hirnnerven zuständig:
- N. oculomotorius (III.),
- N. trochlearis (IV.) und
- N. abducens (VI.).

Der dazwischenliegende 5. Hirnnerv (N. trigeminus) hat mit der Augenmuskulatur nichts zu tun und wird deshalb erst nach dem 6. Hirnnerv (N. abducens) besprochen.
Die Augenbeweglichkeit wird geprüft, indem der Patient aufgefordert wird, dem vorgehaltenen Finger des Untersuchers in alle Richtungen zu folgen. Abweichungen eines oder beider Augen weisen auf Augenmuskellähmungen oder ein Schielen (Strabismus) hin.

N. oculomotorius (III.)

Dieser Nerv versorgt motorisch Heber, Senker und Dreher der Augenbulbi sowie die Heber der Augenlider.
Bei einer Parese weicht beim Blick geradeaus das Auge auf der gelähmten Seite nach außen und unten ab. Beim Blick nach oben kann der Augenbulbus nicht gehoben werden. Beim Blick nach unten bleibt der Augenbulbus zurück.
Bei einer Schädigung des N. oculomotorius nimmt der Patient schrägstehende Doppelbilder wahr. Außerdem hängt das Augenlid auf der gelähmten Seite. Liegt die Schädigung des N. oculomotorius im Hirnstammbereich, kommt über eine Beeinträchtigung des Parasympathikus eine Erweiterung der Pupille (Mydriasis) hinzu.

Oculomotoriuslähmung bei Diabetes mellitus und beim basalen Hirnaneurysma.

N. trochlearis (IV.)

Dieser Nerv ist rein motorisch und versorgt den Augenmuskeldreher.

N. abducens (VI.)

Auch dieser Nerv ist rein motorisch und versorgt den seitlichen Augenmuskel, der den Augenbulbus nach außen zieht. Ist der Nerv gelähmt, weicht das Auge beim Blick geradeaus nach innen ab; der Patient gibt nebeneinanderstehende Doppelbilder an. Der N. abducens wird von allen Augenmuskelnerven am häufigsten geschädigt (z. B. durch Hirndruck).

Abducenslähmung bei Hirndruck.

N. trigeminus (V.)

Der dreigeteilte Nerv ist ein gemischter Nerv mit sensiblen und motorischen Anteilen. Überwiegend ist er für die Empfindungswahrnehmung im Gesicht zuständig (Abb. 2.7, S. 48).

- Der N. *ophthalmicus* versorgt Stirnhaut, Augenoberlid, Schleimhäute der Nasenhöhlen und im Augenbereich Horn- und Augenbindehaut. Die Reaktion des Nervs kann an der Hornhaut (Kornea) durch Berührung mit einem Wattebausch, die zu einem Lidschluß führt, geprüft werden (*Kornealreflex*).
- Der N. *maxillaris* versorgt Gesichtswangen, Oberlippe mit Nasenflügeln sowie die Schleimhäute der Nasenneben- und der Kieferhöhlen, Gaumen und Oberkiefer. Bei der *Trigeminusneuralgie* ist der N. maxillaris am häufigsten irritiert.
- Der N. *mandibularis* versorgt die Schleimhäute des Mundbodens, die vorderen zwei Drittel der Zunge, den Unterkiefer sowie die Haut des Kinns und der Unterlippe.
  Der *motorische Anteil* des N. trigeminus versorgt die Kaumuskulatur.

Die häufigste Trigeminusirritation ist die Trigeminusneuralgie.

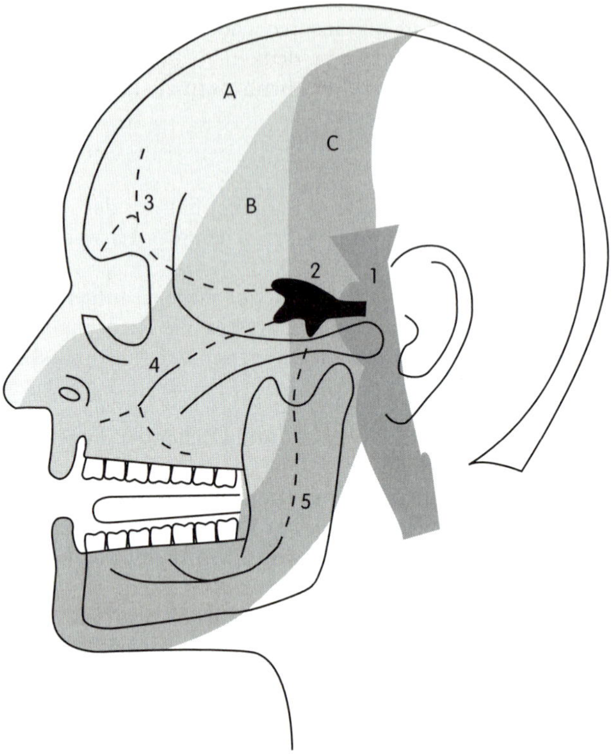

Abb. 2.7 Schematische Darstellung des N. trigeminus mit Kerngebiet im Hirnstamm (1), Ganglion trigeminale (2) und seinen drei sensiblen Versorgungsbereichen A, B und C

1. Kerngebiet des N. trigeminus im Hirnstamm
2. Ganglion trigeminale (Gasseri)
3. N. ophthalmicus mit Versorgungsbereich A
4. N. maxillaris mit Versorgungsbereich B
5. N. mandibularis mit Versorgungsbereich C

N. facialis (VII.)

Der Nerv besteht aus einer motorischen und einer sensiblen Wurzel.

Ursache der peripheren Facialislähmung oft unklar.

- Der *motorische Anteil* versorgt die Gesichtsmuskulatur. Um die Kraft zu prüfen, wird der Patient aufgefordert, die Augenlider zu schließen, die Stirn zu runzeln, die Zähne zu zeigen und den Mund zu spitzen. Eine Lähmung ist durch das »Hängen« einer Gesichtshälfte zu erkennen, dabei kann der Mund besonders beim Trinken nicht kraftvoll geschlossen werden, so daß Flüssigkeit herauslaufen kann.
- Der *sensible Anteil* des N. facialis ist für die Geschmackswahrnehmung in den vorderen zwei Dritteln der Zunge zuständig. Das hintere Drittel der Zunge wird vom N. glossopharyngeus versorgt.

N. statoacusticus (VIII.)

Der Nerv hat zwei Anteile

- Der »statische« Anteil ist der *N. vestibularis*, der Signale aus dem Gleichgewichtsorgan, das sich im Innenohr befindet, zum Gehirn leitet. Häufigstes Symptom einer Gleichgewichtsstörung ist der *Schwindel* (s. S. 53, 170 f.).
  Bei der Untersuchung des Gleichgewichts wird zunächst auf Haltung und Gang geachtet. Wie steht der Patient vom Stuhl auf, wie läuft er, muß er sich festhalten? Kann er auf einer geraden Linie gehen, indem er einen Fuß vor den anderen setzt (*Strichgang*)? Beim *Romberg-Versuch* wird der Patient, der mit vorgestreckten Armen, geschlossenen Füßen und geschlossenen Augen steht, leicht von der Seite angestoßen. Deutliches Schwanken und Fallneigung weisen auf eine Gleichgewichtsstörung hin.

Beeinträchtigung des N. statoacusticus beim Akustikusneurinom, bei der Menière-Krankheit und beim Hörsturz.

- Der »akustische« Anteil des N. statoacusticus wird als *N. cochlearis* bezeichnet. Er leitet Informationen aus dem Hörorgan des Ohrs ins Gehirn weiter. Das Gehör kann einfach mit der Flüstersprache geprüft werden, indem das nicht zu prüfende Ohr zugehalten oder durch Reiben und Druck des Tragus (knorpelige Erhebung vor dem äußeren Gehörgang) taub gemacht wird. Ohrgeräusche, die besonders als Ohrensausen beschrieben werden, werden als *Tinitus* bezeichnet.

N. glossopharyngeus (IX.)

Der Zungenschlundnerv versorgt *motorisch* die oberen Schlundmuskeln und die Gaumensegel, die mit dem *Würgreflex* zu prüfen sind. *Sensorisch* ist er für die Geschmacksempfindung im hinteren Drittel der Zunge und im Bereich des Rachens zuständig.

N. vagus (X.)

Der »herumschweifende« Nerv enthält vegetative Fasern für Herz, Lungen und Magen-Darmtrakt sowie motorische Anteile für die mittlere und untere Schluckmuskulatur (eigentlicher Schluckakt) und die Stimmbänder des Kehlkopfes.

N. accessorius (XI.)

Dieser rein motorische Nerv stammt bereits aus dem oberen bis mittleren Halsmark und versorgt den M. sternocleidomastoideus, der den Warzenfortsatz mit dem Schlüsselbein verbindet (Kopfdreher), und den M. trapezius (Schultermuskel).

N. hypoglossus (XII.)

Der motorische Zungennerv versorgt die gesamte Zunge, die zum Bewegen der Nahrung, zum Schlucken und zum Sprechen erforderlich ist. Eine Schädigung des Nervs führt nicht nur zur Lähmung, sondern auch zur Atrophie der Zunge. Diese wirkt dann runzelig und läßt ein Faszikulieren (unregelmäßiges Muskelwogen) erkennen.

2.7 Nystagmus

Der Nystagmus (Augenzittern) stellt eine unwillkürliche, sich rhythmisch wiederholende, meist ruckartige Bewegung der Augenbulbi dar. Die ruckartige schnelle Bewegung wird von einer langsameren abgelöst. Die Richtung des Nystagmus wird nach der schnellen Phase angegeben (nach links oder rechts - also horizontal, aber auch nach oben oder unten - vertikal oder auch rotierend). Es gibt ferner einen gleichförmigen Nystagmus, wenn die Phasen etwa gleich schnell bzw. langsam sind. Der Nystagmus kann schon beim Geradeausblick (*Spontannystagmus*), erst beim Blick in die Endstellungen (*Blickrichtungsnystagmus*) oder bei besonderer Kopflage (*Lagenystagmus*) zu beobachten sein. Er kann durch Reizung des Gleichgewichtsorgans provoziert werden.

Ein Nystagmus weist auf eine Schädigung im Bereich des Hirnstamms oder des Kleinhirns hin.

In seltenen Fällen ist der Nystagmus angeboren und harmlos. Meistens jedoch weist er auf eine Schädigung des Koordinationssystems hin, das sich aus Gleichgewichtsorgan, Hirnstamm und Kleinhirn zusammensetzt.

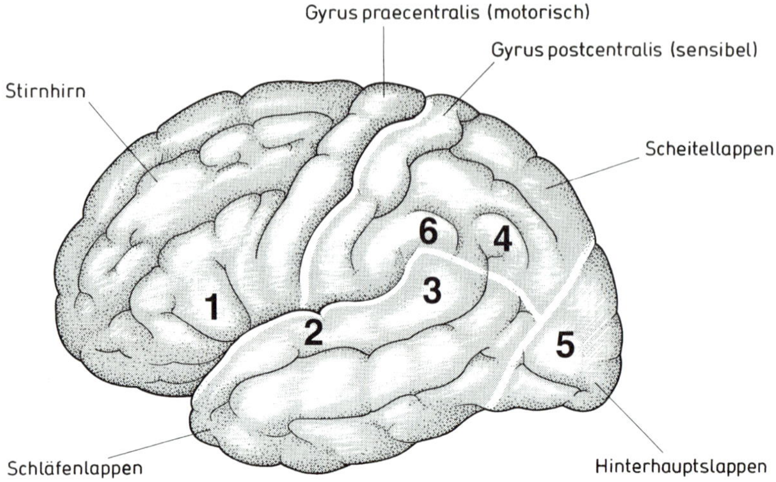

Abb. 2.8 Lokalisation einiger Werkzeugstörungen in der Großhirnrinde

1. motorische Sprachregion (Broca)
2. amnestische Sprachregion } *Aphasie*
3. sensorische Sprachregion (Wernicke)
4. Gyrus angularis: *Agraphie, Alexie, Akalkulie*
5. *Okzipitallappen: optische Agnosie*
6. *Gyrus supramarginalis: Apraxie*

2.8 Neuropsychologische Störungen

Viele psychische Funktionen, wie z. B. das Sprechen, Schreiben, Lesen, Handeln, Erkennen und Wahrnehmen, sind eng mit körperlichen Handlungen verbunden. Der Entwurf zu diesen Handlungen und Aktivitäten wird in ganz bestimmten Hirnregionen programmiert (Abb. 2.8). Diese befinden sich bei Rechtshändern (etwa 90 % der Menschen) überwiegend in der linken Großhirnhemisphäre, bei Linkshändern entsprechend rechtshirnig. Neuropsychologische Störungen kommen bei allen umschriebenen Hirnerkrankungen (z. B. Tumor, Durchblutungsstörung), aber auch bei diffusen Hirnerkrankungen zur Beobachtung, wenn diese die für die neuropsychologischen Störungen verantwortlichen Hirnbezirke besonders stark beeinträchtigen. Die bekanntesten neuropsychologischen Störungen sind in Tabelle 2.4, s. S. 51, wiedergegeben.

Motorische Aphasie (Region 1, Abb. 2.8)

Während die zum Sprechen erforderlichen Muskeln intakt sind, ist der Sprachentwurf gestört. Es werden vorwiegend Substantiva und Verben gebildet und ohne Füllworte aneinander gereiht Dabei können einzelne Worte durch Vertauschen von Buchstaben leicht entstellt werden. Insgesamt sind das sprachliche Ausdrucksvermögen und der Sprachfluß gestört. Die Kranken nehmen ihre Beeinträchtigung wahr und bemühen sich, verständlich zu sprechen, was ihnen aber nicht gelingt. Das Sprachverständnis ist meistens erhalten.
Die motorische Aphasie kann aber auch mit einer Beeinträchtigung des Sprachverständnisses sowie weiteren neuropsychologischer Störungen

auftreten, so daß von einer *Globalaphasie* gesprochen wird. Sie ist Ausdruck einer umfangreichen Hirnschädigung.

Tab. 2.4: Neuropsychologische Störungen

Die Unfähigkeit	bezeichnet man als
• zu sprechen oder die Sprache zu verstehen	Aphasie
• zu schreiben	Agraphie
• zu lesen	Alexie
• zu rechnen	Akalkulie
• optisch und akustisch zu erkennen	Agnosie
• zielstrebig zu handeln	Apraxie
• eine Körperhälfte zu beachten	Neglect

Amnestische Aphasie (Region 2, Abb. 2.8)

Der Kranke kann die richtigen Worte nicht finden, wobei die »innere Sprache« erhalten ist (Wortfindungsstörungen). Die Worte liegen »auf der Zunge« und können nicht in die Sprache umgesetzt werden. Diese Sprachstörung ist schnell durch das Vorhalten von Gegenständen, die der Kranke benennen muß, zu erkennen.
Kranke mit einer amnestischen Aphasie können für den unerfahrenen Untersucher verwirrt oder psychisch »durcheinander« erscheinen. Sie sind es in Wirklichkeit aber nicht und können alles aufnehmen, was um sie herum geschieht und was über sie gesprochen wird.

Sensorische Aphasie (Region 3, Abb. 2.8)

Eine Störung des Sprachverständnisses führt dazu, daß der Kranke Aufforderungen nicht erfaßt, benannte Gegenstände nicht richtig zeigen kann und schließlich Verwechslungen und Umstellungen von Wörtern und Wortteilen vornimmt (verbale Paraphasie), so daß ein »Kauderwelsch« zu hören ist.

Agraphie (Region 4, Abb. 2.8)

Die Unfähigkeit zu schreiben bei weitgehend ungestörten psychischen Funktionen und intakter peripherer Bewegungsfähigkeit ist häufig mit Sprach-, Lese- und Rechenstörungen kombiniert. Die Hirnschädigung ist im Bereich des Gyrus angularis der dominierenden Hirnhälfte zu vermuten.

Alexie (Region 4, Abb. 2.8)

Die Leseunfähigkeit (Buchstaben- oder Wortblindheit) tritt selten isoliert auf. Häufig ist sie mit aphasischen und apraktischen Störungen kombiniert. Eine erbliche oder geburtstraumatisch bedingte Alexie steht der Legasthenie nahe.

Akalkulie (Region 4, Abb. 2.8)

Die Rechenstörung ist ebenfalls mit anderen neuropsychologischer Störungen kombiniert und tritt bevorzugt als Teilerscheinung einer allgemeinen Hirnschädigung auf.

Agnosie (Region 5, Abb. 2.8)

Bei Störungen im Scheitel- und Hinterhauptslappen (Okzipitallappen) kann es zu Störungen des Erkennens trotz weitgehend intakter Sinnesorgane kommen. Am bekanntesten sind die taktile Agnosie (Tastblindheit), wenn bei ungestörter Sensibilität Gegenstände durch Betasten mit den Fingern nicht erkannt werden, und die visuelle und optische Agnosie (Seelenblindheit). Diese Störung führt dazu, daß der Kranke zwar Gegenstände sieht, sie aber nicht als solche erkennt, weil er den optischen Eindruck nicht mit der entsprechenden Erinnerung verbinden kann. Die akustische Agnosie ist selten.

Apraxie (Region 6, Abb. 2.8)

Diese Störung des Handelns liegt vor, wenn verlangte Handlungen falsch ausgeführt werden, ohne daß sie durch eine Lähmung oder Ataxie behindert sind. Der Kranke kann zum Beispiel keine Jacke ausziehen oder Streichhölzer anzünden, obgleich er es möchte. Eine Hirnschädigung für die Apraxie wird vorwiegend im oberen Teil des Scheitellappens (Gyrus supramarginalis) angenommen.

Neglect

Neglect-Syndrome weisen auf ein gestörtes Zusammenspiel verschiedener Hirnregionen hin. Es kommt zur Unterbrechung verschiedener Fasersysteme.

Neglect heißt Vernachlässigung. Bei einer Schädigung im unteren Scheitellappen kann der Patient Empfindungen und Wahrnehmungen der gegenüberliegenden Körperhälfte nicht beachten; er vernachlässigt sie. Meistens ist es die linke Körperhälfte bei Schädigung der gewöhnlich nicht sprachdominierenden rechten Großhirnhemisphäre. So hat man zum Beispiel bei einem meist schwerkranken Patienten den Eindruck, daß er eine Körperhälfte (meist die linke) wegen einer (vermeintlichen) Parese nicht bewegen kann. In Wirklichkeit besteht diese nicht. Der Patient bringt es nur nicht fertig, die gelähmt erscheinende Körperhälfte zu aktivieren, weil sie seiner Aufmerksamkeit entschwunden ist. Er muß speziell auf diese Vernachlässigung hingewiesen werden und mit Hilfe der Physiotherapie den Gebrauch der nicht beachteten Extremitäten üben. Ähnliches ist bei sensiblen Empfindungen zu beobachten. Mitunter kann ein Patient mit einem Neglect-Syndrom auch Gegenstände im linken Blickfeld nicht wahrnehmen, obgleich das Gesichtsfeld selbst nicht gestört ist.

2.9 Anfallsartige Störungen

Definition

Plötzlich und vorübergehend auftretende Bewußtseins- und Bewegungsstörungen sowie Kopfschmerzen werden als Anfälle bezeichnet. Sie sind in der Regel Ausdruck einer hirnorganischen Funktionsstörung.

Pflege

Die Anfallsbeobachtung durch das Pflegepersonal einschließlich Prüfung der Pupillenreaktion und der Ansprechbarkeit ist für die Diagnostik ein wichtiger Hinweis. Auch sind die Begleitumstände eines anfallsartigen Geschehens zu erfassen und nach Möglichkeit schriftlich festzuhalten. Dabei ist zu beachten, daß Anfallskranke neben »echten« epileptischen Anfällen auch »psychogene« (seelisch bedingte) Anfälle haben können.

2.9.1 Epileptische Anfälle

großer generalisierter Krampfanfall

Unter den epileptischen Anfällen tritt der *große generalisierte Krampfanfall* am häufigsten auf. Er ist durch schlagartiges Hinstürzen, wobei es zu ernsthaften Verletzungen kommen kann, oft durch einen initialen Schrei, durch Harn- und seltener Stuhlabgang, tonisch-klonische Zuckungen, durch eine Zyanose infolge einer Atemstörung, tiefe Bewußtlosigkeit, lichtstarre Pupillen, nicht selten spastischen Zehenzeichen kurz nach dem Anfall sowie durch fehlende Erinnerung an das Anfallsgeschehen gekennzeichnet.

komplexer Partialanfall

In der Häufigkeit epileptischer Anfälle sind an zweiter Stelle die *komplexen Partialanfälle (Dämmerattacken)* zu beobachten. Sie treten mit automatisch anmutenden Bewegungen und einer kürzer oder länger anhaltenden Umdämmerung in Erscheinung. Partialanfälle sind auch die halbseitig auftretenden, sich rhythmisch wiederholenden motorischen Zuckungen bei erhaltenem Bewußtsein; es sind die *einfachen motorischen Partialanfälle* oder auch *Jackson-Anfälle.*

Absencen

Ganz anders verlaufen flüchtige, oft unbemerkt bleibende Bewußtseinsstörungen ohne begleitende Krampferscheinungen. Sie werden als *Absencen* bezeichnet.

2.9.2 Myoklonien

Kurze ruckartige Zuckungen einzelner Muskeln oder ganzer Muskelgruppen werden als Myoklonien bezeichnet. Sie treten spontan auf und können Minuten, Stunden oder sogar Tage anhalten. Sie sind bei schweren, meist stoffwechselbedingten Hirnerkrankungen (Enzephalopathien, Vergiftungen, Sauerstoffmangel) zu beobachten.

2.9.3 Ohnmacht

Die Ohnmacht geht mit einem schonenden Hingleiten, gewöhnlich ohne Verletzungen sowie ohne Zungenbiß, ohne Harn- oder Stuhlabgang, ohne motorische Entladungen, ohne spastische Zehenzeichen und ohne Pupillenstörungen einher. Häufig ist ein äußerer Anlaß (auch seelischer Art) erkennbar.

2.9.4 Migräne

Zu anfallsartig auftretenden Störungen gehört auch die Migräne, der plötzlich auftretende, krampfartige Halbseitenkopfschmerz, oft verbunden mit Übelkeit, Erbrechen und Sehstörungen. Die Ursache wird auf eine vegetativ bedingte Tonusstörung der Kopfarterien zurückgeführt.

2.9.5 Hörsturz

Vegetativ verursacht ist im wesentlichen auch eine akute Funktionsstörung des Innenohres, die zu einem akuten Hörsturz führen kann. Geht dieser in eine Ertaubung über und ist er mit Drehschwindelattacken kombiniert, liegt die Menière-Krankheit vor.

2.9.6 Schwindel

Über anfallsartige Schwindelzustände wird häufig geklagt. Der Schwindel (Vertigo) tritt überwiegend als Drehschwindel (»die Umgebung dreht sich um mich« oder Schwankschwindel (»ich fühle mich so unsicher; ich habe das Gefühl, als wenn der Boden schwankt«) in Erscheinung und kann mit Übelkeit, Erbrechen und Ohrgeräuschen (Tinnitus) einhergehen. Häufige Ursachen von Schwindel sind Innenohrerkrankungen, Schädel-Hirnverletzungen, aber auch Störungen im Bereich des vegetativen Nervensystems und des seelischen Befindens.

2.10 Psychische Störungen

Vielfach gehen Erkrankungen des Gehirns mit psychischen Störungen einher.

- Bei Hirntumorkranken sind es zunächst Merkfähigkeits- und Konzentrationsstörungen, später alle Grade der Bewußtseinsstörung.
- Bei zerebralen Gefäßerkrankungen treten neben Störungen der Merkfähigkeit vor allem Orientierungsstörungen mit Verwirrtheits- und Unruhezuständen sowie depressive Erscheinungen auf.
- Kranke mit einer Multiplen Sklerose lassen häufig eine euphorische Grundstimmung bei mangelnder Ernstwertung erkennen.
- Bei Anfallskranken und Hirnverletzten kann es zu einer Wesensänderung kommen. Aber auch Schmerzkranke fallen häufig durch depressive und mißmutige Verstimmungen auf.

2.10.1 Erkennen psychischer Auffälligkeiten

Das *Erkennen psychischer Auffälligkeiten* bei kranken Menschen ist deshalb so wichtig, weil sie erste Hinweise auf eine Mitbeteiligung des Gehirns am Krankheitsgeschehen sein können. Nicht immer ist die ganze Palette technischer Untersuchungsmethoden (EEG, Computertomographie, Kernspintomographie) sofort zur Hand, sondern Zustands- und Entwicklungsbild des Krankheitsgeschehens allein geben erste Richtwerte. Zunächst sind unsere »fünf Sinne« bei der Diagnostik gefragt.

Pflege Die Pflegeperson im Tag- und besonders im Nachtdienst hat vor allem auf den Wachheitszustand, die Orientierung und das Verhalten des Kranken achten. Eine zunehmende Bewußtseinsstörung bei einem Hirntumorkranken durch Hirndruck oder bei einem Hirnverletzten durch eine Hirnblutung oder schließlich die Zuspitzung einer depressiv-mißmutigen Verstimmung bei einem Schmerzkranken mit Suizidneigung sind alarmierende Zeichen für ärztliche Sofortmaßnahmen.

2.10.2 Beurteilung psychischer Auffälligkeiten

Psychopathologie Die Erhebung und Beschreibung eines psychischen Befundes bereitet nicht nur Ärzten, sondern vielfach auch Pflegepersonen Schwierigkeiten. Es muß stets bedacht werden, daß die Aufzählung einiger psychischer Funktionen und deren Störungen eine problematische und unvollständige Darstellung der Psychopathologie ist. Im einzelnen Krankheitsfall sind meist verschiedene psychische Funktionen gleichzeitig betroffen, die selbst untereinander in enger Wechselbeziehung stehen.

Man geht am besten so vor, daß man einige wichtige psychische Funktionen in einer bestimmten Reihenfolge beschreibt:

- Bewußtsein
- Antrieb
- Affektivität
- Gedächtnis
- Orientierung
- Wahrnehmung
- Denken.

Bewußtsein

Das *Bewußtsein* ist das Grundelement aller psychischen Abläufe und Reaktionen. Es ist eine der Grundfunktionen unseres Lebens und steht dem Antrieb nahe. Wir können zwei Bewußtseinsqualitäten unterscheiden: einmal verstehen wir das Bewußtsein als *Wachheit (Vigilanz)*, zum anderen als *Besinnung*.

Unter den verschiedenen *Wachheitsgraden des Bewußtseins*, die von der Formatio retikularis im Mittelhirnbereich *(s. S. 20 f.) gesteuert werden, sind drei Formen zu unterscheiden:*

- *Somnolenz:* Schläfriger, apathischer Zustand, in welchem der Patient auf Anruf oder Berührung reagiert. Einfache Aufforderungen werden – wenn auch verlangsamt – befolgt. Schnell fällt der Patient in den schläfrigen Zustand zurück.
- *Sopor:* Tiefschlafähnlicher Zustand, aus dem der Patient nur sehr schwer »erweckbar« ist. Er zeigt keinerlei Initiative. Unkontrollierte Abwehrbewegungen sind möglich.
- *Koma:* Der Patient ist bewußtlos und reagiert auch auf stärkste Reize nicht mehr. Die vegetativen Funktionen sind erhalten.

Benommenheit

Benommenheit dagegen ist lediglich ein Zustand verlangsamten Denkens und Handelns als Ausdruck einer Beeinträchtigung der Hirnrindenfunktion (kortikale Integrationsstörung).

Besinnung

Besinnung ist unsere Fähigkeit, Vergangenes, Gegenwärtiges und Zukunftsbezogenes in einer übergeordneten Schau zusammenzufassen, abzuwägen und zu werten. Unreflektiert, unbesonnen und unbeherrscht können wir reagieren, wenn gewisse Erlebnisse und Erfahrungen verdrängt, d. h. unbewußt gemacht werden.

Antrieb

Der Antrieb ist neben dem Bewußtsein die zweite psychische Grundfunktion. Er ist für jedes Handeln, Denken und Fühlen erforderlich und ist bei den Menschen anlagebedingt verschieden stark ausgeprägt. Im motorischen Bereich stellt der Antrieb auch Aktivität, beim Denken Spontaneität und im Gefühlsleben Temperament dar.

Affektivität

Die Affektivität bringt unser Gefühls-, Gemüts- und Stimmungsleben zum Ausdruck. Dieses kann heiter, lustig, ernst, mutlos, bedrückt, reizbar oder mürrisch sein.
Bei starken Stimmungsschwankungen sprechen wir von *Affektlabilität*, bei fehlender Beherrschung besonders zur gefühlsweichen, weinerlichen Seite hin von *Affektinkontinenz* und bei gegensätzlichen Gefühlsäußerungen von *Ambivalenz*. Ist die Stimmung infolge eines gehobenen Temperaments gesteigert, liegt eine *Manie* vor. Ist die gesteigerte Stimmung mit einer organisch anmutenden Kritikschwäche, Versachlichung oder gar Reizbarkeit und Erregung verbunden, spricht man von *Euphorie*. Schwermut, Bedrücktsein und Mutlosigkeit sind Ausdruck einer *Depression*.

Gedächtnis

Das Gedächtnis ist die Fähigkeit des Gehirns, Erlebtes zu speichern, bei Bedarf zu erinnern und sinnvoll in unser Denken und Handeln einzubeziehen. Werden bei alten Menschen bevorzugt frühere Erlebnisse erinnert, wird von einem erhaltenen Altgedächtnis gesprochen. Wird dagegen eben Erlebtes, z. B. bei organischen Hirnerkrankungen, wieder vergessen, so liegt eine Störung des Neu- oder Frischgedächtnisses vor. Eine Erinnerungslücke vor dem Zeitpunkt einer Hirnschädigung wird als *retrograde* Amnesie *Amnesie,* eine Erinnerungslücke unmittelbar nach einer Hirnschädigung als *anterograde Amnesie* bezeichnet.

Orientierung Die Orientierung bezieht sich auf die Kenntnis von Zeit, Ort und Person und ist von vielen anderen psychischen Einzelfunktionen abhängig, so vom Bewußtsein, vom Denken und der Merkfähigkeit.
Bei mangelhafter oder fehlender Orientierung spricht man von *Desorientiertheit.* Geht diese mit Sinnestäuschungen, motorischen und vegetativen Delir Störungen einher, besteht ein *delirantes Syndrom.* Ist die Desorientierung vorwiegend Folge einer Merk- und Denkstörung, so können Erinnerungslücken durch gerade einfallende, oft unzusammenhängende Gedanken oder Vorstellungen gefüllt werden (Konfabulation). Es handelt sich um ein *Korsakow-Syndrom.*

Wahrnehmung Die Wahrnehmung geschieht mit unseren Sinnesorganen und durch Registrieren und Vergleichen der Reize mit Erinnerungen und Erfahrungen im Großhirn. Ein ungestörtes Wahrnehmen setzt eine Intaktheit von Bewußtsein, Antrieb, Denken und Orientierung voraus. Bei einer Auffassungs- und Konzentrationsstörung infolge affektiver Erregung (Angst) oder organischer Hirnerkrankungen (Tumor, Durchblutungsstörungen, Entzündung, Vergiftung) ist die Wahrnehmung vermindert. Sie kann bei Erregungszuständen, unter toxischen Einflüssen (z. B. LSD) und bei einigen Schizophrenieformen auch gesteigert sein.

Besonders qualitativ kann die Wahrnehmung gestört sein, wenn *Sinnestäuschungen* auftreten.

Illusion
- Werden wirkliche Sinneseindrücke in einer besonderen Situation der Angst, Übermüdung oder im Fieberzustand verkannt und umgedeutet, spricht man von *Illusion.*

Halluzination
- Wird aber etwas ohne Sinnesreiz wahrgenommen und ist der Kranke von der Wirklichkeit des Wahrgenommenen überzeugt, nennt man diese Sinnestäuschungen *Halluzinationen.* Sie können auf allen Sinnesgebieten vorkommen. Wir kennen akustische, optische, Geschmacks- und Geruchs- sowie Körper-Halluzinationen.

Denken Das Denken ist unter den verschiedenen psychischen Funktionen die komplizierteste. Ein normales Denken setzt ein ungestörtes Funktionieren von Bewußtsein, Antrieb, Gedächtnis, Orientierung und Wahrnehmung voraus. Unter Denken verstehen wir die Entwicklung von Vorstellungen durch ein Zusammenwirken von Erinnerung, Erfahrung und Urteilen. Wir sprechen von einer *formalen Denkstörung,* wenn der Gedankenablauf gestört ist, und von einer *inhaltlichen Denkstörung,* wenn das Gedachte schwer oder nicht verstehbar ist. Im formalen Bereich kann das Denken gehemmt (Depression), verlangsamt (Benommenheit), umständlich und weitschweifig (Hirnarteriosklerose), haftend (Epilepsie), verworren und zerfahren (Schizophrenie) und ideenflüchtig (Manie) sein. Sind die Denkinhalte gestört, werden ein Zwangsdenken (anankastisches Denken) und ein Wahndenken unterschieden.

Hirnorganisches Psychosyndrom (HOPS)

Das hirnorganische Psychosyndrom (HOPS), erstmals 1916 von E. Bleuler genannt, beschreibt ein Zusammenwirken verschiedener psychischer Funktionsstörungen als Ausdruck einer meist chronischen Hirnerkrankung (z. B. Hirnarteriosklerose, Hirntrauma, Enzephalitis). Die Merkfähigkeitsstörung ist häufig das erste Symptom. Störungen des Denkens, der Auffassung, der Orientierung und der Affektivität können in unterschiedlicher Ausprägung hinzukommen, wobei aber keine dieser Störungen ständig dominiert. Das hirnorganische Psychosyndrom hat kein konstantes Erscheinungsbild und kann sich nach der jeweiligen Gestaltung durch die verschiedenen psychischen Funktionsstörungen unterschiedlich darstellen.

- Stehen Konzentrations-, Merkfähigkeits- und Auffassungsstörungen im Vordergrund, wird im Rahmen des hirnorganischen Psychosyndroms von einer *Hirnleistungsschwäche* gesprochen. (Hirnleistungsschwäche)
- Sind vorwiegend Affektivität und Antrieb gestört, bezeichnet man das Psychosyndrom als eine *Persönlichkeitsveränderung oder Wesensänderung*. (Wesensänderung)
- Kommt es dagegen vorwiegend zu einem intellektuellen Abbau mit schwerster Auffassungs- und Gedächtnisstörung wird dieser Zustand als *Demenz* bezeichnet. (Demenz)

Das hirnorganische Psychosyndrom kann chronisch werden und an Ausprägung zunehmen. Mit Besserung der hirnorganischen Erkrankung kann es sich aber auch wieder zurückbilden, es wird dann als reversibel bezeichnet.

Zusammenfassung

Die *allgemeine Untersuchung und Beobachtung* des Kranken erfolgen vor seiner Behandlung und Betreuung. Neben der ärztlichen Anamnese ist für das Wohlbefinden des Kranken die Pflegeanamnese von besonderer Bedeutung. Die neurologische Untersuchung wird im allgemeinen mit der Prüfung der Motorik begonnen; beurteilt werden Muskelkraft, Muskeltonus, abnorme Bewegungen, Koordination, Reflexverhalten und die Beschaffenheit der Muskulatur. Bei der Sensibilitätsprüfung werden Berührungs-, Schmerz- und Temperaturempfindung als Oberflächensensibilität und Bewegungs-, Lage- und Vibrationsempfindung als Tiefensensibilität untersucht. Das vegetative Nervensystem ist an der Funktionalität vieler Organe und Drüsen zu überprüfen. Die Prüfung der Hirnnerven schließt sich an. Beobachtet wird, ob neuropsychologische Störungen vorliegen und wie anfallsartige Erscheinungen ablaufen. Schließlich ist der psychische Zustand des Kranken zu beurteilen.

3. Technische Zusatzuntersuchungen

Untersuchungsmethoden

Die einfache neurologische Untersuchung reicht zur Abklärung eines Krankheitsbildes oft nicht aus. Technische Untersuchungsmethoden müssen zu Hilfe genommen werden.

Zusatzuntersuchungen sind

- Liquoranalyse sowie
- elektrophysiologische, neuroradiologische und sonographische Verfahren.

Sie *ergänzen* die neurologische Untersuchung und dürfen nicht routinemäßig an den Anfang der Diagnostik gestellt werden. Für jede dieser Untersuchungsmethoden muß es eine spezielle Indikation geben.
Die Ergebnisse dieser Untersuchungen können nur im Zusammenhang mit

- der neurologischen Untersuchung,
- dem Beschwerdebild und
- der Vorgeschichte

gewertet werden.

Aufklärung des Patienten

Die Anordnung für die Zusatzuntersuchungen trifft der Arzt. Er hat den Patienten ausführlich über Art, Ziel und eventuelle Risiken der Untersuchung aufzuklären. Für bestimmte eingreifendere Untersuchungen muß der Patient seine schriftliche Zustimmung geben. Leider bleibt die *Aufklärung des Patienten* manchmal unvollständig. Dies kann an der knapp bemessenen Visitenzeit oder auch an der eingeschränkten Aufnahmefähigkeit des Kranken liegen.

Pflege

Die Pflegeperson muß häufig die Aufklärung hinsichtlich des technischen und zeitlichen Ablaufs ergänzen. Die inhaltliche Aufklärung liegt ganz beim Arzt. Der Kranke wird fragen, was bei der Untersuchung passiert, wie er sich verhalten muß, ob sie schmerzhaft ist und wann das Ergebnis vorliegt. Ein auf die Untersuchung gut vorbereiteter und während der Untersuchung gut begleiteter Patient wird diese schneller und weniger belastet überstehen. Für die begleitende Pflegeperson ist eine genaue Kenntnis der verschiedenen Untersuchungsmethoden erforderlich.

3.1 Liquoruntersuchung

Der Liquor wird vorwiegend im Plexus chorioideus der Hirnseitenkammern gebildet Der Plexus ist eine gefäßreiche und mit Zotten besetzte Einstülpung der weichen Hirnhaut (Pia mater) in die Seitenkammern. Etwa 500 ml Liquor werden täglich produziert, die gleiche Menge wird wieder resorbiert. Die Gesamtmenge des Liquors innerhalb der Schädelkapsel und des Rückenmarkkanals beträgt etwa 160 ml. Zur Liquorgewinnung muß der Liquorraum punktiert werden. Am einfachsten und gefahrlosesten geschieht dies durch eine Lumbalpunktion, seltener durch eine Subokzipitalpunktion.

Liquorproduktion und Liquormenge

3.1.1 Lumbalpunktion (LP)

Bei der Lumbalpunktion wird nicht, wie manche Patienten glauben, das Rückenmark, sondern der Rückenmark- oder Spinalkanal etwa in Höhe des 3. oder 4. Lendenwirbelkörpers punktiert (Abb. 3.1). Diese Höhe entspricht einer Verbindungslinie zwischen der oberen Begrenzung beider Beckenschaufeln. Das Rückenmark endet bereits in Höhe des 1. bis 2. Lendenwirbelkörpers und wird bei der Punktion nicht verletzt.

Vorbereitende Maßnahmen und Durchführung der Punktion

Vor der Punktion wird der Patient gebeten, Blase und Mastdarm zu entleeren. Die Punktion erfolgt nach Möglichkeit im Sitzen. Der Patient sitzt entweder auf der Bettkante oder im Reitersitz auf einem Stuhl. Er macht bei aufrechter Körperhaltung den unteren Teil des Rückens so krumm wie möglich (Anspannung der Bauchmuskulatur und Nachhintendrücken des Kreuzes). Dabei wird er vorne von einer Pflegeperson an den Schultern festgehalten. Die maximale Krümmung der Wirbelsäule nach hinten kann durch einen Druck mit der Hand einer Pflegeperson in den Leib des Patienten verbessert werden. Die Punktion läßt sich auch bei dem auf der Seite liegenden Patienten vornehmen, der sich so zusammen-

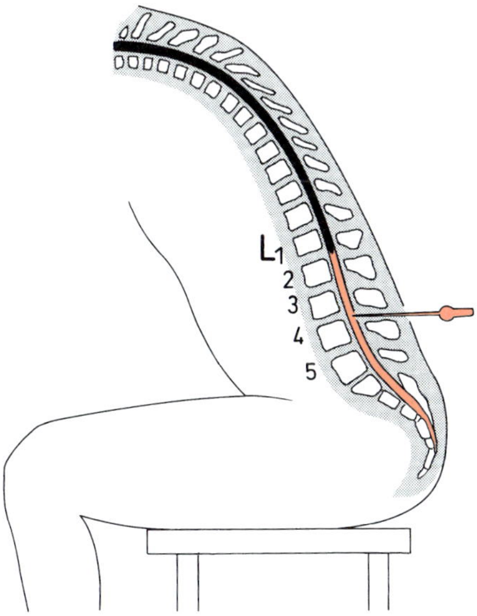

Abb. 3.1 Lumbalpunktion zwischen dem 3. und 4. Lendenwirbelkörper

krümmt, daß die Knie sich dem Kinn nähern. Auch hier unterstützt eine Hilfsperson den Krümmungsvorgang, der im Liegen häufig noch besser als im Sitzen gelingt. Durch das Beugen des Rückens weichen die Dornfortsätze auseinander, so daß die Nadel leichter in den Spinalkanal gelangt.
Der abtropfende Liquor wird in Röhrchen für die verschiedenen Labors aufgefangen. Es hängt vom Umfang der vorgesehenen Untersuchungen ab, wieviel Liquor abgenommen wird. Die Abnahme einer größeren Menge wird in der Regel nicht schlechter vertragen als die einer kleineren Menge. Auch wenn nur eine kleinere Menge abgenommen wird, sickert nach Beendigung der Punktion immer noch Liquor aus der Punktionsstelle in das umliegende Gewebe nach.

Patienteninformation

Der Patient wird über alles informiert, was bei der Punktion passiert. So wird ihm gesagt, daß mit dem Druck des Fingernagels oder mit einem Jodpinsel die Punktionsstelle markiert wird und man gibt ihm bekannt, wann der Nadelstich erfolgt. Wird bei der Punktion eine Nervenwurzel berührt, verspürt der Patient einen elektrisierenden Schmerz in einem Bein. Es wird ihm erklärt, wie es zu diesem Schmerz kommt und daß die Reaktion harmlos ist. Dann wird ihm mitgeteilt, wann die Punktion erfolgt ist und Liquor abtropft. Es wird dem Patienten auch mitgeteilt, daß er genügend Liquor habe und daß der fehlende Liquor schnell wieder nachgebildet wird.

Pflege nach der Punktion

Nach Beendigung der Untersuchung sollte der Patient mindestens zwei Stunden flach liegen, wobei das Kopfende des Bettes tiefer gestellt werden kann. Um das Nachsickern des Liquors zu verringern, wird die Bauchlage bevorzugt. Wichtig ist, daß der Patient bequem liegt. Bei älteren Menschen ist ein flaches Kopfkissen zu gewähren. Bettruhe sollte 24 Stunden eingehalten werden. Die Benutzung eines Toilettenstuhls oder der Gang zur Toilette ist erlaubt. Der punktierte Patient soll reichlich Flüssigkeit trinken (etwa 3 Liter am Tag). Zu frühes Aufstehen oder Aufrichten kann verstärkt zu Kopfschmerzen, Übelkeit und anderen vegetativen Funktionsstörungen führen.

3.1.2 Subokzipitalpunktion (SOP)

Die Subokzipitalpunktion erfolgt ebenfalls im Sitzen oder Liegen. Eine Hilfsperson zieht den Kopf des Patienten zunächst nach oben, so daß die Halswirbelsäule gestreckt ist, beugt dann aber den Kopf nach vorne, bis das Kinn die Brust berührt. Bei dieser Haltung gelangt der Arzt am besten zwischen Hinterhauptschuppe und Atlasbogen in die Cisterna cerebellomedullaris. Diese Untersuchungstechnik erfordert besondere Geschicklichkeit, weil es leicht zu einer Verletzung der Medulla oblongata kommen kann, wenn die Punktionsnadel zu weit in die Tiefe vordringt. Auch kann bei der Punktion ein Arachnoidalgefäß verletzt und dadurch eine Blutung in die Cisterna cerebellomedullaris ausgelöst werden.

3.1.3 Liquordruckmessung

Die Druckmessung des Liquors erfolgt beim liegenden Patienten. An die Punktionsnadel wird mit einem Verbindungsschlauch ein Steigröhrchen angeschlossen. Drückt der Untersucher nun mit den Fingern beiderseits der Luftröhre auf die Halsvenen, steigt der Liquordruck im Kopf an. Bei freier Passage im Spinalkanal setzt sich der Druckanstieg ohne Behinderung bis zum Steigröhrchen der im lumbalen Liquorraum liegenden Punktionsnadel fort. Gelingt dieser Versuch, wird von einem *»durchgängigen Queckenstedt«* gesprochen. Ist infolge einer Behinderung der Passage (z. B. durch einen Rückenmarktumor) kein oder nur ein geringer Druckanstieg zu beobachten, ist der Queckenstedt nicht oder verzögert durchgängig. Wird der Liquordruck gleichzeitig lumbal und in der Cisterna cerebellomedullaris gemessen, handelt es sich um den *»doppelten Queckenstedt-Versuch«*.

Queckenstedtversuch

3.1.4 Der Liquor

Das Aussehen des Liquors ist im Normalfall wasserklar. Anfängliche Blutbeimengungen deuten auf die Verletzung eines Blutgefäßes bei der Punktion hin. Ein konstant blutiger Liquorfluß wird bei einer Hirnblutung meist in Folge eines gerissenen Aneurysmas einer Hirnarterie (Subarachnoidalblutung) beobachtet. Bei einer wenige Stunden bis einige Tage zurückliegenden Blutung hat der Liquor infolge des abgebauten Blutfarbstoffs ein xanthochromes (gelbliches) Aussehen.

Aussehen und Zusammensetzung des Liquors

Die gleiche Gelbfärbung wie bei der Xanthochromie ist auch bei starker Eiweißvermehrung (Stoppliquor) zu beobachten. Bei starker Zellvermehrung insbesondere durch neutrophile Granulozyten, über 1000/3 Zellen bei bakteriellen Infektionen wird der Liquor milchig-trüb bis gelblich-eitrig.
Der normale Liquor enthält bis 12/3 *Zellen* (bis 4 Zellen je mm^3). Es sind etwa 70 % Lymphozyten und 30 % Monozyten.

Der normale Liquor: wasserklar, bis 12/3 Zellen (vorw. Lymphozyten), bis 400 mg/l (40 mg %) Eiweiß, 50–70 mg/dl Glukose

Nach Möglichkeit soll eine eingehende *Zelldifferenzierung* erfolgen mit der Suche nach auffälligen Einzelzellen wie Siderophagen (bei Blutungen) und Tumorzellen. Bei Verdacht auf bakterielle Infektionen ist der *Erregernachweis* (Kokken, Tuberkelbakterien, Pilze) zu versuchen und die Resistenzprüfung durchzuführen. Der Nachweis von bakteriellen Erregern gelingt nur selten und praktisch nicht, wenn bereits antibiotisch anbehandelt wurde. Es gibt aber die Möglichkeit, den Erreger indirekt durch sein Antigen mit immunologischen Verfahren nachzuweisen (Antigennachweis). Die Möglichkeit falsch positiver Befunde muß aber berücksichtigt werden.

Diagnostik

Die *Eiweißbestimmung* geschieht zunächst orientierend mit der *Pandy-Reaktion* oder dem Albym Test. Das Gesamteiweiß beträgt normal bis etwa 40 mg%. Die Differenzierung der verschiedenen Eiweißkörper (Proteine) erfolgt mit der *Elektrophorese* und noch exakter mit der *Immunelektrophorese*. Von besonderem Interesse sind die Gamma-Globuline (Immunglobulin der Klasse G, IgG), die Antikörpermoleküle enthalten und bei immunologischen Prozessen erhöht sind. Das *Immunglobulin* läßt sich nun noch weiter aufschlüsseln in sogenannte Unterfraktionen. Die bedeutsamste ist die oligoklonale IgG-Subfraktion, die für die Multiple Sklerose belangvoll ist (*s. Seite 174*).

Immunelektrophorese

Bei der Liquordiagnostik muß ferner geklärt werden, wie es zum vermehrten Eiweißgehalt im Liquor gekommen ist. Die Eiweißvermehrung kann aus einer Erhöhung der Eiweißkörperkonzentration im Blut stammen, auf eine vermehrte Durchlässigkeit der Hirn-Liquor-Schranke zurückgehen, Folge einer Verlangsamung des Liquorflusses sein oder aus

Serum-Liquor-Quotient

einer lokalen Synthese in den Hirnzellen hervorgehen. Es müssen also die Konzentrationen der Eiweißkörper im Liquor und Serum miteinander verglichen und durch einen Quotienten (*Serum-Liquor-Quotient*) in Beziehung gesetzt werden. Die praktische Anwendung wird bei der Multiplen Sklerose besprochen.
Die Liquoruntersuchung wird vervollständigt durch die Glukosebestimmung (sie beträgt etwa die Hälfte der Serumkonzentration) und die luesspezifischen Reaktionen, insbesondere den TPHA-Test (s. S. 154).

3.2 Elektroenzephalographie (EEG)

Die Elektroenzephalographie ist eine Methode zur Ableitung und Registrierung hirnelektrischer Potentiale. Bei Ableitung mit Elektroden von der Kopfhaut wird die elektrische Aktivität der Hirnrinde erfaßt. Der Rhythmus der Hirnpotentiale wird vom tiefer gelegenen Hirnstamm, insbesondere von den Thalamuskernen bestimmt.

Bei Ableitung mit Oberflächen-Elektroden werden Spannungsdifferenzen erfaßt, verstärkt und aufgezeichnet.

Die Elektroenzephalographie ist eine für den Patienten völlig gefahrlose und beliebig oft zu wiederholende Untersuchungsmethode. Die im Mikrovoltbereich liegenden elektrischen Spannungsdifferenzen zwischen zwei Punkten werden an verschiedenen Stellen im Bereich des Schädeldachs und des Gesichts einschließlich der Ohren abgeleitet. Die Spannungsdifferenzen werden in einem Verstärker auf eine so hohe Spannung gebracht, daß diese ein mechanisches Schreibsystem in Bewegung setzt. Die verschiedenen Hirnpotentiale werden aufgezeichnet und liefern das Elektroenzephalogramm (EEG), oder wie vielfach gesagt wird, das Hirnstrombild.

3.2.1 EEG-Ableitung

Vorbereitende Maßnahmen

Bei der EEG-Untersuchung wird dem Patienten genau wie beim Elektrokardiogramm (EKG) kein Strom zugeführt. Von der Ableitung selbst spüren die Patienten nichts. Die *Vorbereitung* zur EEG-Untersuchung beginnt schon auf der Station. Neben der Säuberung des Kopfes ist der Patient, wenn dies sein Gesundheitszustand ermöglicht, auf die Untersuchung durch aufklärende und beruhigende Worte der begleitenden Pflegeperson vorzubereiten. Weiß der Patient, daß es eine harmlose Untersuchung ist, die keine »Geheimnisse« aufdecken wird, so kann er sich entspannt und ohne Angst der Untersuchung unterziehen.
Für eine gute Registrierung der Hirnpotentiale ist es wichtig, daß der Patient entspannt und ruhig auf dem Ableitestuhl liegt. Unruhige und psychotische Patienten müssen von einer Pflegeperson leicht festgehalten werden. Oft genügt es auch, wenn bei einem ängstlichen Patienten die Pflegeperson daneben sitzt und seine Hand hält.
Ist die EEG-Assistentin alleine, kann die Pflegeperson bei der Ableitung durch das Zuhalten der Augenlider – falls erforderlich – behilflich sein. Unangenehm ist lediglich die zur Befestigung der Elektroden erforderliche Haube, die aus elastischen Gummibändern besteht und sich straff um und über den Kopf spannt.

Methode

Die Elektroden bestehen aus Metallknöpfchen, die mit einem kleinen Leinentuch überzogen sind. Sie werden in einer Kochsalzlösung angefeuchtet und an 18 bis 20 bestimmten, streng symmetrisch zueinander und in gleichem Abstand voneinander liegenden Stellen auf die Kopfhaut gesetzt.
Damit die Leitfähigkeit optimal ist, sollte die Kopfhaut des Patienten sauber und das Haar frei von Haarfestigern sein.
Die Verteilung der Kopfelektroden richtet sich nach einem international einheitlichen System der Elektrodenanordnung, das unter dem Namen *ten-twenty-System* (10-20-System) bekannt ist. Die EEG-Assistentin bildet von der Nasenwurzel bis zur Vorwölbung der Hinterhauptsschuppe eine Linie und setzt deren Länge gleich 100 %. Auf dieser Linie werden nun Elektroden derart gesetzt, daß die Entfernung zwischen der vordersten Elektrode und der Nasenwurzel sowie zwischen der hintersten Elektrode und der Vorwölbung der Hinterhauptsschuppe jeweils 10 % der ganzen, gleich 100 % gesetzten Linie beträgt (Abb. 3.2, S. 64). Die restlichen 3 Elektroden sind so angebracht, daß zwischen ihnen und den zuerst genannten Elektroden jeweils ein Abstand von 20 % der ganzen Linie besteht; daher der Name 10-20-System. In gleicher Weise wird mit einer quer verlaufenden Linie von den Ohrregionen verfahren.

ten-twenty-System

Die Elektrodenpositionen werden mit Zahlen versehen, über der linken Hemisphäre ungerade, über der rechten Hemisphäre gerade Zahlen. Abbildung 3.2 gibt ein Beispiel häufig angewandter Elektrodenpositionen.

Verschiedene *Ableitprogramme* werden angewandt:

Ableiteprogramme

- *Referenz-* oder *unipolare Ableitung:* Es wird die Spannungsdifferenz zwischen verschiedenen signalaktiven Kopfhautelektroden und einem inaktiven oder indifferenten Punkt (z. B. Ohrläppchen) abgeleitet. Dies geschieht zunächst von jeder Hemisphäre zum gleichseitigen Ohr, dann von beiden Hemisphären zuerst zum linken, dann zum rechten Ohr.
- *Bipolare Ableitung:* Die Ableitung erfolgt zwischen zwei signalaktiven Kopfhautelektroden als Längs- und Querreihe oder gegen eine sagittal gelegene Elektrode.
- *Quellen-* oder *toposelektive Ableitung:* Das Signal einer Elektrode wird gegen den mathematisch errechneten Mittelwert der Nachbarelektroden registriert. Damit wird eine verbesserte lokalisatorische Aussagefähigkeit erlangt.

Eine Ableitung über viele Stunden, auch nachts, wird *Langzeit-EEG* genannt. Es dient dem Nachweis von Krampfpotentialen und Herdbefunden, die der üblichen kurzen Ableitung entgehen können. Für die genaue Anfallsdiagnostik erfolgt gleichzeitig eine Videoaufzeichnung (*simultane Doppelbildaufzeichnung*).

3.2.2 Typische Hirnpotentiale

Die *Ableitungen* der Hirnpotentiale erfolgen überwiegend bei geschlossenen Augen des Patienten, weil die Hirnpotentiale dann deutlicher und höher zur Darstellung kommen. Eine Übersicht häufig anzutreffender normaler und pathologischer Hirnpotentiale zeigt die Abbildung 3.3 (S. 64).
Je reifer das Gehirn wird, desto schneller werden die Hirnpotentiale.

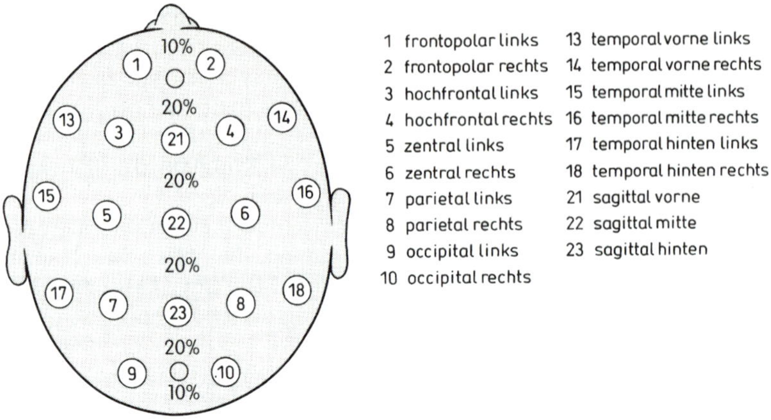

Abb. 3.2 Elektrodenanordnung beim Standardprogramm des EEG

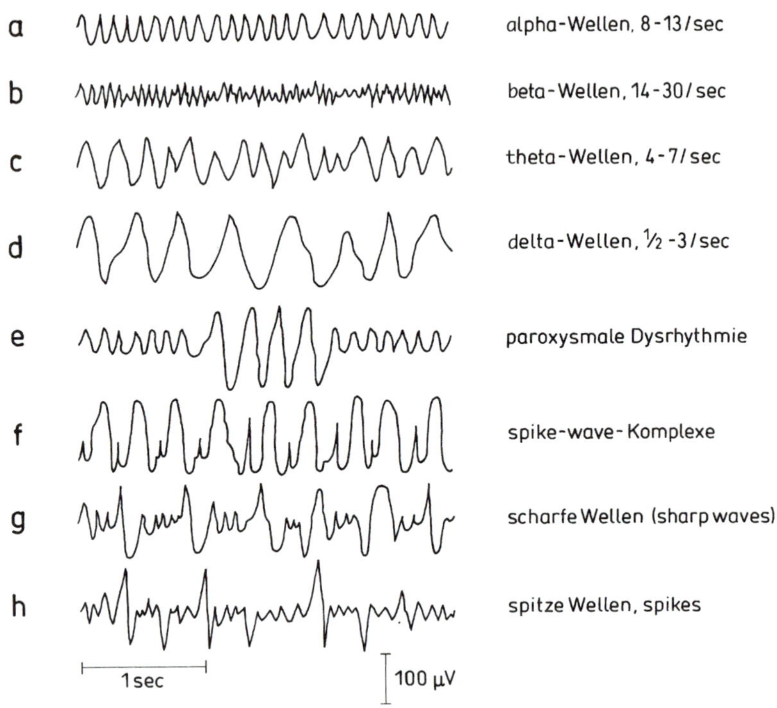

Abb. 3.3 Verschiedene Wellenformen im EEG

a alpha-Wellen, 8–13/sec
b beta-Wellen, 14–30/sec
c theta-Wellen, 4–7/sec
d delta-Wellen, 0,5–3/sec
e paroxysmale Dysrhythmie
f spike-wave-Komplexe
g scharfe Wellen (sharp waves)
h spitze Wellen (spikes)

- Neugeborene zeigen bis zum 3. Lebensmonat vorwiegend Delta-Wellen.
- Erst nach dem 3. Lebensjahr treten Alpha-Wellen auf.
- Theta-Wellen überwiegen noch bis zum 6. Lebensjahr.
- Um das 10. Lebensjahr ist das EEG noch sehr unregelmäßig.
- Das unregelmäßige EEG nähert sich um das 14. Lebensjahr dem reifen Erwachsenen-EEG mit seiner überwiegenden stabilen Alpha-Wellen-Tätigkeit.

Alpha-Wellen

Im EEG eines wachen und gesunden erwachsenen Menschen herrschen *Alpha-Wellen* (Abb. 3.3 a) vor, die über den hinteren Ableitepunkten am deutlichsten in Erscheinung treten. Sie haben eine Frequenz von 8–13/sec.

Beta-Wellen

Auch *Beta-Wellen* (Abb. 3.3 b) sind als physiologisch zu bezeichnen. Sie haben eine Frequenz von 14–30/sec, sind in der Regel kleiner und treten seltener auf. Sie sind von Muskelartefakten mitunter schwer zu unterscheiden. Frontalbetonte höhere Beta-Wellen sind auf eine Medikamenteneinwirkung (z. B. Benzodiazepine, Barbiturate) verdächtig.

Theta-Wellen

Langsame Wellen sind die *Theta-* oder *Zwischenwellen* mit einer Frequenz von 4–7/sec (Abb. 3.3 c). Sie kommen bei Kindern mit ihren noch nicht ausgereiften Gehirnen normalerweise noch recht zahlreich vor und nehmen mit zunehmendem Alter ab. Von der Pubertät an sind sie bei Gesunden nur noch selten zu beobachten.
Ein gehäuftes und seitenbetontes Auftreten von Theta-Wellen im Erwachsenenalter ist immer pathologisch und Ausdruck einer zerebralen Funktionsstörung. Es wird nach dem Anteil und der Ausprägung der langsamen Wellen von einer leichten, mittelgradigen oder schweren *Allgemeinveränderung* gesprochen. Treten die langsamen Wellen als *Herd* in Erscheinung, ist ein umschriebener hirnorganischer Prozeß zu vermuten (z. B. Tumor, Hirnerweichung, Blutung, Kontusionsherd).

Delta-Wellen

Noch trägere Hirnpotentiale mit einer Frequenz von 0,5–3/sec werden als *Delta-Wellen* bezeichnet (Abb. 3.3 d). Abgesehen vom Kleinkind- und Säuglingsalter sind sie Ausdruck einer ausgeprägten hirnorganischen Funktionsstörung *(Allgemeinveränderung)*.

Dysrhythmie

Treten die langsamen Wellen mit höheren Amplituden in kurzen Gruppen bilateral synchron auf, spricht man von einer Dysrhythmie oder auch *paroxysmalen Dysrhythmie*, beziehungsweise *intermittierenden generalisierten Verlangsamung* (IGV) (Abb. 3.3 e), die auf eine gesteigerte Funktionsbereitschaft des Gehirns etwa bei einem Anfallsleiden hinweisen kann.

Krampfpotentiale

Hirnpotentiale besonderer Gestalt sind die *Krampfpotentiale*. Eine Kombination von einer Krampfspitze und einer sich direkt anschließenden amplitudenhohen langsamen Welle (*spike-wave-Komplex, Abb. 3.3 f*) ist ein auch im Intervall einer Epilepsie häufiger zu findendes Krampfpotential. Diese in Serien auftretenden Komplexe kommen über beiden Hemisphären bei den Absencen zur Beobachtung. *Scharfe Wellen* (steiler Anstieg, langsamer Abfall der Schenkel, Abb. 3.3 g) treten einzeln über beiden Hirnhälften auf oder auch mit temporaler Lokalisation. Dann können sie Ausdruck einer »Temporallappenepilepsie« sein. Spitze Wellen (*spikes, Abb. 3.3 h*) finden sich vorwiegend während eines großen Anfalls und selten im anfallsfreien Intervall.
Beim *Einschlafen* werden die Alpha-Wellen geringer und es treten zunehmend langsame Hirnpotentiale auf, die im Wachzustand eine pathologische Bedeutung haben.

Provokationsmethoden

Um geringe Auffälligkeiten im EEG zu verdeutlichen oder aus der Latenz zu holen, werden verschiedene *Provokationsmethoden* durchgeführt. Am gebräuchlichsten ist die *Hyperventilation* (Mehratmung), die 3 bis 5 Minuten andauert. Durch Flimmer-, Flicker- oder *Flackerlicht* können Krampfpotentiale provoziert werden. Häufig wird auch der *Schlafentzug* angewandt, indem der Patient vor der Ableitung die ganze Nacht über wacht. Zusätzlich kann der Patient etwa 1 Stunde vor der Ableitung noch 1 bis 1/2 Liter Flüssigkeit trinken (Wasserstoß-Provokation). In besonderen Fällen wird auch im Schlafzustand abgeleitet (*Schlaf-EEG*).

Hirntod

Wenn bei der größtmöglichen Verstärkung keine Hirnpotentiale mehr abgeleitet werden können, das Hirnstrombild also isoelektrisch ist, stellt dieser Befund einen wichtigen Beitrag zur Hirntodfeststellung dar. Das EEG jedoch reicht zur alleinigen Diagnose des Hirntods nicht aus (s. S. 141 f.).

3.3 Elektrodiagnostik des neuromuskulären Systems

(von Jürgen Heinzelmann)

3.3.1 Elektroneurographie (ENG)

Definition

Die Elektroneurographie ist eine Untersuchungsmethode zur Messung der maximalen motorischen und sensiblen Nervenleitgeschwindigkeit. Die Untersuchung erfolgt mit einer Oberflächenelektrode und dient der Abklärung peripherer Nervenschädigungen.

Motorische Nervenleitgeschwindigkeit (motorische NLG)

Das Untersuchungsprinzip ist einfach. Ein Nerv wird durch einen kräftigen elektrischen Reiz an seinem proximalen (körpernahen) und an seinem distalen (körperfernen) Ende gereizt, und die Reizantwort wird von

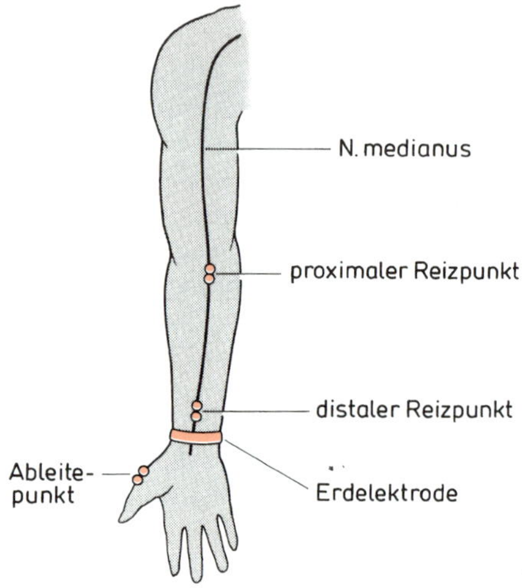

Abb. 3.4 Messung der motorischen Nervenleitgeschwindigkeit

einem Muskel, der von diesem Nerv innerviert wird, mittels einer Oberflächen- oder Nadelelektrode abgeleitet und registriert (Abb. 3.4, S. 66). Dann mißt man den Abstand zwischen den beiden Reizpunkten und teilt diesen durch die Differenz der Reizzeiten, die mit dem EMG-Gerät gemessen und registriert worden sind. Aus diesem Quotienten ergibt sich nach der Formel

$$v = \frac{s}{t}$$

(v = Geschwindigkeit, s = Weg, t = Zeit)

die motorische Nervenleitgeschwindigkeit.
Die motorische NLG ist nicht nur vom jeweils untersuchten Nerven, sondern auch von der Temperatur der untersuchten Extremität und vom Alter des Patienten abhängig. Mit dem Absinken der Temperatur um ein Grad wird die NLG um 1 bis 2 m/sec langsamer. In den ersten zehn Lebensjahren steigt die NLG ständig an, nach dem 20. Lebensjahr wird sie mit zunehmendem Alter wieder langsamer.

Normalbefunde

Bei einem 20jährigen beträgt sie für den N. medianus und N. ulnaris 50 bis 70 m/sec, für den N. peronaeus 45 bis 60 m/sec. Die *Überleitungszeit (ÜLZ)* ist die Zeit vom distalen Reiz bis zur Muskelantwort. Bei den Armnerven beträgt sie 2 bis 4 m/sec, bei den Beinnerven 3 bis 6 m/sec. Durch die motorische NLG wird in erster Linie der mit einer Markscheide umhüllte Teil des Nervs beurteilt, während die Überleitungszeit (ÜLZ) ein Maß für die Leitung in den markscheidenarmen bzw. markscheidenfreien Endaufzweigungen des Nervs darstellt und somit das Axon betrifft. Zeigt sich nun vorwiegend eine pathologische Verlangsamung der NLG bei normaler ÜLZ, so ergibt sich hieraus ein Hinweis auf eine Markscheidenschädigung. Ist dagegen die ÜLZ vorwiegend verzögert, spricht dies mehr für eine Schädigung des Axons.

Sensible Nervenleitgeschwindigkeit (sensible NLG)

Die sensible NLG ist vor allem bei der Diagnostik von Verzögerungen der Nervenleitung im Handbereich (Karpaltunnel-Syndrom) und bei Polyneuropathien von Bedeutung.
Es werden die orthodrome und die antidrome Technik unterschieden.

- Bei der *orthodromen* (»richtig laufenden«) Technik werden die sensiblen Nervenendigungen distal gereizt, z. B. mit der Ringelektrode am Zeigefinger oder an einer Zehe. Die Ableitung geschieht proximal vom Nervenstamm in der Regel mit Nadelelektroden. Der Nerv leitet also in normaler Richtung.
- Bei der *antidromen* (»entgegen laufenden«) Technik dagegen wird, wie bei der motorischen NLG, der Nervenstamm gereizt und die sensible Reizantwort distal von einem Finger abgeleitet. Die sensiblen Nervenfasern leiten hier also in falscher Richtung.

Die Aussagekraft für einzelne Fragestellungen ist bei der orthodromen Methode höher. Die antidrome Technik ist für den Patienten jedoch weitaus weniger belastend und nicht so zeitaufwendig.

3.3.2 Elektromyographie (EMG)

Definition

Bei der Elektromyographie werden mit einer konzentrischen Nadelelektrode Muskelpotentiale zur Beurteilung von Erkrankungen des peripheren Nervensystems und der Muskulatur abgeleitet.

Untersuchungstechnik

Der Patient sollte vollkommen ruhig und entspannt auf einer Liege oder auch im Bett liegen. Zunächst bekommt er die Elektrode um ein Handgelenk. Nach vorheriger Desinfektion sticht dann der Untersucher mit einer sterilen Nadelelektrode in den Muskel. Infektionsgefahr besteht nicht. Da der Muskel an verschiedenen Stellen zu untersuchen ist, muß die Nadelelektrode im Muskel mehrmals verschoben werden; eine für den Patienten oft schmerzhafte Prozedur. Der Muskel wird dann wiederholt mit Stromstößen gereizt und spannt sich daraufhin reflektorisch an, was die Schmerzen noch verstärken kann. So ist es notwendig, den Patienten während der Untersuchung immer wieder darauf hinzuweisen, den Muskel möglichst locker zu lassen, um die Schmerzen zu mindern. Der Untersucher muß großes psychologisches Geschick aufbringen, den Patienten bei den Messungen zu führen. Ohne vorherige Aufklärung ist dies kaum möglich. Bei empfindlichen Patienten kann die Gabe eines Schmerzmittels eine halbe Stunde vor dem EMG eine wertvolle Hilfe sein. Angst braucht der Patient vor dem EMG jedoch nicht zu haben, da die Untersuchung völlig ungefährlich ist.

Mit der Nadelelektrode werden die im Muskel vorhandenen elektrischen Potentiale aufgegriffen und über einen Vorverstärker an das EMG-Gerät weitergegeben. Die sehr kleinen *Muskelpotentiale* (ein Millionstel bis wenige Tausendstel Volt) müssen hoch verstärkt werden, um sie auf dem Bildschirm sichtbar und über den Lautsprecher hörbar zu machen. Wenn bei leichter Willkürinnervation regelmäßig ein oder zwei Muskelpotentiale entladen, hat das akustische Klangbild gewisse Ähnlichkeit mit einem Traktor im Leerlauf.

Befundung und Beurteilung

Der gesunde Muskel weist im entspannten Ruhezustand keine elektrische Aktivität auf. Es herrscht elektrische Stille. Weder auf dem Bildschirm noch über den Lautsprecher kommt ein Potential zur Darstellung. Der erkrankte Muskel hingegen zeigt im entspannten Ruhezustand *pathologische Spontanaktivität,* die sich in Form von Fibrillationspotentialen (Abb. 3.5 a, S. 69), positiven scharfen Wellen (Abb. 3.5 b) oder Faszikulationen entladen kann.

Während der Untersuchung werden nun bei leichter Muskelanspannung die *Potentiale motorischer Einheiten* registriert und nach Dauer, Form und Amplitude beurteilt. Im *neurogen* (vom Nerv ausgehend) geschädigten Muskel sind sie verlängert und vergrößert, im *myogen* (vom Muskel ausgehend) geschädigten Muskel sind sie verkürzt und verkleinert.

Darüber hinaus wird das *Aktivitätsmuster bei maximaler Muskelanspannung* beurteilt, das bei neurogenen Schäden gelichtet (Abb. 3.5 d), bei Muskelerkrankungen dicht (Abb. 3.5 e) erscheint.

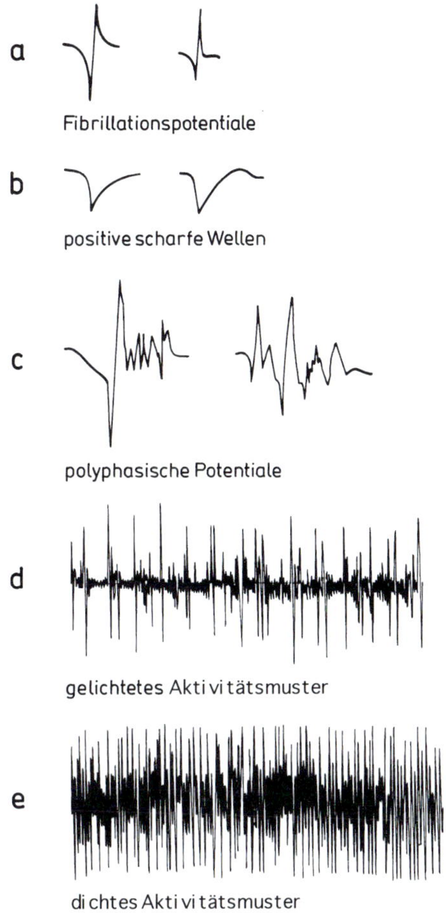

Abb. 3.5 Elektromyographie

a Fibrillationspotentiale
b positive scharfe Wellen
c polyphasische Potentiale
d gelichtetes Aktivitätsmuster
e dichtes Aktivitätsmuster

3.3.3 Evozierte Potentiale (EP)

In der Diagnostik neurologischer Erkrankungen haben evozierte Potentiale zunehmend an Bedeutung gewonnen. Prinzip der Untersuchung ist, ein Sinnesorgan (Auge, Ohr, Haut) so zu reizen, daß es zu einer Erregung des entsprechenden Rezeptors kommt und diese Erregung in Form von Aktionspotentialen im afferenten Nervensystem über das Rückenmark bis zur Großhirnrinde fortgeleitet wird. Jedes Sinnesorgan hat ein spezifisches Areal in der Großhirnrinde, über welchem das durch den Sinnesreiz evozierte (hervorgerufene) Potential seine höchste Spannung erreicht und gemessen werden kann.

Visuell evozierte Potentiale (VEP)

Die Reizung erfolgt mit Hilfe eines Bildschirms, auf dem in rascher Folge zunächst auf dem einen und dann auf dem anderen Auge ein Schachbrettmuster erscheint. Die Ableitung erfolgt mit Nadel- oder Oberflächenelektroden über dem Sehfeld der Großhirnrinde in der Okzipitalregion. Gemessen wird die Latenz (Zeitdauer) bis zum Erscheinen des visuell evozierten Potentials in der Sehrinde. Beim Gesunden liegt dieser Wert bei 100 msec. Liegt eine Schädigung an irgendeiner Stelle der Sehbahn vor

(z. B. Multiple Sklerose), erhält man eine pathologisch verlängerte Latenz.

Akustisch evozierte Potentiale (AEP)

Die Reizung erfolgt über Kopfhörer mit einem Click-Ton definierter Lautstärke, die Ableitung bipolar vom Scheitelpunkt und vom gleichseitigen Ohrläppchen. Die frühen akustisch evozierten Potentiale zeigen charakteristische Gipfel, deren Latenz in hohem Maß reproduzierbar ist und die definierten anatomischen Strukturen in der Hörbahn und im Hirnstamm zugeordnet werden kann. Die AEP spielen insbesondere bei der Frage nach Läsionen des Hirnstamms, der Kleinhirnbrückenwinkeltumoren und der Hirntoddiagnostik eine wichtige Rolle.

Somatosensibel evozierte Potentiale ((SEP, auch SSEP)

Ein peripherer Nerv (z. B. N. medianus, N. tibialis) wird elektrisch gereizt und das hierdurch erzeugte SEP über dem für die untersuchte Extremität spezifischen Areal der Hirnrinde abgeleitet. Die Latenz wird gemessen und mit der jeweils anderen Seite verglichen. Ist die Latenz pathologisch verlängert und eine Neuropathie mit Hilfe von EMG und NLG nicht nachweisbar, muß entweder eine Schädigung des Rückenmarks oder des Gehirns vorliegen. Durch Ableitung der SEP über dem Rückenmark lassen sich Schäden oft noch genauer lokalisieren.

3.3.4 Magnetstimulation

Definition

Die Magnetstimulation ist eine Untersuchungemethode zur Messung der Leitung in den zentralen motorischen Bahnen nach magnetischer Reizung der Hirnrinde oder des Rückenmarks. Die Untersuchung ist einfach durchzuführen, sie ist für den Patienten schmerzfrei und unschädlich.

Untersuchung

Beim sitzenden Patienten wird die magnetische Reizspule exakt über dem entsprechenden motorischen Rindenfeld plaziert. Die motorische Antwort wird wie bei der Neurographie von den Muskeln des Handrückens bzw. vom vorderen Schienbeinmuskel mit Oberflächenelektroden abgeleitet. Zur Bestimmung der peripheren Leitungszeit setzt man den Magnetreiz über der Hals- bzw. Lendenwirbelsäule. Zieht man nun von der Gesamtlatenz die periphere Leitungszeit ab, erhält man die zentrale motorische Latenz (ZML).

Indikation

Die wichtigsten Anwendungsgebiete sind die Multiple Skerose, aber auch Plexusschädigungen, Radikulitiden und ergänzend zur Neurographie auch Schädigungen peripherer Nerven. Bei psychogenen Lähmungen kann die Magnetstimulation einen wichtigen Beitrag zu deren Erkennung bzw. Bestätigung leisten. Eine Kontraindikation besteht bei Patienten mit Anfallsbereitschaft, Epilepsie, frischem Herzinfarkt, Herzrhythmusstörungen oder Herzschrittmacher. Mögliche Gefährdungen durch Muskelkontraktionen sollten berücksichtigt werden. Hörgeräte müssen vor der Untersuchung entfernt werden.

3.4 Bioptische Untersuchungsmethoden

Es wird Gewebe am Lebenden aus Muskel, Nerv oder Hirn entnommen und histologisch untersucht. Biopsien stehen am Ende des diagnostischen Programms, wenn die Diagnose noch immer unklar ist oder ein Verdacht erhärtet werden muß.

3.4.1 Muskelbiopsie

Zur Sicherung der Diagnose einer Muskelerkrankung kann die Muskelbiopsie erforderlich werden. Für sich allein genommen ohne Kenntnis anderer Untersuchungsbefunde und des Krankheitsverlaufs sollte die Muskelbiopsie für diagnostische Aussagen nicht herangezogen werden. Für die Muskelentnahme ist ein Muskel mit mittelgradiger Parese am besten geeignet. Er darf nicht durch Nadelstiche einer vorangegangenen elektromyographischen Untersuchung oder infolge von Injektionen geschädigt sein. Das Muskelstückchen muß sehr behutsam ohne jede Quetschung oder Verletzung entnommen und möglichst im nativen Zustand – also ohne Fixierungsflüssigkeiten oder NaCl-Lösung – dem Pathologen schnellstens zugeleitet werden. Bei besonderen Fragestellungen ist auch ein Hautstückchen zu untersuchen, das allerdings sofort mit 10%igem Formalin fixiert werden muß.

3.4.2 Nervenbiopsie

Die Nervenbiopsie wird aufgrund bleibender Ausfälle seltener durchgeführt. Überwiegend geschieht sie am rein sensiblen N. suralis im Fußknöchelbereich. Man geht ebenso behutsam wie bei der Muskelbiopsie vor. Bei Durchtrennung des Nervs verspürt der Patient einen kurzen starken Schmerz, hat dann abklingende Mißempfindungen und bleibend einen kleinen unempfindlichen Hautbezirk. Im Gegensatz zur Muskelbiopsie muß das etwa 2 cm lange Nervenstückchen sofort mit 10%igem Formalin fixiert werden.

3.4.3 Hirnbiopsie

Hirnbiopsien können die diagnostischen Maßnahmen ergänzen, wenn herkömmliche neuroradiologische Methoden zu keiner befriedigenden Klärung führen und eine Operation nicht angezeigt ist. Dies ist z. B. bei inoperabel erscheinenden Hirntumoren der Fall, wenn man vor einer Chemo- und Strahlentherapie Hinweise auf die Art des Tumors und den Grad seiner Bösartigkeit haben möchte. Mitunter ist auch zu entscheiden, ob es sich bei einem hirnorganischen Prozeß um einen bösartigen Tumor, einen Hirnabszeß, einen Hirninfarkt, eine umschriebene Enzephalitis oder eine Metastase handelt. Man geht stereotaktisch vor, d. h., die zur Punktion vorgesehene Stelle im Hirn wird mit einem Meßgerät so ausgemessen, daß die Punktionsnadel auf vorberechnetem Weg in die Schädelkapsel eingeführt werden kann. Zu ernsthaften Komplikationen kommt es in etwa 1 % der durchgeführten Hirnpunktionen.

3.5 Neuroradiologie

Das krankhafte Geschehen an Gehirn und Rückenmark bleibt uns in der Begegnung mit dem Kranken verborgen. Wir erkennen nur die Auswirkungen der Krankheit, z. B. Lähmungen, epileptische Anfälle, Gefühls- und Bewußtseinsstörungen. Durch die neurologische Untersuchung bemühen wir uns, das Krankheitsgeschehen zu lokalisieren.
Mit *Röntgenstrahlen* sind zunächst nur die knöchernen Strukturen des Schädels und der Wirbelsäule zu erkennen; über die Beschaffenheit von Gehirn und Rückenmark sind mit Hilfe der einfachen Röntgenuntersuchung keine direkten Hinweise zu bekommen.

Diagnostik früher und heute

In den dreißiger Jahren gelang es, durch Füllen der Hirnkammern und der äußeren Liquorräume mit Luft – indem Liquor durch Luft ersetzt wird – eine Negativ-Kontrastdarstellung des Gehirns, das sich von den Knochenstrukturen und Liquorräumen abgrenzte, zu erhalten *(Pneumenzephalographie)*. Umfang und Lage der verschiedenen Hirnabschnitte waren nun zu beurteilen. Diese Untersuchung war für die Patienten sehr schmerzhaft und unangenehm; auch war die Belastung durch Röntgenstrahlen groß.
Mit Einführung der *Computertomographie (CT)* im Jahre 1972 konnten die Patienten nicht nur schonender untersucht werden, sondern Qualität und Aussagekraft der Bilder wurden deutlich besser. Die Strahlenbelastung für eine CT-Untersuchung des Schädels ist deutlich geringer als bei der Pneumenzephalographie und entspricht etwa der für die Anfertigung von zwei Schädelaufnahmen in herkömmlicher Technik.
Die Entwicklung zur immer besseren Darstellung von Gehirn, Blutgefäßen und Rückenmark geht weiter. So haben wir jetzt mit der *Kernspintomographie* ein Verfahren, das auf Röntgenstrahlen ganz verzichtet und im Vergleich zur Computertomographie deutlich bessere Weichteilabbildungen gibt und darüber hinaus Gefäßdarstellungen erlaubt.
Funktions- und Stoffwechselstörungen im Gehirn und Rückenmark können *nuklearmedizinisch* durch die Gabe radioaktiver Substanzen nachgewiesen werden (*Szintigraphie*). In einer Weiterentwicklung kann die Verteilung der Radioaktivität in Schnittbildern mit einem Computer berechnet werden. Am gebräuchlichsten sind zwei Verfahren, die auf unterschiedlichen Meßtechniken beruhen: *Single-Photon-Emissions-Computertomographie (SPECT)* und *Positronen-Emissions-Tomographie (PET)*.
Durch Kontrastmittelfüllung der Gehirn- und Rückenmarksgefäße können Hinweise auf die Beschaffenheit dieser Gefäße und indirekt auch auf Lage und Struktur von Gehirn und Rückenmark gewonnen werden (*Angiographie*).
Schließlich können durch Einbringung eines Kontrastmittels in den Rückenmarkskanal Form und Lage des Rückenmarks und der Nervenwurzeln beurteilt werden (*Myelographie*).

3.5.1 Röntgenuntersuchung

Pflege

Unruhige und benommene Patienten sind wegen schlechter Lagerung schwer zu röntgen. Die begleitende Pflegeperson sollte wegen der Streustrahlenbelastung nur in seltenen Ausnahmefällen zum Festhalten eines Patienten gebeten werden. Dabei ist generell durch Bleischürze und Bleihandschuhe auf einen ausreichenden Strahlenschutz der helfenden Pflegeperson zu achten.

Röntgenaufnahme des Schädels

Untersuchung und Beurteilung

Mit einfachen (natürlichen = nativen) Röntgenaufnahmen des Schädels werden knöcherne Prozesse des Hirnschädels wie z. B. primäre Knochentumoren und Metastasen sowie Frakturen nach einer Schädel-Hirnverletzung und schließlich pathologische Verkalkungen als Folge von parasitären Infektionen, Tumoren und Gefäßmißbildungen abgeklärt. Bei Betrachtung des Schädelbildes wird ferner auf eine symmetrische oder asymmetrische Struktur, den Schluß und den Verlauf der Nahtlinien, den Höhenstand der Pyramiden, die Gefäßzeichnung der Kalotte, Form und Größe der Sella sowie den Abstand des Zahnfortsatzes des zweiten Halswirbels (Dens epistrophei) von der Schädelbasis geachtet. Besondere Aufmerksamkeit gilt der Lage der verkalkten Zirbeldrüse (Corpus pineale), die bei raumfordernden Prozessen häufig aus der Mittellinie verlagert ist.
In der Regel werden Schädelaufnahmen in zwei Ebenen angefertigt. Für die *sagittale Aufnahme* liegt der Patient auf dem Bauch und mit der Stirn auf der Röntgenkassette. Der Röntgenstrahl erreicht den Schädel von hinten; es handelt sich um den posterior-anterioren Strahlengang (p.a.-Aufnahme). Für die *seitliche Aufnahme* wird der Kopf des Patienten zur Seite gedreht.
Bei Verdacht auf eine Erkrankung im Bereich des Kleinhirnbrückenwinkels und des inneren Gehörgangs werden *Spezialaufnahmen der Felsenbeine* nach Stenvers, bei Verdacht auf Mittelohrerkrankungen Felsenbeinaufnahmen nach Schüller, und zum Ausschluß einer Erkrankung im Bereich der Augenhöhle Spezialaufnahmen nach Rheese angefertigt.

Röntgenaufnahmen der Wirbelsäule

Die Übersichtsaufnahmen der Wirbelsäule in zwei Ebenen geben Auskunft über die Krümmungsverhältnisse, die Knochenstruktur (Metastasen?, Mineralstoffwechselstörungen?, Frakturen?), die Weite des Spinalkanals, die Zwischenwirbelräume (Bandscheiben?) und degenerative Veränderungen der Zwischenwirbelgelenke. Zusätzliche Schrägaufnahmen dienen der Beurteilung der Foramina intervertebralia, durch welche die Nervenwurzeln des Rückenmarks ziehen.

3.5.2 Computertomographie

Untersuchung

Bei der Computertomographie wird das zu untersuchende Organ in parallel liegenden transversalen Schichten von wenigen Millimetern Abstand mit sehr hoher Geschwindigkeit von einem Röntgenstrahl abgetastet. Dabei durchdringt der Röntgenstrahl die einzelnen Gewebestrukturen entsprechend ihrer Dichte unterschiedlich. Knochen und frische Hämatome schwächen die Röntgenstrahlintensität stärker als Hirngewebe und Liquor. Die Intensität der durch Absorption geschwächten Röntgenstrahlen wird mit Dektoren gemessen. Die ermittelten Schwächungsgrade der Röntgenstrahlen korrelieren mit unterschiedlicher Gewebsdichte und ergeben unterschiedliche Helligkeitsgrade, die mit dem Computer zu einem Schichtbild zusammengesetzt werden.

CT des Schädels (CCT)

Die Computertomographie des Schädels (CCT) läßt deutlich Hirnkammern, äußere Liquorräume, graue und weiße Substanz und die Kerngebiete des Hirnstamms erkennen. Frische Blutungen sind als helle Bezirke gut auszumachen. Ödeme erscheinen wegen der Wasseransammlung dunkler. Hirntumoren können durch die intravenöse Gabe eines jodhaltigen *Kontrastmittels* in der Regel deutlicher dargestellt werden.
Pathologische Prozesse in der Nähe von Knochenstrukturen (Schädelkalotte, Schädelbasis, hintere Schädelgrube) kommen bei der Computertomographie eingeschränkt zur Darstellung, weil der Übergang von hohen Knochen- zu niedrigen Weichteil-Dichtewerten zu kraß ist. Deshalb kann zur besseren Kontrastierung ein wasserlösliches Kontrastmittel in den Bereich der basalen Zisternen durch Lumbalpunktion eingegeben werden (*Zisternographie*). Diese spezielle Untersuchungstechnik wird zunehmend durch die Kernspintomographie ersetzt.

CT der Wirbelsäule

Bei der *Computertomographie der Wirbelsäule* liegen die Schichten parallel zu den Bandscheiben. Die Beurteilung der unteren Halswirbelsäule am Übergang zur Brustwirbelsäule wird durch die Überlagerung des Schultergürtels beeinträchtigt. Bei vielen spinalen Prozessen und Raumforderungen sind allerdings Myelographie, CT-Myelographie und Kernspintomographie aussagekräftiger als ein Nativ-CT.

3.5.3 Kernspintomographie

Untersuchung

Bei diesem auch als *Magnetresonanztomographie (MRT)* bekannten Verfahren wird kein Röntgenstrahl verwandt. Der Patient wird in einer relativ engen Magnetröhre plaziert, in der er für ca 30 Minuten Untersuchungsdauer ruhig liegen muß. Einige Patienten bekommen Angst- und Panikgefühle, wenn sie alleine in dem großen Gerät liegen und keinen Kontakt zur begleitenden Person spüren. Diese kann im Untersuchungsraum bleiben. Die Angst kann durch eingehende Aufklärung und geschickte psychologische Führung deutlich reduziert werden. Untersuchungen in Narkose sind möglich, aber sehr aufwendig. Künftig werden auch offene Geräte zur Anwendung kommen. In der Röhre ist ein starkes Magnetfeld aufgebaut, in welchem die unterschiedlichen Atomkern-Drehimpulse (*Spins*) der zu untersuchenden Organgewebe in Resonanz gebracht und ihre Signale (Resonanzechos) über einen Computer zu einem Bild zusammengesetzt werden. Dieser Vorgang wird auch als *Nuclear Magnetic Resonanz (NMR; magnetische Kernresonanz)* bezeichnet.

Beurteilung

Mit der Kernspintomographie gelingt es, die Gewebeweichteile wegen fehlender Knochenartefakte besser darzustellen. So werden sehr genaue Bilder von Gehirn und vom Rückenmark erzielt. Entzündliche Prozesse des Marklagers kommen deutlich besser als bei der Computertomographie zur Darstellung. Mit der Kernspintomographie können teilweise auch Veränderungen im zellulären Energiestoffwechsel durch Diffusions- und Perfusionsuntersuchungen sichtbar gemacht werden (*Spektrosko-*

pie). Außerdem gelingt es neuerdings, strömendes Blut und damit die Gefäße signalreich darzustellen (*Magnetresonanz-Angiographie, MRA*).

Wegen der starken elektromagnetischen Felder können Patienten mit einem Herzschrittmacher nicht untersucht werden. Bei älteren Metallimplantaten (z. B. Hüftgelenk) ist die Untersuchung eingeschränkt.

3.5.4 Hirnszintigraphie

Die Hirnszintigraphie ist ein nuklearmedizinisches Verfahren und wird von den Patienten als nicht belastend empfunden. Sie geht mit einer relativ geringen Strahlenbelastung einher. Radioaktive Substanzen mit sehr kurzen physikalischen und biologischen Halbwertzeiten gelangen bei Injektion über die Vene in den Körperkreislauf und damit auch ins Gehirn. Die unterschiedliche Verteilung der radioaktiven Substanz wird mit einer *Gamma-Kamera* »abgetastet«, gemessen und zur Bildgebung weitergeleitet. Dabei kommen Stellen intensiver Strahlung in einem dichten Muster und Stellen geringerer Strahlung in einem weitmaschigen Muster zur Darstellung. Auf Wunsch erscheinen die Muster in unterschiedlichen Farbkodierungen. Die Abnahme der Strahlenintensität geht mit einer Farbänderung und einem Rückgang der Farbdichte einher. Normalerweise gibt das Hirngewebe kaum Strahlung ab, während die Blutleiter kräftig gefärbt zur Darstellung kommen. Pathologische Prozesse wie Hirntumoren, Angiome, Hirnerweichungen und Hirnblutungen führen zur lokalen Aktivitätsänderung, wenn sie stärker als das umliegende Hirngewebe durchblutet werden. Einige Tumoren (z. B. niedergradiges Astrozytom) stellen sich allerdings nicht oder ungenügend dar.
Die Hirnszintigraphie dient heute weniger der Darstellung struktureller Veränderungen (dafür sind CT und MRT aussagekräftiger) als vielmehr der Untersuchung der Durchblutungs- und Stoffwechselverhältnisse. CT, MRT und Hirnszintigraphie ergänzen damit einander (*matching*).
Bei der *Standard-Szintigraphie* wird nach intravenöser Gabe eines radioaktiven Isotops (z. B. Technetium 99m) die radioaktive Strahlung in frontaler, okzipitaler, links- und rechtsseitiger Kopfposition aufgezeichnet. Während der etwa halbstündigen Untersuchung muß der Patient ruhig liegen. Inzwischen tastet eine Gamma-Kamera in verschiedenen Positionen die Strahlung ab. Dieses herkömmliche Verfahren kann erweitert werden durch die Erstellung von Schichtbildern durch einen Rechner (*Single-Photon-Emissions-Computertomographie; SPECT*). Aufwendiger und personalintensiver ist ein Verfahren, bei dem bestimmte chemische Testsubstanzen radioaktiv markiert werden (*Tracer*). Nach dem Ziel der Untersuchung richtet sich die Auswahl der Testsubstanz (*Positronen-Emissions-Tomographie; PET*). SPECT, PET

3.5.5 Zerebrale Angiographie

Die Darstellung der Hirnarterien erfolgt mit Kontrastmittel über einen Katheter, der meistens in eine Leistenarterie eingeführt und mit einem Führungsdraht unter Durchleuchtungskontrolle in der Aorta hochgeschoben wird (Seldinger-Technik). Die Katheterspitze wird selektiv in das zu untersuchende arterielle Halsgefäß gebracht. Jetzt werden einige Milliliter eines jodhaltigen Kontrastmittels in einer Spritze mit der Hand oder maschinell in die Arterie gegeben. Dabei empfindet der Patient häufig ein

Wärmegefühl im Gesicht. Wegen des Jodgehaltes des Kontrastmittels ist auf eine allergische Reaktion und eine Unverträglichkeit bei Hyperthyreose zu achten.
Routinemäßig werden in einer Serie abwechselnd nacheinander frontale (a. p.) und seitliche Aufnahmen »geschossen«, bis das Kontrastmittel die arterielle und venöse Phase durchlaufen hat. Pro Sekunde werden 1 bis 4 Bilder angefertigt (*Serienangiographie*).
Die Auswertung wird durch das *Subtraktionsverfahren* verbessert. Das Positiv des Leerbildes (ohne Kontrastmittel) wird mit dem angiographischen Bild der gleichen Serie zur Deckung gebracht. Dabei wird durch die fotografische oder elektronische Technik die störende Knochenstruktur unterdrückt (subtrahiert) und die Gefäße stellen sich deutlicher dar.

Pflege

Zur *Vorbereitung einer Angiographie* ist die Region der Leistenbeuge (links oder rechts), wo der Katheder eingeführt wird, weiträumig zu rasieren. Der Patient muß wegen der eventuell notwendig werdenden Narkose oder eines möglichen Zwischenfalles nüchtern bleiben. Blutgruppe und Gerinnungsfaktoren sind zu bestimmen.

Kontrolle der Punktionsstelle hinsichtlich einer Nachblutung oder arteriellen Durchblutungsstörung.

Nach erfolgter Angiographie hat der Patient 24 Stunden Bettruhe einzuhalten. Die Punktionsstelle in der Leistenbeuge wird durch einen Druckverband und Sandsack komprimiert. Mehrmals sind die Lage des Sandsacks, die Punktionsstelle hinsichtlich einer möglichen Nachblutung und die Durchblutungsverhältnisse im Bein zu überprüfen.
Als *Komplikation* kann es neben einer Nachblutung zu einer arteriellen Embolie im Bein der Punktionsseite und in etwa ein bis zwei Prozent der Untersuchungsfälle zu flüchtigen neurologischen und psychischen Störungen (Aphasie, zentrale Lähmung, Sehstörung, Verwirrtheit) kommen. Ernsthafte und bleibende Störungen nach einer Angiographie sind äußerst selten.
Die herkömmliche Angiographie erhält zunehmend Konkurrenz durch ein nichtinvasives (katheterloses) Angiographieverfahren in Form der *Magnetresonanz-Angiographie (MRA)* und der *CT-Angiographie*.

3.5.6 Digitale Subtraktionsangiographie (DSA)

Zur Darstellung der Hirnarterien wird das Kontrastmittel nicht in die Arterie, sondern mit erhöhtem Druck rasch in die Vene injiziert. Die dadurch bedingte schwächere arterielle Füllung wird bildlich dadurch verbessert, daß man mit elektronischen Methoden störende Bildelemente (Knochen) eliminiert. Auf dieses Substraktionsverfahren wurde im vorangehenden Abschnitt bereits hingewiesen. Der Vorteil dieser Untersuchungsmethode gegenüber der Katheterangiographie liegt in der geringeren Gefährlichkeit und der Möglichkeit, die Untersuchung ambulant durchzuführen. Nachteilig ist die schlechtere Gefäßdarstellung. Genauer und aussagekräftiger ist allerdings die arterielle DSA, die sich als Standardmethode durchgesetzt hat.

3.5.7 Spinale Angiographie

Der in die Aorta eingebrachte Katheter wird durch geschickte Manipulation des Untersuchers in die zu untersuchenden Spinalarterien geführt. Der auf diese Weise gezielt ausgesuchte (selektierte) Gefäßabschnitt wird mit Kontrastmittel gefüllt und durch die Röntgenuntersuchung sichtbar gemacht. Das Risiko einer Querschnittslähmung bei dieser Untersuchungstechnik muß berücksichtigt werden. Die spinale Angiographie dient der präoperativen Abklärung von Gefäßmißbildungen im Rückenmark und in der Wirbelsäule. Die Untersuchung ist ebenfalls in DSA-Technik durchführbar.

3.5.8 Myeolographie

Diese Untersuchung des Spinalkanals geschieht durch intrathekale Injektion eines wasserlöslichen, jodhaltigen Kontrastmittels (z. B. Solutrast®). Für den lumbosakralen und unteren thorakalen Bereich werden etwa 10 ml Kontrastmittel dem in Seitenlage gelagerten Patienten lumbal injiziert. Durch verschiedene Aufnahmeprojektionen werden die Zwischenwirbelräume mit ihren Bandscheiben, der Verlauf der Nervenwurzeln und die Weite des Spinalkanals überprüft. Zur Untersuchung des zervikalen Bereichs wird entweder eine größere Kontrastmittelmenge von lumbal durch Kopftieflagerung nach oben gebracht, oder es werden etwa 5 ml Kontrastmittel durch Subokzipitalpunktion in den Spinalkanal gebracht und das Absinken der Kontrastmittelsäule beobachtet.
Eine Myelographie kann durch Kopplung mit einer spinalen CT-Untersuchung hinsichtlich ihrer Aussagekraft noch verbessert werden (Myelo-CT). Insgesamt ist aber die klinische Indikation zur Myelographie durch die Möglichkeit einer nichtinvasiven Kernspintomographie (MRT) heute weitgehend verdrängt worden und bleibt speziellen Fragestellungen vorbehalten.

Pflege

Bei der *Vorbereitung zur Myelographie* ist zu beachten, daß der Patient nüchtern sein sollte. Blase und Mastdarm sind zu entleeren. Sonst sind die für eine Lumbalpunktion erforderlichen Vorbereitungen zu treffen.

Nach der Myolographie 6 Stunden Hochlagerung des Oberkörpers. 24 Stunden Bettruhe.

Nach erfolgter Myelographie ist zur Vermeidung von *Komplikationen* für 24 Stunden Bettruhe einzuhalten. Dabei muß der Oberkörper für etwa 6 Stunden hochgelagert werden, der Patient liegt halbsitzend im Bett. Dies ist notwendig, damit das Kontrastmittel, das relativ schnell resorbiert wird, nicht in größerer Menge in den intrakraniellen Raum gelangt. Durch Reizung der Ventrikelwände könnte es zu Übelkeit, Brechreiz, Kopfschmerzen, leichten Verwirrtheitszuständen oder auch zu epileptischen Anfällen kommen. Die heute verwandten Kontrastmittel sind kaum noch neurotoxisch und gut verträglich. Wie nach einer Lumbalpunktion sollte der Patient reichlich trinken.

3.6 Doppler-Sonographie

(von Jürgen Heinzelmann)

Definition

Die Doppler-Sonographie der hirnversorgenden Arterien ist eine unblutige, nicht in das Hirngewebe oder die Arterie eindringende (nichtinvasive) Ultraschall-Methode zur Erfassung der Strömungsverhältnisse in den extra- und intrakraniellen Abschnitten des arteriellen Blutgefäßsystems. Mit dieser Untersuchung kann man einfach und schnell erkennen, ob Stenosen (Verengungen), Verschlüsse oder sonstige Störungen der zerebralen Durchblutung vorliegen. Die Doppler-Sonographie kommt in erster Linie bei Patienten mit erlittenem Schlaganfall zur Anwendung, ist aber auch bei Patienten angezeigt, bei denen der Verdacht auf eine Arteriosklerose besteht oder Risiken dafür vorhanden sind (Bluthochdruck, Übergewicht, Rauchen, Diabetes, erhöhtes Cholesterin). Zur Vorbereitung der Doppler-Sonographie sollte der Patient darauf hingewiesen werden, daß die Untersuchung vollkommen ungefährlich und schmerzfrei ist und mit ihr wichtige Aufschlüsse über die Durchblutungsverhältnisse im Gehirn zu erhalten sind.

Physikalische Grundlagen

Mit einer Ultraschallsonde, die kontinuierlich Ultraschall in einer bestimmten Frequenz aussendet, werden die Blutgefäße im schrägen Winkel abgetastet. Die vorbeiströmenden Blutkörperchen wirken als Reflektoren und bewirken eine Frequenzänderung des ausgesandten Ultraschalls. Der Empfängerteil der Ultraschallsonde fängt den reflektierten und frequenzveränderten Ultraschall wieder auf. Die Frequenzänderung des reflektierten Ultraschalls liegt im Bereich hörbarer Schallfrequenzen und ist der Strömungsgeschwindigkeit proportional. Eine hohe Strömungsgeschwindigkeit ergibt ein hohes, eine niedrige Strömungsgeschwindigkeit ein tiefes Doppler-Signal. Es werden also Veränderungen der Strömungsgeschwindigkeit gemessen, die um so ausgeprägter sind, je höher der Grad einer Gefäßstenose ist. Außer der Strömungsgeschwindigkeit kann man auch die Richtung einer Strömung bestimmen, eine Nullströmung und eine Strömungsumkehr feststellen. Auf einem Bildschirm werden die Doppler-Pulskurven aufgezeichnet; mit einem Schreiber können sie registriert werden.

3.6.1 Untersuchung der A. supratrochlearis

Am liegenden Patienten wird die Sonde ohne Druck im Bereich des inneren Augenwinkels aufgesetzt. Position und Richtung der Sonde werden so lange korrigiert, bis das größte Strömungssignal abgeleitet werden kann. Ist das optimale Strömungssignal aufgezeichnet, werden Kompressionsmanöver der A. temporalis superficialis und der A. facialis durchgeführt, während man gleichzeitig darauf achtet, ob sich das Doppler-Signal in Amplitude oder Richtung verändert.

Die A. supratrochlearis kommt aus der A. ophthalmica, die der A. carotis interna entstammt. Die normale Strömungsrichtung ist in der A. supratrochlearis von »innen nach außen« gerichtet und wird als *orthograd* bezeichnet. Eine Seitendifferenz in der Amplitude zwischen rechts und links von weniger als 50 % gilt als normal.

Pathologisch zu bewerten sind:

- Strömungsumkehr (retrograder Fluß),
- Nulldurchströmung (Strömungsgleichgewicht),
- Amplitudenerniedrigung im Vergleich zur Gegenseite um mehr als 50 %.

Mit dieser indirekten Untersuchungstechnik lassen sich insgesamt etwa 80 % der haemodynamisch wirksamen Strömungshindernisse in der Karotisstrombahn erfassen. Leichtergradige Stenosen von weniger als 50 bis 70 % lassen sich mit dieser Methode allein meist nicht nachweisen.

3.6.2 Untersuchung der Halskarotiden

Zunächst sucht man mit der Ultraschallsonde am Halsansatz die A. carotis communis auf und wandert dann schrittweise unter Beachtung des Strömungssignals bis zur Teilungsstelle der A carotis interna und externa nach oben. Die Identifikation dieser beiden Gefäße gelingt in der Regel sicher anhand des Strömungssignals und der Pulskurve.
Die A. carotis externa ist an ihrem typischen peitschenden Geräusch mit hoher systolischer und niedriger diastolischer Strömungsgeschwindigkeit zu erkennen. Die A. carotis interna hingegen hat ein rauhes oder auch weiches Strömungssignal, das systolisch und diastolisch zu hören ist. Ihre systolische Strömungsgeschwindigkeit ist meist etwas niedriger als bei der Externa, die diastolische Strömungsgeschwindigkeit dagegen deutlich höher wegen des niedrigen Hirngefäßwiderstandes. Bei einer Stenose findet man auffällige Geräusche (rasselnde, zischende, pressende, gurgelnde Stenosgeräusche), lokale Strömungsbeschleunigungen oder -verlangsamungen und Turbulenzen. Bei einem Gefäßverschluß sind das entsprechende Strömungssignal und die Pulskurve nicht auffindbar.

3.6.3 Untersuchung der A. subclavia

Im seitlichen Halsdreieck wird der Sondenkopf etwas schräg unter das Schlüsselbein (Clavicula) angesetzt. Die Richtung der Sonde zeigt ungefähr auf den Unterarm und wird so lange korrigiert, bis sich ein optimales Strömungssignal darstellt. Der Klang dieses Signals ist infolge des sehr hohen systolischen Blutflusses extrem peitschend. In der Diastole fließt in Richtung der Peripherie kein Blut. Dieses besondere Strömungsverhalten der A. subclavia hat seine Ursache in dem hohen peripheren Widerstand der Extremitätenarterien.
Besonders bei Patienten mit Schwindelerscheinungen ist die Doppler-Sonographie der A. subclavia von Bedeutung. Bei einer Stenose derselben wird das Strömungssignal weicher und die Pulskurve plumper, weil es nun in der Diastole zu einem Blutfluß kommt. Bei höhergradigen Stenosen findet man nicht selten ein *Hirnanzapfsyndrom* (subclavian-steal-syndrom), bei dem das Blut gewissermaßen aus der hirnversorgenden A. vertebralis gestohlen wird (s. S. 89).

3.6.4 Transkranielle Doppler-Sonographie

Untersuchung der A. cerebri media, A. cerebri anterior und A. cerebri posterior

Die Ultraschallsonde wird zwischen äußerem Gehörgang und vorderer Schläfenregion leicht oberhalb des Jochbeins aufgesetzt, wo sich die dünnste Stelle in der Temporalschuppe (Knochenfenster) befindet. Bei einer Tiefeneinstellung von 50 mm kommt in der Regel der horizontal verlaufende Abschnitt des Hauptstammes der A. cerebri media mit seiner Flußrichtung zur Sonde hin zur Darstellung. Die normale mittlere Flußgeschwindigkeit liegt zwischen 40 und 80 cm/sec. Wenn man die A. cerebri media weiter in die Tiefe verfolgt, wird der Klang bei ca 65 mm rauher, wobei neben der bisherigen Flußrichtung zur Sonde hin eine von der Sonde wegführende Komponente zur Darstellung kommt. Hier befindet sich die Teilungsstelle der intrakraniellen A. carotis interna in die A.

cerebri media und die A. cerebri anterior, die nun verfolgt werden kann, wenn die Sonde leicht nach oben und vorne gerichtet wird.
Wird die Ultraschallsonde näher vor und über den äußeren Gehörgang auf den Knochen gesetzt und der Schallstrahl nach schräg hinten und oben gerichtet, erhält man in einer Tiefe von etwa 60 mm das Signal der A. cerebri posterior. Dies kann sich aber wegen des nicht idealen Knochenfensters als schwierig erweisen.

Untersuchung der A. basilaris und A. vertebralis

Die Ultraschallsonde wird knapp unterhalb der Okzipitalschuppe median oder paramedian aufgesetzt mit dem Schallstrahl etwa in Richtung Nase. Ab einer Tiefe von 65 mm läßt sich durch das große Hinterhauptsloch das Signal der A. basilaris darstellen und verfolgen bis sie sich bei ca. 85 bis 100 mm in die Aa. cerebri posteriores aufteilt. Wird die Sonde mehr paramedian gehalten, so läßt sich die jeweilige A. vertebralis darstellen und bis zur Einmündung in die A. basilaris (Tiefe 35 bis 65 mm) verfolgen.
Neben der Entdeckung von Stenosen und Verschlüssen hat die transkranielle Doppler-Sonographie eine besondere Bedeutung bei der Feststellung und Verlaufsbeobachtung von Spasmen der basalen Hirnarterien bei Subarachnoidalblutungen.

3.6.5 Farb-Duplex-Sonographie

Die nichtinvasive Diagnostik der hirnversorgenden Arterien hat durch die Einführung der Farb-Duplex-Sonographie eine weitere Verbesserung erfahren. Dieses Verfahren stellt die Kombination der visuellen Information des Ultraschallbildes mit der akustischen Information des gepulsten Dopplers dar. *Morphologische Parameter* und *Strömungsparameter* werden also gleichzeitg erfaßt, was einen wesentlichen Fortschritt bedeutet.

Untersuchungsmethode

Technisch handelt es sich bei der Farb-Duplex-Sonographie um ein Mehrkanal-Pulsdopplersystem. Für zahlreiche kleine Meßvolumina hintereinander und nebeneinander wird eine Dopplermessung durchgeführt und die jeweils gemessene Frequenzverschiebung, die der Strömungsgeschwindigkeit proportional ist, für jedes kleine gemittelte Meßvolumen entsprechend einer einstellbaren Farbskala in Echtzeit abgebildet. Es handelt sich hier um die gleiche Technik, die bei der Farbdoppler-Echokardiographie schon länger eingesetzt wird. Die dort benutzten Sektorsonden können an den Halsarterien aber nur mit Einschränkung verwendet werden. Vorteilhafter sind hier Linearsonden, die bei neueren Systemen eine Farbdoppleranalyse auch unter einer zur physikalischen Beschallungsrichtung elektronisch geschwenkten Einstrahlachse erlauben.

Beurteilung

Diese Technik ermöglicht Aussagen über die Strömungsverhältnisse gleichzeitig in einem größeren Gefäßabschnitt, wobei für jedes kleine Meßvolumen und ein Zeitintervall aber immer nur eine mittlere Frequenzverschiebung als Farbsignal angezeigt werden kann. Für die genaue Bestimmung der in einem Meßvolumen vorkommenden Frequenzen (etwa in einer Stenose) ist die zusätzliche *Frequenzspektrumanalyse* notwendig. Diese kann an jedem gewünschten Ort, der mit Farbdoppler auffällig erscheint, erfolgen. Das Meßvolumen für die Spektrumanalyse kann mit Hilfe der Farbsignale optimal plaziert werden.

Die aufwendige Technik hat ihren Preis. Die Kosten für die Anschaffung des Gerätes entsprechen denen der Farbdoppler-Echokardiographie. Der zeitliche Aufwand für eine Untersuchung liegt je nach Untersuchererfahrung und jeweiligem Befund bei 30 bis 60 Minuten. Die Untersuchung ist unschädlich und vollkommen schmerzfrei.
Ein wesentlicher Vorteil im Vergleich zur konventionellen Doppler-Sonographie ist die Möglichkeit der Darstellung frischer Thromben und ihrer Beziehung zur Gefäßwand sowie in der Differenzierung zwischen subtotaler Stenose und Gefäßverschluß. Schleifenbildungen (*Coiling*) und Knickbildungen (*Kinking*) der Gefäße können besser erkannt werden. Eine Differenzierung zwischen Gefäßschleife und Stenose ist mit größerer Sicherheit als mit den konventionellen Methoden möglich. Zahlreiche sonographisch noch unklare Fälle können mittels Farb-Duplex-Sonographie noch aufgeklärt werden. Die Sonographie der Vertebralarterien ist mit der Farb-Duplex-Technik einfacher geworden und gelingt im mittleren Zervikalbereich fast immer. Die klinisch wichtige Unterscheidung zwischen Verschluß, vor- oder nachgeschalteter Stenose und Hypoplasie ist mit großer Sicherheit möglich. Die Strömungsrichtung im Gefäß kann ohne Kompressionsversuche eindeutig festgestellt werden. Die Farb-Duplex-Sonographie ersetzt nicht die konventionelle Doppler- und Duplex-Sonographie, sondern ergänzt diese.

Zusammenfassung

Technische Zusatzuntersuchungen erweitern und ergänzen die neurologische Untersuchung. Der Liquor wird in der Regel durch Lumbalpunktion gewonnen und hinsichtlich seiner Zellen und der Eiweißfraktionen untersucht. Mit der Elektroenzephalographie (EEG) werden hirnelektrische Potentiale von der Kopfhaut abgeleitet und registriert. Die motorische und sensible Nervenleitgeschwindigkeit wird mit der Elektroneurographie (ENG) gemessen, Muskelpotentiale werden bei der Elektromyographie (EMG) mit einer dünnen konzentrischen Nadelelektrode abgeleitet. Von den Sinnesorganen aufgenommene Reize erregen oder evozieren im Gehirn bestimmte Rezeptoren; diese Reizantworten werden evozierte Potentiale genannt und können gemessen werden. Nerven- und Muskelbiopsien geben Einblicke in strukturelle und auch biochemische Veränderungen. Bildgebende Verfahren wie Computertomographie (CT) und Kernspintomographie (MRT) stellen die Strukturen von Gehirn und Rückenmark, neuerdings auch der Nerven und Muskeln, dar. Angiographie und Myelographie ergänzen die neuroradiologischen Untersuchungsverfahren. Als einfache, schnell durchzuführende und für den Patienten gefahrlose Methode zur Untersuchung der Hals- und Hirnarterien gilt die Doppler-Sonographie.

II. Teil Krankheitsbilder und pflegerische Maßnahmen

4. Erkrankungen der Hirngefäße

Definition

Die Hirnarterien erkranken sehr viel häufiger als die Hirnvenen. Bei den Erkrankungen der Arterien kommt es zu Verengungen *(Stenosen)* oder zu Verschlüssen *(Insulten, Infarkten)* überwiegend durch eine *Arteriosklerose,* seltener durch Entzündungen *(Angiitis)*. Etwa 20 % der Hirninfarkte oder Hirninsulte gehen auf *Embolien* zurück, die vom Herzen (besonders Erkrankungen der Herzklappen) oder von Wandunregelmäßigkeiten der großen hirnversorgenden Arterien ausgehen *(embolischer Hirninfarkt)*. Es kann aber auch zu einer akuten Blutung aus einer Hirnarterie oder einer arteriellen Gefäßmißbildung (z. B. *Aneurysma, Angiom)* kommen. Bei den Erkrankungen der Venen kommt es zu thrombotischen Verschlüssen.

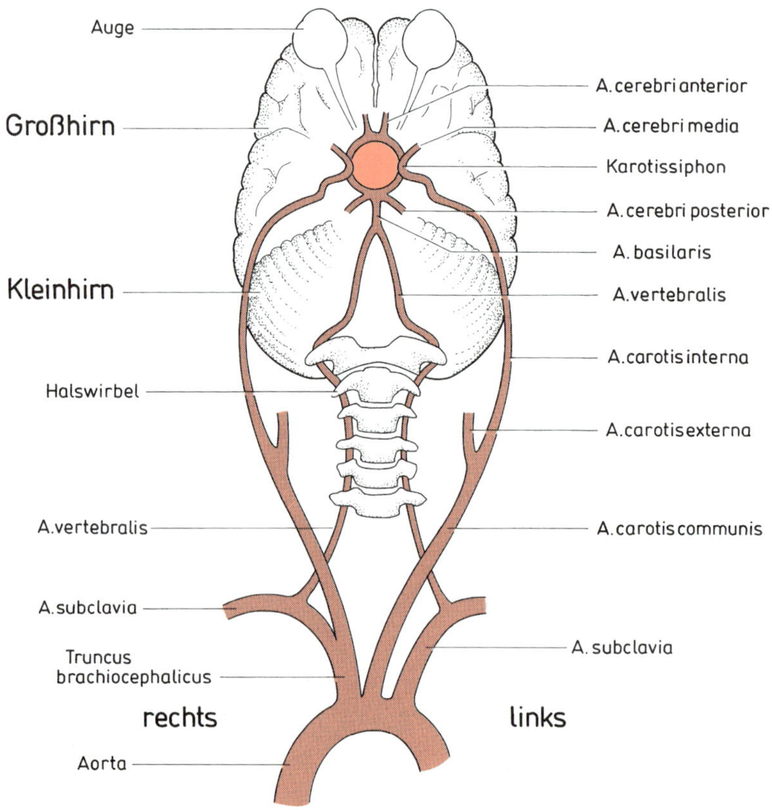

Abb. 4.1 Schematische Darstellung der arteriellen Blutversorgung des Gehirns. Ansicht von basal

Folgen der genannten Gefäßerkrankungen sind Mangeldurchblutungen des Gehirns, die akut zu neurologischen Ausfällen (Schlaganfall, Apoplex) oder chronisch zu Beeinträchtigungen der Hirnfunktion i. S. einer Enzephalopathie führen können.

Schlaganfälle:	75 %	Hirninsulte	(s. Seite 85 ff.)
	20 %	Hirnblutungen	(s. Seite 99 ff.)
	5 %	Hirnvenenthrombosen	(s. Seite 104 ff.)

Anatomie

Die A. carotis communis teilt sich im Halsbereich in die A. carotis externa für das Gesicht und die A. carotis interna für das Gehirn. Die hinteren Hirnabschnitte werden von der A. basilaris versorgt, die aus dem Zusammenfluß der beiden Vertebralarterien hervorgeht.

Die arterielle Blutversorgung des Gehirns erfolgt über die beiden gemeinsamen Kopfschlagadern (Abb. 4.1, S. 82). Die rechte *A. carotis communis* kommt aus dem Truncus brachiocephalicus, der im weiteren Verlauf in die rechte Schlüsselbeinschlagader (A. subclavia) übergeht. Aus dieser stammt die A. vertebralis. Auf der linken Seite geht die A. carotis communis direkt aus dem Aortenbogen und die A. vertebralis aus der A. subclavia ab. Im Halsabschnitt teilt sich die A. carotis communis beiderseits in die *A. carotis externa* für die Blutversorgung des Gesichts und die *A. carotis interna* für die Blutversorgung des Gehirns.

Innere Hirnarterien

Die beiden *inneren Hirnarterien* treten an der Schädelbasis in das Schädelinnere ein und verlaufen zunächst beiderseits der Sella im sogenannten Kavernosusabschnitt und gelangen dann zum *Circulus arteriosus Willisii.* Dieser Circulus stellt eine ringförmige Verbindung aller großen Hirnarterien an der Schädelbasis dar, durch den diese Hirnarterien untereinander in Verbindung stehen *(Kollateralkreislauf).* Am Circulus arteriosus Willisii teilen sich die inneren Hirnarterien jeweils in die mittlere *(A. cerebri media)* und die vordere Hirnarterie *(A. cerebri anterior).*

Mittlere Hirnarterie

Die mittlere Hirnarterie ist praktisch die unmittelbare Fortsetzung der inneren Hirnarterie; sie versorgt den größten Teil der äußeren Bereiche einer Großhirnhälfte ohne Hinterhauptslappen, das Zwischenhirn und den oberen Abschnitt des Hirnstamms (Abb. 4.2).

Vordere Hirnarterie

Die vordere Hirnarterie ist für die zur Mitte hin liegenden inneren Bereiche des Stirn- und Scheitellappens und den gesamten Stirnhirnpol zuständig.

Vertebralarterien

Der hintere Gehirnanteil, einschließlich Kleinhirn, und der mittlere und untere Hirnstamm (Mittelhirn, Brücke, Medulla oblongata) werden über die beiden *Vertebralarterien* versorgt, die zunächst in den seitlichen Löchern der Querfortsätze des sechsten bis ersten Halswirbels nach oben verlaufen, durch das Hinterhauptsloch in das Schädelinnere ziehen und sich dann zur *A. basilaris* vereinigen (Abb. 4.1). Die Basalarterie liegt dem unteren und mittleren Hirnstamm eng an und mündet an der Hirnbasis in den Circulus arteriosus cerebri ein. An der Mündungsstelle geht die hintere Hirnarterie (A. cerebri posterior) ab.

Hirnvenen

Der Abfluß des Blutes erfolgt in den *Hirnvenen,* die zunächst weit verzweigt im Gehirn verlaufen, sich zu größeren Venen in besonderen Ausweitungen der harten Hirnhaut *(Sinus)* unterhalb der Schädelkalotte und an der Schädelbasis sammeln und dann in die großen Halsvenen übergehen.

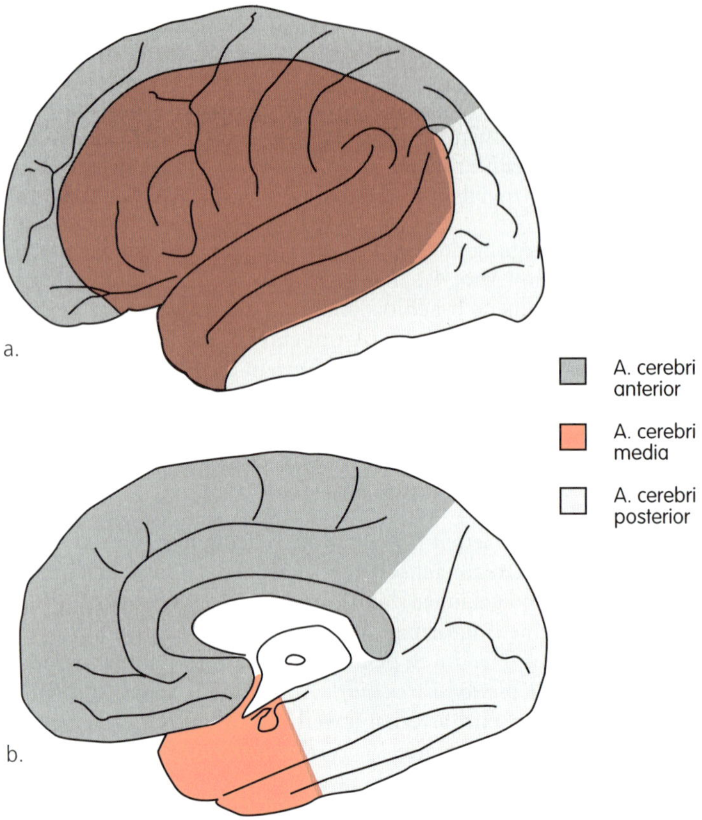

Abb. 4.2 Versorgungsgebiete der Hirnarterien
a) Ansicht von der äußeren Oberfläche
b) Ansicht von der inneren, zur Mitte hin gelegenen Oberfläche einer Großhirnhälfte.

Pathophysiologie

Stoffwechsel des Gehirns

Der *Stoffwechsel des Gehirns* ist wie in jedem anderen Organ auch im wesentlichen auf *Sauerstoff* und *Glukose* angewiesen. Diese Stoffe gelangen mit dem arteriellen Blut vorwiegend über die beiden Kopf- oder Halsschlagadern ins Gehirn.
Fast 15 % des Herzminutenvolumens werden für das Gehirn verbraucht, das selbst nur 2 % des Gesamtkörpergewichts ausmacht. Das Gehirn ist also besonders gut durchblutet. Es benötigt für 100 Gramm seiner Substanz in einer Minute etwa 58 ml Blut.

Ursachen und Auswirkungen von Funktionsstörungen des Gehirns

Ernsthafte Funktionsstörungen des Gehirns treten auf, wenn es in einer Minute nur noch 35–40 ml oder weniger Blut pro 100 g Hirnsubstanz erhält. Dann wird infolge des Sauerstoffmangels der Glukoseabbau gestört und Milchsäure angehäuft. Diese Übersäuerung des Hirngewebes *(Laktatazidose)* führt zu einer Erweiterung der arteriellen Hirngefäße und damit zu einer verminderten Hirndurchblutung. Diese sorgt ihrerseits wieder für einen Abbau der Übersäuerung und die Wiederherstellung der normalen Hirnfunktion. Damit hat das Gehirn normalerweise die Möglichkeit, auftretende Störungen selbst zu beheben. Diese *Autoregulation* schützt das Gehirn vor stärkeren Schädigungen.

Autoregulation des Gehirns

Ist die Hirnfunktion aber durch eine tiefgreifende Störung nachhaltig beeinträchtigt und die Autoregulation aufgehoben, wird die Durchblu-

tung der erweiterten Hirngefäße nicht verbessert. Die Übersäuerung des Hirngewebes kann nicht beseitigt werden. Es ist mit bleibenden Hirnschäden zu rechnen.
Diese Erkenntnisse sind für die Therapie wichtig, weil es bei ausgeschalteter Autoregulation sinnlos ist, gefäßaktive Medikamente zu verordnen. Diese beeinflussen die geschädigten Arterien nicht. Wohl aber kann es in gesunden Hirnabschnitten zu einer Gefäßerweiterung und damit dort zu einer Anreicherung von Blut kommen, das dem geschädigten Hirnabschnitt entzogen wird. In diesem verschlechtert sich damit das Angebot von Sauerstoff und Glukose *(Anzapfmechanismus)*.
Findet keine Blutversorgung im Gehirn mehr statt, kommt es nach zehn Sekunden zur Bewußtlosigkeit. Nach vier Minuten beginnt sehr rasch der Untergang der Nervenzellen *(Nekrose)*, der nicht mehr rückgängig zu machen ist. Bleibende Hirnschäden sind die Folge. Ist die Blutzufuhr länger als neun Minuten unterbrochen, ist das Gehirn als tot zu bezeichnen.

Die therapeutische Wirkung sogenannter hirndurchblutungsfördernder Medikamente ist fraglich.

4.1 Ischämie des Gehirns

Definition

Unter einer Ischämie wird die verminderte oder unterbrochene arterielle Durchblutung eines Organs verstanden. Die Mangeldurchblutung des Gehirns führt zunächst zu einer *Hypoxie* (verminderter Sauerstoffgehalt im Blut) mit Beeinträchtigung der Hirnfunktion und vorübergehenden neurologischen Störungen. Hält die Hypoxie länger an, kommt es zum Zelluntergang im Sinne einer *Nekrose* und damit zu bleibenden neurologischen Ausfällen.
Folgende Schweregrade einer Ischämie werden unterschieden:

- Transitorisch-ischämische Attacke (TIA)
- Progredienter Insult
- Hirninfarkt (Hirninsult, Schlaganfall, Apoplexie).

Häufigkeit

Gefäßerkrankungen des Gehirns stehen an dritter Stelle der Todesursachen nach Herzkrankheiten und Krebsleiden.

Rückgang der Schlaganfallserkrankungen durch Beachtung der Risikofaktoren.

In Deutschland und anderen Industriestaaten stehen Gefäßerkrankungen des Gehirn an dritter Stelle der Todesursachen nach Herzkrankheiten und Krebsleiden. Pro 100 000 Einwohner erkranken jährlich etwa 300 an Durchblutungsstörungen des Gehirns (0,3 %), davon ein Viertel an transitorisch-ischämischen Attacken. Der Anteil der Patienten mit zerebralen Duchblutungsstörungen an der Gesamtbevölkerung liegt bei fast 1 %. Durch Beachtung der für einen Schlaganfall bekannten Risikofaktoren und eine gesunde Lebensweise kann wie in den USA ein Rückgang der Schlaganfallerkrankungen um etwa 20 % erreicht werden.

Ursachen und Entstehungsbedingungen

Arteriosklerose

Die häufigste Ursache zerebraler Durchblutungsstörungen ist die **Arteriosklerose.** Sie ist durch Wandunregelmäßigkeiten und Auflagerungen von Thrombozyten und Fibrin gekennzeichnet. Diese Ab- oder Auflagerungen engen die innere Weite einer Arterie ein, so daß es zu einer Mangeldurchblutung kommt *(Stenose)*. Nehmen die Ablagerungen stark zu, führt dies zu einem Gefäßverschluß, der als *Infarkt* bezeichnet wird (Abb. 4.3).

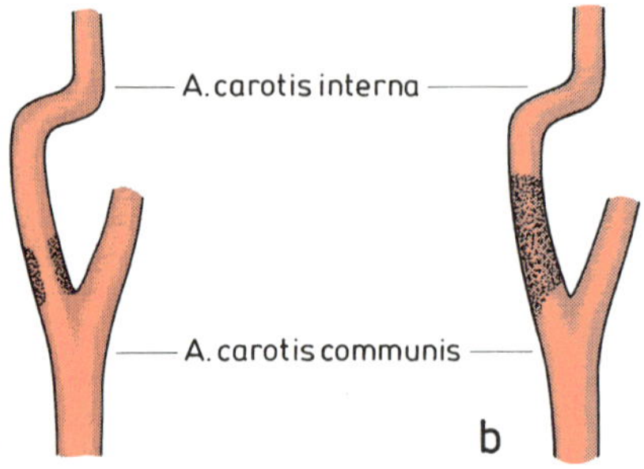

Abb. 4.3 Stenose (a) und Verschluß (b) der A. carotis interna am Abgang aus der A. carotis communis.

Neben diesen ortsständigen Gefäßprozessen können sich Wandauflagerungen aus Thrombozyten und Fibrin von größeren arteriellen Gefäßen lösen und in diesen weiter in das Hirngewebe gespült werden, bis sie sich an einer rauhen oder engen Stelle festsetzen und das Gefäß verschließen *(arterio-arterielle Embolie)*.
Stenosen und Verschlüsse der Hirnarterien finden sich zu etwa 25–30 % im Halsbereich, also extrakraniell, wo sie einer Operation gut zugänglich sind.

Risikofaktoren für eine Arteriosklerose

Risikofaktoren für eine Arteriosklerose und damit auch für einen Schlaganfall sind:

- *Bluthochdruck:* Er ist der bedeutendste Risikofaktor. Kranke mit einem Bluthochdruck haben ein 3 ½fach höheres Risiko, einen Schlaganfall zu bekommen. Bei etwa 10 % der Bevölkerung ist ein Bluthochdruck nicht bekannt. Bei vielen ist er nicht richtig eingestellt
- *Höheres Lebensalter*
- *Diabetes mellitus*
- *Fettstoffwechselstörung* (Erhöhung von Cholesterin im Serum)
- *Rauchen:* Ungünstig scheint sich die zusätzliche Einnahme von Ovulationshemmern auszuwirken
- *Chronischer Alkoholismus*

Bestehen mehrere Risikofaktoren gleichzeitig, erhöht sich das Schlaganfallrisiko deutlich. Durch Vermeidung und Behandlung der Risikofaktoren kann einem Schlaganfall wirksam vorgebeugt werden.
Weitere Ursachen einer zerebralen Ischämie sind in einer *plötzlich auftretenden Mangeldurchblutung* infolge einer Herzschwäche (Herzinsuffizienz, Herzinfarkt) zu sehen. Dabei kann der Herzinfarkt stumm bleiben, also keine Symptome zeigen, so daß dieses nicht selten auf dem Umweg über einen Schlaganfall entdeckt wird. Auch durch den nächtlichen Blutdruckabfall kann es bei einem vorgeschädigten Gefäßsystem zu einer akuten Mangeldurchblutung des Gehirns und damit zu einem Schlaganfall (Ruheinsult) kommen.

Ein „stummer Herzinfarkt" kann einen Schlaganfall hervorrufen.

Eine zerebrale Ischämie kann aber auch durch eine *Verschlechterung der Fließeigenschaft des Blutes* infolge einer Bluterkrankung oder unter der Einnahme von Ovulationshemmern auftreten. Ferner sind *entzündliche Hirngefäßerkrankungen* wie die Lues und die Kollagenosen zu nennen.
Die verbesserten kardiologischen Untersuchungsmethoden insbesondere in der Echokardiographie lassen nicht selten einen *Mitralklappenprolaps* erkennen, der durch ein Umstülpen der Herzklappe von innen nach au-

ßen bei schlaffem Klappenhalteapparat entsteht und genauso wie bei einer *Endokarditis* zur Embolie führen kann.
Die leichteste Form der zerebralen Ischämie ist die transitorisch-ischämische Attacke. Am häufigsten ist mit ausgeprägteren Krankheitssymptomen der Hirninsult oder Schlaganfall anzutreffen; er wird deshalb ausführlicher besprochen.

4.1.1. Transitorisch-ischämische Attacke (TIA)

Definition

Die flüchtige zerebrale Durchblutungsstörung oder *transitorisch-ischämische Attacke (TIA)* stellt eine anfallsartig auftretende, vorübergehende, oft nur Minuten bis höchstens 24 Stunden anhaltende zerebrale Durchblutungsstörung dar.

Symptomatik

Dabei kann es vorübergehend zu einem Hängen des Mundwinkels, zu einer Schwäche des Armes oder Beines, zu einer Sprachstörung und zu einer Benommenheit oder Verwirrtheit kommen.
Transitorisch-ischämische Attacken neigen zur Wiederholung und können in etwa 20 % der Fälle in einen Schlaganfall übergehen. Ein rechtzeitiges Erkennen dieser flüchtigen Durchblutungsstörungen ist deshalb wichtig. Stenosen können durch die Doppler-Sonographie aufgespürt werden. Ursächlich handelt es sich oft um kleine arterielle Embolien, die aus einer arteriosklerotisch veränderten Arterie oder vom Herzen kommen. Ferner kann es sich ursächlich um eine krisenhafte Blutdrucksteigerung, einen Blutdruckabfall oder eine krankhafte Zusammensetzung des Blutes (z. B. Vermehrung der Blutkörperzellen – Polyzythämie) handeln.

TIA: für einige Minuten bis 24 Stunden anhaltende neurologische und psychische Ausfälle sowie Schwindelerscheinungen und Sehstörungen, die sich wieder zurückbilden.

Therapie

Therapeutisch müssen eventuelle Risikofaktoren beseitigt oder behandelt werden. Das Zusammenballen der Blutkörperchen kann durch die tägliche Gabe von etwa 100 mg Acetylsalicylsäure (ASS) gehemmt werden. Hochgradige Gefäßstenosen oder Gefäßabschnitte, von denen kleine Embolien ausgehen können, müssen operativ entfernt werden.
Bilden sich die neurologischen Störungen und Ausfälle nach einer ischämischen Attacke erst nach 24 Stunden zurück, wird von einem verzögert rückbildungsfähigen Insult gesprochen: *prolonged reversible ischemic neurological deficit* (PRIND).

4.1.2. Progredienter Hirninsult

Die neurologischen Ausfälle infolge einer zerebralen Durchblutungsstörung nehmen innerhalb von ein bis zwei Tagen stetig oder schrittweise zu, ohne sich spontan wieder zurückzubilden. Ursache ist häufig ein wachsender Thrombus. Therapeutisch wird eine Heparinisierung des Blutes erwogen, wenn eine Hirnblutung durch Computertomographie ausgeschlossen ist.

Progredienter Insult: die neurologischen und psychischen Ausfälle nehmen an Deutlichkeit zu, ohne sich wieder zurückzubilden.

4.1.3. Hirninsult

Definition

Plötzliches oder schlagartiges Auftreten neurologischer Ausfälle, meist als Halbseitenlähmung. Wegen Kreuzung der zentralen motorischen Bahnen (Pyramidenbahnen) im unteren Abschnitt der Medulla oblongata (Übergang vom Hirnstamm zum Rückenmark) treten die Ausfälle auf der Gegenseite zur geschädigten Hirnhälfte auf. Ausgedehnte Insulte gehen mit Bewußtseinsstörungen einher. Statt Hirninsult kann auch von *Hirninfarkt, Schlaganfall oder Apoplexie* gesprochen werden.

Insult: Die neurologischen Ausfälle treten schlagartig auf und bilden sich nicht oder nur unvollständig zurück.

Ursachen

- Verschluß einer Arterie im extra- oder häufiger im intrakraniellen Bereich, ausgehend von einer Arteriosklerose (ca. 65 %)
- Kardiale Embolien (ca. 15 %)
- Hirnblutung (ca. 15 %)
- Subarachnoidalblutung (ca. 5 %)

Die Bedeutung der Arteriosklerose für die Entstehung cerebraler Durchblutungsstörungen und deren Risikofaktoren wurden bereits auf Seite 85 f. besprochen.

Symptomatik

Ein Infarkt bzw. Verschluß der A. cerebri media führt überwiegend zur gegenseitigen Lähmung der Gesichtshälfte und des Armes. Seltener ist die A. cerebri anterior betroffen; dann kommt es zu einer beinbetonten Halbseitenparese.

Die neurologischen Ausfälle richten sich nach dem gestörten arteriellen Versorgungsbereich. Am häufigsten ist die *A. cerebri media* betroffen. Es findet sich eine zentrale und damit spastische Halbseitenlähmung *(Hemiplegie)*, die vorwiegend am Arm ausgeprägt ist.
Hat sich die Lähmung stabilisiert und kommt der Kranke wieder zum Stehen, belastet er mit seinem Körpergewicht das nicht betroffene Bein. Das gelähmte Bein hat einen erhöhten Tonus, ist im Knie leicht gebeugt und im Fußgelenk gestreckt; die Zehenballen berühren den Boden. Auf der gelähmten Seite ist die Hüfte hochgezogen. Der gelähmte Arm wird ebenfalls mit erhöhtem Muskeltonus angewinkelt und die gelähmte Hand nach innen gebeugt am Körper gehalten. Beim Gehen wird das gelähmte Bein in einem Bogen nach vorne gezogen *(Wernicke-Mann-Gangbild*, Abb. 4.4).
Zu den motorischen Störungen kommen sensible hinzu. Nicht selten ist das Blickfeld zur gelähmten Seite hin eingeschränkt *(Hemianopsie*, s. S. 46) und die Sprache bei Schädigung der sprachdominanten Hemisphäre gestört *(Aphasie* s. S. 50 f.). Bei umfangreicheren Infarkten ist zusätzlich das Bewußtsein beeinträchtigt.

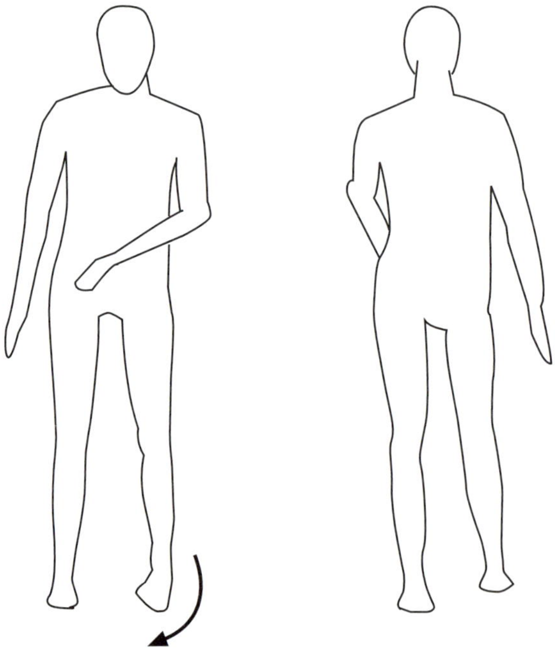

Abb. 4.4 Gangbild bei Schlaganfall links (aus Mauritz, K.-H.: Rehabilitation nach Schlaganfall, W. Kohlhammer Verlag, 1994)

Im Bereich des hinteren Hirnkreislaufs ist der einseitige Verschluß einer A. vertebralis meist gefahrlos, weil die Versorgung der A. basilaris und damit des Kleinhirns und der Medulla oblongata über die A. vertebralis der Gegenseite gesichert ist. Problematisch wird die Situation, wenn - was in etwa 20 % der Fall ist - eine A. vertebralis anlagebedingt dünn oder überhaupt nicht ausgebildet oder wenn sie durch einen pathologischen Prozeß (Stenose, Verschluß) in ihrer Funktion erheblich beeinträchtigt ist. In diesen Fällen kann es bei einer deutlichen Stenose oder einem Verschluß der bisher voll funktionierenden A. vertebralis zu einer akuten Minderduchblutung im Versorgungsbereich der A. basilaris kommen *(Hirnstamminsult)*. Die Ausfälle sind durch heftigen Drehschwindel, Schluck- und Artikulationsstörungen, Schluckauf, beidseitige Paresen und mitunter tiefe Bewußtseinsstörungen gekennzeichnet. Durch Kopfdrehung zur Seite oder nach hinten können Mangeldurchblutungen im Vertebraliskreislauf ausgelöst werden.

Hirnstamminsult

Eine Besonderheit stellt die *Strömungsumkehr in der A. vertebralis* dar, die zu einer Mangeldurchblutung des Gehirns führt. Zu der Strömungsumkehr kommt es, wenn die linke A. subclavia zwischen Aortenbogen und Abgang der A. vertebralis verschlossen ist (Abb. 4.5). Der linke Arm bezieht dann sein Blut aus der Aorta zunächst über die rechte A. subclavia und dann über die rechte und schließlich die linke A. vertebralis. Das ursprünglich für die Hirnversorgung bestimmte Blut wird von der linken A. vertebralis dem Gehirn abgezapft und in den linken Arm geleitet. Deshalb wird dieses Krankheitsbild als *Subklavia-Entzugssyndrom* (subclavian steal syndrome) bezeichnet.

Subklavia-Entzugs-Syndrom

Ein wichtiger diagnostischer Hinweis sind ein verminderter Blutdruck und eine Pulsabschwächung im linken Arm. Doppler-Sonographie und Angiogramm können den Befund bestätigen.

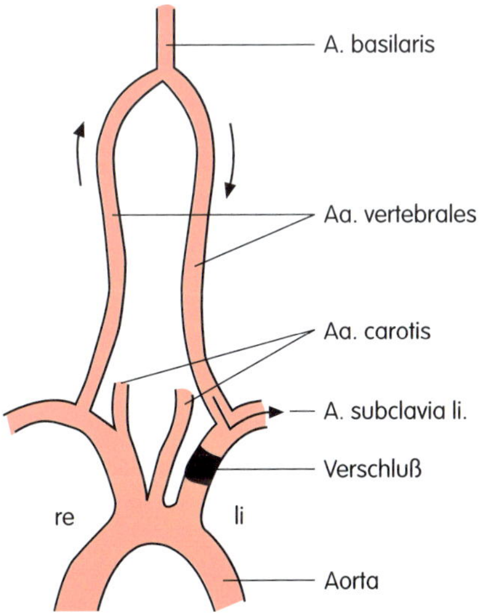

Abb. 4.5 Subklavia-Entzugssyndrom. Strömungsumkehr in der A. subclavia links.

Verlauf

Fast ein Viertel der Kranken mit einem akuten Schlaganfall sterben innerhalb der ersten Woche. Ungünstig wirken sich ein höheres Lebensalter, eine vorbestehende Herz-Kreislauferkrankung und eine Bewußtseinsstörung aus.

Diagnostik

Die wichtigste technische Untersuchungsmethode beim Schlaganfall ist die Computertomographie des Schädels (CCT).

Der Einsatz bildgebender Verfahren (CT und MRT) hat in den letzten zwei Jahrzehnten die diagnostische Abklärung zerebraler Durchblutungsstörungen erheblich verbessert. Schnell kann über Hirninfarkt oder Hirnblutung sowie über Lage und Umfang des geschädigten arteriellen Stromgebietes entschieden werden.
Trotzdem stehen die Erhebung der Krankheitsvorgeschichte (Anamnese) sowie die neurologische und internistische Untersuchung an erster Stelle. So spricht zum Beispiel das schlagartige Auftreten einer Lähmung während des Tages, verbunden mit einer starken Beeinträchtigung des Bewußtseins, für eine Hirnblutung. Ein Hirninfarkt entwickelt sich dagegen eher innerhalb von Stunden, bevorzugt am frühen Morgen, wobei das Bewußtsein weniger gestört ist.

Diagnostisches Vorgehen

- Erhebung der *Vorgeschichte*
- *Neurologische* und *psychiatrische Untersuchung*
- *Internistische Untersuchung:* Blutdruck, Herz einschließlich EKG und Echokardiographie, Labor (insbesondere Blutbild, Gerinnungsfaktoren, Glukosebestimmung)
- *Doppler-Sonographie* der hirnversorgenden Arterien im Halsbereich (extrakraniell) und der intrakraniell gelegenen Gefäßabschnitte wie Karotissiphon, Anfangsteil der A. cerebri media und A. basilaris (transkraniell). Gemessen wird die Strömungsgeschwindigkeit des Blutes
- *EEG:* nur geringe Aussagekraft
- *Liquor:* meist entbehrlich
- *Computertomographie* (CT): wichtigstes Untersuchungsverfahren zur Abklärung von Hirninfarkt, Hirnblutung oder auch Hirntumor. Schon drei Stunden nach Krankheitsbeginn ist das CT aussagefähig
- *Kernspintomographie* (MRT): wird bevorzugt zur Abklärung von Prozessen im Hirnstammbereich angewandt, zunehmend aber auch für Stoffwechseluntersuchungen
- *Digitale Subtraktionsangiographie* zur orientierenden Abklärung von arteriellen Stenosen und Verschlüssen
- *Zerebrale Angiographie* zur exakten Darstellung von Gefäßveränderungen bei beabsichtigter Gefäßchirurgie.

Medikamentöse Therapie

Je früher ein Hirninsult erkannt und behandelt wird, desto besser sind die Behandlungserfolge.

Der Schlaganfall gilt als Notfall. Deshalb sollte innerhalb der ersten sechs Stunden nach Auftreten eines Schlaganfalls die Behandlung einsetzen, damit die Hirnschädigung so gering wie möglich bleibt. Das gilt auch dann, wenn nur leichte Störungen auftreten. Die sehr differenzierten Therapiemaßnahmen, die eine umfangreiche Diagnostik voraussetzen, erfolgen am besten in einer Klinik, die sich mit einem besonderen Konzept und Team auf Schlaganfallspatienten eingerichtet hat. Diese Behandlungseinheit wird als »*Stroke Unit*«, also als »Schlaganfall-Einheit«

bezeichnet. Hier findet eine qualifizierte ärztliche, pflegerische, physiotherapeutische, logopädische und psychologische Betreuung statt.
Ziel der Behandlung zerebraler Durchblutungsstörungen ist ganz allgemein eine Stabilisierung und Verbesserung der Hirndurchblutung.
Folgende Maßnahmen sind zu beachten:

- *Stabilisierung der Herz-, Kreislauf- und Lungenverhältnisse.* Herzrhythmusstörungen und Herzinsuffizienz sind zu behandeln, der Blutdruck darf nicht zu stark (d. h. nicht unter 160/90 mmHg) gesenkt werden, und die Sauerstoffzufuhr muß ausreichend sein. Notfalls muß intubiert und beatmet werden
- *Intravenöse Thrombolyse.* Bei gesichertem frischen Hirninfarkt und ausgeschlossener Hirnblutung kommt in den ersten sechs Stunden die Auflösung des arteriellen Thrombus in Frage. Intravenös wird ein die Blutgerinnung auflösendes Mittel (Gewebeplasminogenaktivator) gegeben
- *Hämodilution.* Verbesserung der Fließeigenschaft des Blutes durch seine Verdünnung (z. B. Aderlaß) und intravenöse Gabe von Hydroxyäthylstärke zur Verminderung der Thrombozytenaggregation (Aneinanderhaften der Blutzellen). Die Wirkung dieses Verfahrens ist umstritten
- *Thrombozytenaggregrationshemmer.* Eine geringe Wirkung haben Medikamente wie Pentoxifyllin (z. B. Trental®) oder Acetylsalicylsäure (z. B. ASS, Aspirin®). Das Zusammenballen der Blutkörperchen, insbesondere der Thrombozyten, wird vermindert und die Sauerstoffversorgung des Gehirns verbessert. Diese Medikamente eignen sich bei chronischen zerebralen Durchblutungsstörungen vorwiegend zur Verringerung oder Vermeidung neuer transitorisch-ischämischer Attacken
- Nootropika. Diese sogenannten hirnstoffwechselanregenden und -fördernden Medikamente haben nicht das gehalten, was von ihnen erwartet wurde. Da sie das infarzierte Areal gar nicht erreichen, bewirken sie lediglich in nicht geschädigten Hirnbezirken eine affektive Stimulierung, die das Allgemeinbefinden fördert, die Durchblutung im geschädigten Bereich aber nicht beeinflußt.

Bei der Behandlung des Schlaganfalls ist häufig auch eine internistische Betreuung erforderlich.

Zur Vermeidung einer erneuten Thrombose erfolgt die Langzeitbehandlung eines Hirninsults z. B. mit einem Thrombozytenaggregationshemmer (u. a. Acetylsalicylsäure).

Operative Maßnahmen

In den letzten beiden Jahrzehnten hat die Gefäßchirurgie für die Behandlung zerebraler Durchblutungsstörungen an Bedeutung gewonnen. Optimistische Gefäßchirurgen behaupten, daß etwa der Hälfte aller Patienten mit einem Hirninfarkt gefäßchirurgisch geholfen werden kann. Nach den anfänglich recht zu versichtlichen Einschätzungen ist man bei der Indikationsstellung zum gefäßchirurgischen Eingriff wieder zurückhaltender geworden und beschränkt diesen auf ganz bestimmte Formen des Schlaganfallgeschehens.

- *Rekonstruktive Gefäßchirurgie.* Sie verfolgt die Wiederherstellung einer durchgängigen Arterie, die meistens durch eine Arteriosklerose deutlich eingeengt oder verschlossen wurde. Die Operation ist nur bei den außerhalb des Schädels verlaufenden hirnversorgenden Arterien möglich. Das an die Gefäßinnenwand angelagerte arteriosklerotische Material wird nach Eröffnung der Arterie ausgeschält *(desobliteriert)*, die Operationsstelle anschließend zugenäht und mit Venenflicken abgedeckt (Abb. 4.6).

Bei hochgradiger Gefäßstenose im Halsbereich und wiederholten TIAs ist eine operative Beseitigung der Stenose angezeigt.

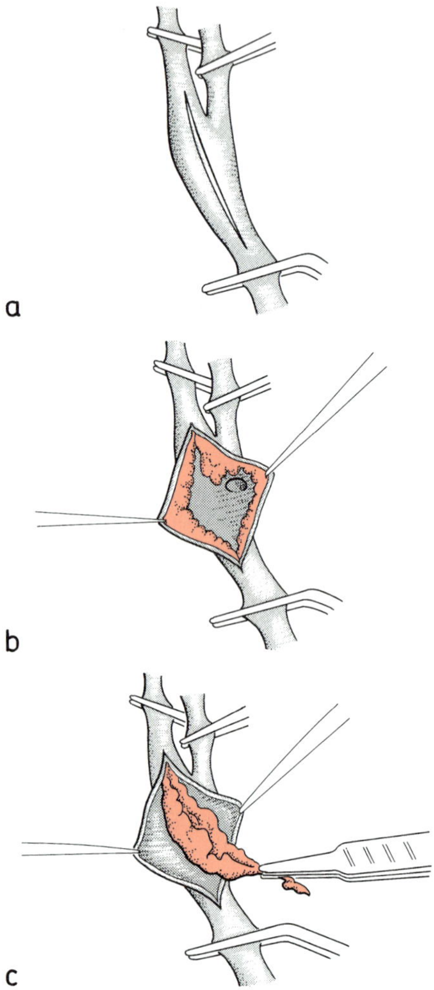

Abb. 4.6 Intramurale Desobliteration (Endarteriektomie)

- *Karotis-Desobliteration.* Sie wird nur bei ausgesuchten Krankheitsbildern durchgeführt. Es sind Kranke, die wiederholt eine TIA infolge einer dopplersonographisch und auch angiographisch nachgewiesenen hochgradigen Stenose im Bereich der beiden Halsarterien hatten und die computertomographisch keine nachweisbaren Hirninfarkte haben. Kranke mit Gefäßstenosen ohne neurologische Störungen sowie Kranke mit einem voll ausgebildeten Schlaganfall oder Stenosen im Bereich der Vertebralarterien werden nicht operiert.
- *Intraarterielle Fibrinolyse.* Wie bei der Angiographie wird ein Gefäßkatheter von der Leistenbeuge durch die Aorta in den Halsbereich vorgeschoben und versucht, ihn an den Gefäßverschluß heranzubringen. Durch die Injektion eines Fibrinolytikums (z. B. Streptokinase) soll der Thrombus aufgelöst werden. Dieses Verfahren ist nur in den ersten sechs Stunden nach Auftreten des Schlaganfalls angezeigt.

Die aufgezeigten medikamentösen und operativen Behandlungsmaßnahmen sind häufig nur begrenzt anzuwenden (z. B. nur im Akutstadium des Schlaganfalls) oder in ihrer Wirkung umstritten. Von entscheidender Bedeutung für alle Schlaganfallkranken sind aber Pflege und Rehabilitation.

Pflege und begleitende Maßnahmen

Bei der Behandlung des Schlaganfalls hängt viel von der Qualität der pflegerischen Versorgung und Begleitung ab. Es ist das Ziel, eine weitestgehende Selbständigkeit zu erreichen, damit das Leben zu Hause oder die berufliche Tätigkeit wieder möglich ist.

Kontaktaufnahme mit dem Patienten

Die Pflegeperson nimmt Kontakt zu einem Menschen auf, der nicht nur eine Halbseitenlähmung erlitten hat, sondern dessen Persönlichkeit von einem Augenblick zum anderen empfindlich und meistens auch nachhaltig gestört wurde. Unvermittelt ist der Patient hilfsbedürftig geworden, muß sich waschen, füttern und betten lassen, kann am aktiven Leben nicht mehr oder nur eingeschränkt teilnehmen und fühlt sich in seinen mitmenschlichen Beziehungen erheblich beeinträchtigt. Hinzu kann kommen, daß die Sprache gelitten hat, daß er inkontinent geworden ist und daß die geistige Leistungsfähigkeit beeinträchtigt wurde. Alle diese Störungen, Veränderungen und Beeinträchtigungen muß die Pflegeperson berücksichtigen und den Patienten immer wieder anregen und unterstützen, damit er sich selbst helfen kann.

Selbsthilfetraining

Das *Selbsthilfetraining* basiert auf der Einübung regelmäßiger Bewegungsabläufe (z. B. beim Waschen, Zähneputzen, Anziehen und Essen), ohne daß der Patient dabei überfordert wird und resigniert. Immer wird die gelähmte Seite zuerst in den Bewegungsablauf einbezogen. Unterstützung findet die Pflegeperson bei der Physio- und Ergotherapie.

Persönliche Zuwendung

Neben der körperlichen Pflege ist die persönliche Zuwendung genauso wichtig. Diese kommt in der Hektik des Alltags und bei der Überlastung des Pflegepersonals häufig zu kurz. Diese persönliche Zuwendung kann aber schon bei kurzen Kontakten mit den Patienten deutlich werden, indem die Pflegeperson bemüht ist, sich dem Kranken freundlich, aufmerksam und ernsthaft zuzuwenden. Sie muß erkennen, welche Wünsche und Sorgen ein sprachgestörter oder bewußtseinsgetrübter Patient hat. Auch in der knapp bemessenen Pflegezeit müssen ein Gespräch, ein aufmunternder Zuspruch und eine Zuwendung durch körperliche Berührung (Arm um die Schultern oder Hand auf den Arm legen) möglich sein. Das muß bei der Pflege beachtet und kann gelernt und geübt werden. Wir pflegen und behandeln nicht den Schlaganfall, sondern den Menschen, der einen Schlaganfall erlitten hat.

Aufstellung des Krankenbetts

Die Pflege beginnt mit der richtigen Aufstellung des Krankenbetts und der Gestaltung des Zimmers. Steht das Bett an der Wand, ist die gelähmte Seite zur Zimmermitte hin zu lagern. Besucher und betreuende Personen treten von der gelähmten Seite des Kranken an ihn heran. Mit dieser Position wird erreicht, daß er sich über die gelähmte Körperseite dem täglichen Geschehen zuwendet. Die gelähmte Seite wird dadurch in den

Bewegungsablauf einbezogen und frühzeitig aktiviert. Kranke dürfen ihre gelähmte Seite auch aufgrund der Gefahr der Gelenkversteifung und Dekubitusentstehung nicht schonen.

Lagerung

Die wichtigste pflegerische Maßnahme bei gelähmten Patienten ist die richtige Lagerung zur Vermeidung von Druckgeschwüren und spastischen Kontrakturen. Frühzeitige Mobilisation mit Hilfe der Physiotherapie.

Das wichtigste Lagerungsziel ist die *Druckentlastung*. Diese wird erreicht durch Lagerung auf einer weichen Unterlage oder Hohllagerung der gefährdeten Stelle. Außerdem sind gefährdete Hautbezirke durch regelmäßiges Umlagern zu entlasten.
Bei der *Lagerung* von Schlaganfallpatienten ist zu beachten, daß die Lähmung zunächst schlaff ist. Erst allmählich wird sie spastisch. Ein *schlaffer Tonus* bedeutet einen mangelnden Gelenkschutz, weil die Gelenke aufgrund des schlaffen Halteapparats nicht stabil sind. Mit dem schlaffen Arm muß zum Schutz der Gelenke, insbesondere des Schultergelenks, besonders vorsichtig umgegangen werden. Beim Anziehen oder Lagern wird das Schultergelenk mit den Händen der Hilfsperson unterstützt. Am Arm darf nicht gezogen werden. Die Pflegepersonen sollten sich das schonende An- und Ausziehen durch Physiotherapeuten zeigen lassen.
Um einer auftretenden Spastik und Fehlhaltung der Extremitäten vorzubeugen, hat das Londoner Ehepaar BOBATH (Neurologe und Physiotherapeutin) eine besondere Methode der Lagerung entwickelt. Diese ist auf S. 269 ff. ausführlich beschrieben.

Dekubitusprophylaxe

Ältere und bewußtseinsgetrübte Schlaganfallpatienten, die sich spontan nur wenig bewegen und Schmerzen durch das lange Liegen vermindert wahrnehmen, sind hinsichtlich eines Druckgeschwürs besonders gefährdet. Zweistündliches Umlagern und eine genaue Inspektion der Haut sind ebenso wichtig wie eine druckentlastende Lagerung auf weicher und glatter Unterlage. Die Haut ist insbesondere bei Inkontinenz sauber und trocken zu halten. Weitere Hinweise zur Pflege s. S. 273 f.

Körperpflege

Die Haut ist ein sehr empfindliches Organ. Besonders bei älteren Menschen muß sie vorsichtig gewaschen und getrocknet werden, damit keine Risse oder andere Verletzungen entstehen. Rubbeln mit einem Handtuch ist nicht erlaubt. Trockene Haut benötigt Öl; bewährt hat sich in der Badetherapie oder bei Waschungen ein Zusatz von mineralischem Paraffinöl.
Ist der Patient einigermaßen beweglich, wird er zur Körperpflege das Bett verlassen und sich – wenn nötig – auf einen Hocker vor das Waschbecken setzen. Ein Waschhandschuh ist besser als ein Waschtuch und eine Zahnbürste kann mit einem verdickten und verlängerten Griff gebrauchsfähiger gemacht werden. Nützlich haben sich auch elektrische Zahnbürsten erwiesen. So gibt es viele Hilfen, die ein Schlaganfallkranker mit einer Lähmung benutzen kann, um seine Körperpflege möglichst selbständig durchzuführen. Dieses mühsame Training mit Einbeziehung der gelähmten Extremität ist der beste Weg zur weitgehenden Wiederherstellung der alten Funktion. Hilfen und Anregungen geben die Ergotherapeuten.
Wie bei allen anderen bettlägerigen, schwerkranken und älteren Patienten sind Maßnahmen zur *Pneumonie- und Thromboseprophylaxe* erforderlich. Weitere Hinweise s. S. 274 f.

Blasen- und Darmstörung

In der Akutphase eines Schlaganfalls kann es infolge einer Beeinträchtigung der nervalen Steuerungsfunktion zu einer *Entleerungsstörung der*

Harnblase kommen, oft zu einem Harnverhalt. Der Füllungszustand der Blase wird dem Gehirn nicht mehr korrekt gemeldet, so daß der Entleerungsreflex nicht in Gang kommt. Eine volle oder auch übervolle Blase wird gelegentlich nicht erkannt, weil bei der Akutversorgung des Schlaganfallspatienten an diese Funktion weniger gedacht wird, oder weil der bewußtseinsgestörte Patient den Füllungszustand der Blase nicht wahrnimmt oder sich bei einer Sprachstörung (Aphasie) nicht entsprechend äußern kann. Die volle Blase macht sich in einer zunehmenden Unruhe und Ängstlichkeit des Patienten bemerkbar, es kann ferner zum Schweißausbruch und zu einer Verschlechterung des Allgemeinzustandes kommen. Erst wenn ein intensives Blasen- oder Toilettentraining keinen Erfolg bringt, muß ein suprapubischer Katheter gelegt werden (s. S. 277).

Regulierung der Blasen- und Mastdarmfunktion.

Eine *Darmentleerungsstörung* über drei Tage ist bei akuten Erkrankungen wie beim Schlaganfall nicht ungewöhnlich. Nach dieser Zeit sollte aber die Entleerung in Gang gebracht werden. Dabei ist zunächst nach den Gewohnheiten des Patienten beim Stuhlgang zu fragen und auf diese einzugehen. Dann kommen bei reichlicher Flüssigkeitszufuhr zunächst faserreiche Ballaststoffe, dann Lactulose (z. B. Bifiteral®) und andere Abführmittel in Frage.

Essen und Trinken

Nach einem Schlaganfall sollten am ersten Tag nur kleine Mengen Nahrung und Flüssigkeit gegeben werden, weil es zu Übelkeit und Erbrechen kommen kann. Dann jedoch ist darauf zu achten, daß täglich zwei bis drei Liter Flüssigkeit getrunken werden, auch wenn das vielen Patienten schwerfällt. Sie sind noch so sehr mit der akut auftretenden Lähmung und der veränderten Lebenssituation beschäftigt, daß sie dazu neigen, initiativlos und verzweifelt zu reagieren. Die Pflegeperson muß die Patienten von der Wichtigkeit der Flüssigkeitsaufnahme überzeugen und ihnen Getränke anbieten, die sie mögen. Weil viele Patienten wegen der Lähmung und/oder einer Benommenheit ungeschickt sind, verkleckern sie leicht Getränke und Speisen, so daß Kleidung und Bettzeug zu schützen sind. Hilfen beim Trinken können ein geknickter Strohhalm oder eine Schnabeltasse sein. Die Speisen müssen gegebenenfalls zerkleinert werden, damit der Patient sie in kleinen Happen mit der Gabel oder besser mit dem Löffel zu sich nehmen kann. Beim Essen und Trinken nehmen die bettlägerigen Patienten nach Möglichkeit eine sitzende Position ein, um ein Verschlucken zu verhindern. Weitere Hinweise s. S. 275 f.

Auf ausreichende Flüssigkeitszufuhr achten.

Mundpflege

Nach jeder Mahlzeit muß der Patient selbst oder eine Pflegeperson eine *Mundpflege* mit Putzen der Zähne durchführen. Oft bleiben Speisereste in der Backentasche der gelähmten Seite zurück. Bei ungenügender Nahrungsaufnahme und mangelhaftem Kauen kann es insbesondere bei geschwächter Abwehrlage des Körpers zu einer Entzündung der Mundschleimhaut und zu einem Soorpilzbefall kommen. Mundspülungen erfolgen mit Kamillosan- oder Panthenol-Lösung 5 % und bei Soorbefall mit Moronal®-Suspension.

Psychische Veränderungen

Besondere Anforderungen sind an das Pflegepersonal gestellt, wenn der Schlaganfall mit einem *hirnorganischen Psychosyndrom* einhergeht. Die Kranken können verwirrt, desorientiert, reizbar, apathisch oder auch depressiv verstimmt sein. Reaktiv kommt es nicht selten zu einer resignativen Haltung. Das betreuende Personal muß sich individuell auf diese psychischen Störungen einstellen mit dem Ziel, diese zu überwinden. Durch das sichtbare Aufhängen einer Uhr und eines Kalenders im Krankenzimmer ist die Reorientierung zu fördern. Dem Patienten liebgewordene Gegenstände und ihm eigene Verhaltensweisen sind zur Stabilisierung des Befindens zu berücksichtigen. Bei schwerhörigen Kranken muß deutlich, mitunter auch mit lauter Stimme gesprochen werden. Dabei müssen die Kranken angeschaut und es sollte in kurzen Sätzen gesprochen werden.

Physiotherapie

Die Rehabilitation von Schlaganfallpatienten sowie allen Patienten, bei denen eine spastische Lähmung zu erwarten ist, beginnt bereits auf der Intensivstation. In der Frühphase nach einem Schlaganfall oder einem Schädelhirntrauma steht die Stabilisation der Vitalfunktionen im Mittelpunkt. Während dieser Phase liegt der Patient im Bett und kann, wenn überhaupt, nur für kurze Zeit mobilisiert werden. Bereits in dieser immobilen Zeit jedoch prägen sich spastische Bewegungsmuster aus, weil die hemmenden Einflüsse vom Gehirn (motorische Hirnrinde, Basalganglien, Formatio reticularis) vermindert sind oder ganz fortfallen. Die sich bildenden neuen, aber falschen Bewegungsmuster müssen frühzeitig, d. h. noch bevor sich die Spastik entwickeln kann, durch physiotherapeutische Maßnahmen und korrekte Lagerung korrigiert werden. Die frühzeitig beginnende spastikhemmende Physiotherapie ist die wichtigste Therapie bei der Schlaganfallbehandlung, da auch spätere intensive Physiotherapie eine in der frühen und entscheidenden Behandlungsphase erfolgte fehlerhafte Lagerung nicht mehr ausgleichen kann.

Bewegungsübungen auf neurophysiologischer Grundlage beginnen so früh wie möglich. Vermeidung spastischer Bewegungsmuster.

Die Lagerung von Schlaganfallpatienten erfolgt nach dem Bobath-Konzept. Dieses verbindet Aspekte der Prophylaxe (Dekubitus, Pneumonie, Kreislaufstabilisation) mit neuesten physiotherapeutischen Erkenntnissen. Das Bobath-Konzept basiert auf den Erkenntnissen des Londoner Ehepaars Karel und Berta Bobath (Neurologe und Physiotherapeutin). Nachdem sich dieses Konzept seit etwa 1960 in der Behandlung von hirngeschädigten Kindern bewährt hat, wurde es auf Erwachsene mit spastischen Bewegungsstörungen übertragen.

Die Hemmung der Spastik und das Wiedererlernen der physiologischen Bewegungsmuster hängt wesentlich von der Rückmeldung an das Gehirn ab. Das Gehirn empfängt 24 Stunden am Tag Informationen aus dem Körper. Daher muß ständig auf eine spastikreduzierende Lagerung und einen physiologischen »Input« geachtet werden. Unter einem Input verstehen wir sensible Rückmeldungen an das Gehirn, die von der Stellung der gelagerten Extremitäten, vom Druck, von der Berührung, von Kälte- und Wärmeempfindung und von der Muskelspannung ausgehen. Dies kann nur von einem gut zusammenarbeitenden Pflege- und Therapeutenteam geleistet werden. Ärzte, Schwestern und Pfleger sowie Psychologen und weitere Therapeuten müssen Hand in Hand an der Rehabilitation arbeiten.

Wichtig sind ferner die Vermeidung von Gelenkkontrakturen und Druckschäden der Haut. Massagen dürfen nicht angewandt werden, weil die spastische Muskulatur mit einer nicht erwünschten weiteren Tonussteigerung und unwillkürlichen Bewegungen reagieren würde.

Ergotherapie

Anbahnung physiologischer Haltungs- und Bewegungsmuster. Ausdauer- und Selbsthilfetraining.

Pflege und Physiotherapie werden durch die Ergotherapie ergänzt. Dabei handelt es sich nicht um eine Beschäftigung, sondern um ein Training der beeinträchtigten Funktionen mit dem Ziel der Rehabilitation, also der *selbständigen Bewältigung der täglichen Lebensaufgaben.* Das Aufstehen und Anziehen, die Körperpflege sowie das Essen und Trinken werden geübt. Dabei werden wie bei der Physiotherapie physiologische Haltungs- und Bewegungsmuster angebahnt und spastische Bewegungsmuster gehemmt. Gleichzeitig werden Konzentration und Ausdauer i. S. eines Hirnleistungstrainings geübt. Diese ergotherapeutischen Bemühungen tragen wesentlich mit dazu bei, daß der durch das Krankheitsgeschehen behinderte Patient wieder in das soziale Leben integriert wird.
Ist der Schlaganfallkranke noch sehr unselbständig, wird er vom Pflegepersonal in Abstimmung mit der Physiotherapie in die Verrichtungen des Alltagslebens einbezogen. Als Hilfsmaßnahmen müssen gegebenenfalls die Griffe von Zahnbürste und Eßbesteck durch Knetmasse verstärkt und angepaßt werden. Überhaupt muß der Patient bei allen Tätigkeiten den paretischen Arm so gut es geht mitbewegen. Dadurch wird ihm die paretische Seite bewußt gemacht, er versucht sie willentlich zu aktivieren und in sein Körperschema zu integrieren. Das bedeutet Geduld, Nachsicht, Zeit und Verständnis für das Pflegepersonal und macht deutlich, daß Pflege nicht nur Versorgung, sondern auch ein gutes Stück Therapie ist. Ohne Anregung und Förderung ist die Pflege nur unvollständig.

Beispiele

Am Beispiel des *Anziehtrainings* beim Schlaganfallkranken sollen die Aufgaben der Ergotherapie beschrieben werden.
Der Patient muß bereits soweit hergestellt sein, daß er weitgehend bewußtseinsklar auf einem festen Stuhl oder Hocker sitzen und sich im Gleichgewicht halten kann. Eventuell steht neben dem Stuhl ein zweiter, damit der Patient die Sicherheit hat, sich notfalls abstützen zu können. Die Füße setzen fest auf dem Boden auf. Die Kleidung wird auf die Oberschenkel gelegt. Der gesunde Arm führt den paretischen Arm in die Öffnung des Kleidungsstücks. Dabei helfen die Beine und Knie mit, indem sie das Kleidungsstück festhalten. Erhält der Patient von einer betreuenden Person Hilfe, wird der paretische Arm zuerst an- und später auch zuerst wieder ausgezogen.
Ein weiteres Beispiel für eine ergotherapeutische Maßnahme ist das *Schreibtraining.* Bei einer Hemiparese kann die Frage anstehen, ob der Patient mit der gelähmten Hand das Schreiben wieder üben oder auf die andere Hand umlernen soll. Beim Umlernen ist darauf zu achten, daß der paretische Arm auf den Tisch gelegt wird und eventuell das Papier festhält. Der paretische Arm ist - soweit das möglich ist - in den Schreibablauf einzubeziehen. Ist die Parese nur leichteren Grades, wird das Schreiben mit dem gelähmten Arm geübt. Dabei werden Schreibhilfen, wie z. B. verdickte Stifte, notwendig sein. Das Schreibtraining erinnert an die Schreibübungen in der ersten Grundschulklasse. Anfangs werden große Schwingungen mit lockeren und flüssigen Bewegungen im Schulter-, Arm- und Handgelenk geübt. Später werden diese Schwingungen kleiner, feiner und in sich abwechselnden Größen durchgeführt.
Nicht selten werden bei der neurologischen Untersuchung *Gesichtsfelddefekte* bei Durchblutungsstörungen im Bereich der hinteren Hirnarte-

rien sowie Minderbeachtungen bzw. Vernachlässigungen einer Raumhälfte *(Neglect)* bei Durchblutungsstörungen im Bereich der A. cerebri media nicht erkannt. Sie können erst bei der Ergotherapie auffallen, wenn der Patient Unsicherheiten bei der Orientierung erkennen läßt oder Gegenstände einfach übersieht. Die Gesichtsfelddefekte sind in der Regel homonym (s. Seite 46), d. h. im Bereich beider Augen beim Blick nach links oder rechts nachzuweisen. Der Patient muß üben, das fehlende Gesichtsfeld durch entsprechende Drehung und Haltung des Kopfes zu kompensieren.
Merkwürdiger sind die *Neglect-Störungen.* Sie treten überwiegend bei rechtshirniger Schädigung auf (entgegengesetzt zu den Sprach- und Schreibstörungen bei linkshirniger Schädigung). Die Kranken vernachlässigen in ihrer Wahrnehmung ihre linke Körperhälfte und darüber hinaus auch den linksseitigen Raum. Sie rempeln auf der linken Seite Gegenstände an, die sie nicht erkannt haben, sie übersehen Personen und haben Probleme bei der Orientierung (s. S. 52). Die Ergotherapie versucht, diese Defizite auszugleichen.

4.1.4 Vaskuläre Enzephalopathie

Definition

Während bei den transitorisch-ischämischen Attacken und den Hirninfarkten plötzlich auftretende Durchblutungsstörungen infolge von Stenosen oder Verschlüssen größerer Hirnarterien *(Makroangiopathie)* im Vordergrund stehen, kommt es bei der vaskulären Enzephalopathie zu thrombotischen Verschlüssen in den Endverzweigungen der Arterien, den sogenannten Endarterien *(Mikroangiopathie).* Zu diesen kleinen Infarkten *(Mikroinfarkten)* kommt es bevorzugt im Bereich des Hirnstamms und der Basalganglien. Deshalb steht die vaskuläre Enzephalopathie den Erkrankungen der Basalganglien (Kapitel 5) und wegen der häufig anzutreffenden Demenz den hirnatrophischen Prozessen nahe (Kapitel 6).

Ursache

Ursache dieser kleinen Infarkte ist häufig eine Arteriosklerose bei ausgeprägtem chronischen Bluthochdruck. Die Infarkte führen zu kleinen umschriebenen Zell- und Gewebsuntergängen (Nekrosen), die als *Lakunen* bezeichnet werden.

Symptomatik

Mikroinfarkte im Hirnstamm können zu einer verwaschenen, unartikulierten Sprache (Dysarthrie), Koordinationsstörungen, Paresen und schlaffen Gesichtszügen führen. Sie sind im Computertomogramm nur schwer erkennbar, zeigen aber deutlich verzögerte somatosensible und visuelle Reaktionspotentiale (SSEP und VEP).
Mikroinfarkte im Marklager, also zwischen Hirnstamm und Hirnrinde, werden als *subkortikale arteriosklerotische Enzephalopathie (SAE)* bezeichnet. Sie sind im Computertomogramm als zahlreich verstreute Erweichungsherde im Marklager erkennbar. Neben leichten neurologischen Ausfällen kommt es vor allem zu Merk- und Konzentrationsstörungen, einer affektiven Labilität, einem Nachlassen von Kritik- und Urteilsvermögen und schließlich über einen Persönlichkeitsabbau zur Demenz.
Vaskuläre Enzephalopathien beginnen schleichend und schreiten langsam fort. Akute Belastungen des Lebens (z. B. akute Konflikte, Krank-

heit, Verlust des Partners) können den seelischen Abbauprozeß beschleunigen.

4.1.5. Entzündliche Hirngefäßerkrankungen

Wenn auch die Arteriosklerose die weitaus häufigste Ursache zerebraler Durchblutungsstörungen ist, treten besonders im jüngeren Lebensalter auch entzündliche Vorgänge auf. Häufig sind es entzündliche Gefäßreaktionen als Begleiterscheinung bei septischen Hirnembolien, bei Fleckfieber, Hirnhautentzündungen und rheumatischen Erkrankungen.

Panarteriitis nodosa

Bei der generalisierten Gefäßkrankheit der *Panarteriitis nodosa* (Entzündung aller Schichten der arteriellen Gefäßwand) können schwerpunktmäßig die Hirnarterien beteiligt sein. Die Krankheit ist durch Fieberschübe, Gewichtsabnahme, BSG-Erhöhung und Anämie gekennzeichnet, tritt sonst aber wie eine Hirnarteriosklerose in Erscheinung.

Riesenzellarteriitis

Arteriitis temporalis

Als Sonderform ist die *Riesenzellarteriitis* zu nennen, die im Rahmen einer immunpathologischen Systemerkrankung die Innen- und Mittelschicht der Hirn- und Kopfarterien entzündlich verändert, bevorzugt die aus der A. carotis externa stammende Schläfenarterie (A. temporalis, *Arteriitis temporalis)*. Die Riesenzellarteriitis ist eine Erkrankung des höheren Lebensalters. Frauen sind deutlich häufiger betroffen als Männer. Die Erkrankung geht mit heftigsten Kopfschmerzen, Sehstörungen bis zur Erblindung, einer stark beschleunigten Blutsenkung und leichter Temperaturerhöhung einher. Die Temporalarterie kann verdickt und druckschmerzhaft sein. Eine frühzeitige Diagnose ist wichtig, weil Kortikosteroide eine schnelle und gute Besserung bringen.

4.2 Hirnblutungen

Definition

Blutungen innerhalb des Hirnschädels (intrakraniell) können
- intrazerebral im Marklager von Groß- und Kleinhirn, in den Basalganglien und im Hirnstamm
- zwischen Hirnoberfläche und Arachnoidea im Subarachnoidalraum
- zwischen Schädelkalotte und Arachnoidea als Sub- oder epidurale Hämatome auftreten.

Sie bedeuten oft lebensbedrohliche Situationen, die therapeutisch nicht leicht zu beeinflussen sind und von der Pflege ein hohes Maß an Einsatz verlangen.

4.2.1. Intrazerebrale Blutung

Spontane intrazerebrale Blutungen machen etwa 15 % der Schlaganfälle aus.

Bei etwa der Hälfte der intrazerebralen Blutungen handelt es sich um eine diffuse Massenblutung im Marklager, die in die Hirnkammern und in den Subarachnoidalraum einbrechen kann *(Rhexisblutung)*. Ursache ist vorwiegend ein Bluthochdruck bei Arteriosklerose. Deshalb wird diese Blutungsart auch als *hypertensive Massenblutung* (s. u.) bezeichnet.

Symptomatik

- *Blutung in die Basalganglien* (60 % der intrazerebralen Blutungen): Halbseitenlähmung, Sprachstörung, Déviation conjuguée (beide Augen sind nach rechts oder links gerichtet; in der Regel »schauen sie den Krankheitsherd an«) oder vertikale Blickparese (die Augen können nicht nach »oben« bewegt werden), häufig Bewußtlosigkeit
- *Blutung in das Marklager* (30 % der intrazerebralen Blutungen): Armbetonte Halbseitenlähmung, meist ohne stärkere Bewußtseinsstörung, selten epileptische Anfälle
- *Blutung in das Kleinhirn und den Hirnstamm* (10 % der intrazerebralen Blutungen):
  Kleinhirnsymptome: Gang- und Standataxie, verwaschene Sprache (Dysarthrie), Schwindel und Kopfschmerzen
  Hirnstammsymptome: Bewußtlosigkeit, horizontale Blickparese (die Augen können nicht seitwärts gewendet werden), Lähmungen an beiden Armen und Beinen (Tetraparese) sowie Atemstörungen, Blutdruckanstieg und zentrale Hyperthermie.

4.2.2. Hypertensive Massenblutung

Definition

Bei den hypertensiven Massenblutungen handelt es sich um Rhexisblutungen. Sie treten bevorzugt im höheren Lebensalter auf, vor allem bei Personen, die jahrelang an einem deutlichen Bluthochdruck und einer Hirnarteriosklerose leiden. Die Blutungen ereignen sich meist spontan ohne erkennbaren Anlaß am Tage und erfolgen im Hirnstamm sowie im Marklager von Groß- und Kleinhirn. Sie gehen mit Kopfschmerzen, Übelkeit, Erbrechen, Lähmungen, Sprachstörungen, gelegentlich auch mit epileptischen Anfällen und in etwa der Hälfte der Fälle mit einer Bewußtlosigkeit einher. Das Auftreten einer Bewußtlosigkeit bzw. eines Komas läßt einen ungünstigen Verlauf erwarten, der oft tödlich endet. Hirnblutungen komplizieren sich, wenn sie in die Hirnkammern einbrechen oder wenn sie ein Hirnödem hervorrufen, das seinerseits raumfordernd wirkt und zu Einklemmungen am Tentoriumschlitz oder Hinterhauptsloch führt (s. auch Einklemmungserscheinungen bei Hirntumoren (s. S. 124).

Hirnmassenblutungen treten bevorzugt am Tage auf. Eine begleitende länger anhaltende Bewußtlosigkeit läßt einen ungünstigen Verlauf erwarten.

Diagnose

Die *Diagnose* erfolgt mit der Computertomographie. Sofort nach der Blutung stellt sich diese bereits als hyperdense (besonders dichte) Zone dar (Abb. 4.7, S. 101).

Therapeutische Maßnahmen und Pflege

Therapeutisch ist zunächst darauf zu achten, daß über eine Beruhigung des Kranken und eine Normalisierung und Stabilisierung des Blutdrucks eine Nachblutung verhindert wird. Das Kopfende ist um 30° hochzulagern, Aufregungen und seelische Belastungen sind fernzuhalten. Eine Beruhigung muß eventuell medikamentös herbeigeführt werden. Ein die Blutung begleitendes Hirnödem ist mit osmotisch wirkenden Substanzen wie Sorbit (Tutofusin® S 40) und Dexamethason (Fortecortin®) zu behandeln. Die operative Entfernung des Hämatoms ist bei Kleinhirnblutungen

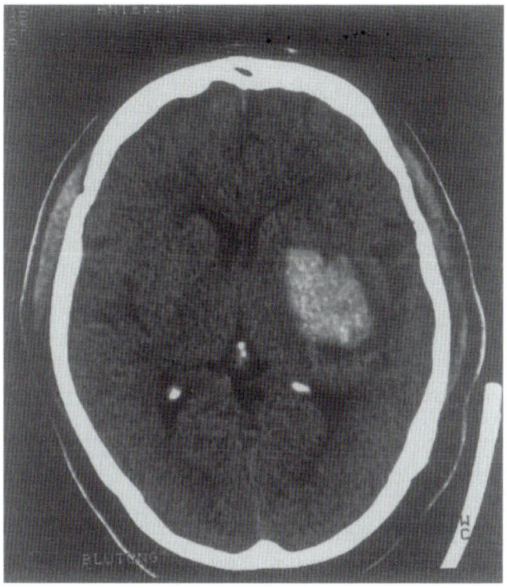

Abb. 4.7 Computertomogramm einer hypertensiven Massenblutung im Basalganglienbereich (vorwiegend Linsenkern) links mit Kompression des linken Seitenventrikels und leichter Verlagerung der Mittellinienstrukturen nach rechts.

eher zu erwägen als bei Großhirnblutungen. Diese Operation erfolgt aber nur dann, wenn konservative Maßnahmen keine Besserung versprechen und wenn die Bewußtseinstrübung zunimmt.

4.2.3. Intrazerebrales Hämatom

Ursache

Die häufigste Ursache intrazerebraler Hämatome sind *arteriovenöse Angiome*. Es handelt sich um anlagebedingte Fehlbildungen von Gefäßen im arteriovenösen Übergangsbereich (Abb. 4.8). Aus einem solchen Gefäßknäuel kann es spontan ohne erkennbaren Grund oder im Zusammenhang mit einer körperlichen Belastung bzw. einem leichten Trauma zu bluten beginnen. Dabei bluten die kleinen Angiome eher als die großen. Es kommt zu heftigen Kopfschmerzen und je nach Ort der Blutung z. B. zur Halbseitenlähmung, zu epileptischen Anfällen und Bewußtseinsstörungen.

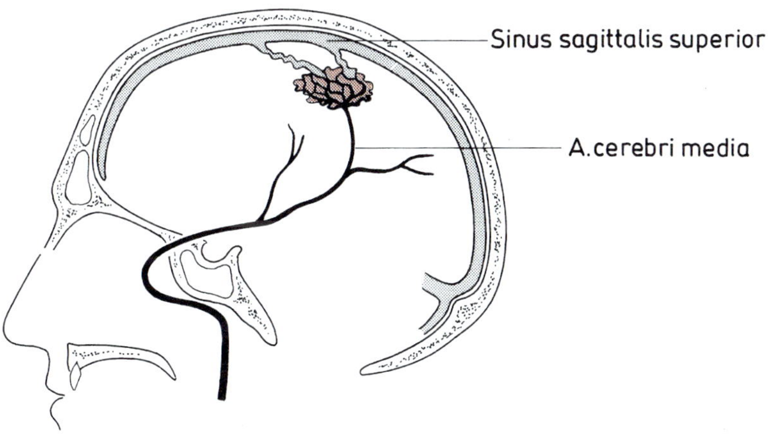

Abb. 4.8 Angiom der A. cerebri media mit Abfluß zum Sinus sagittalis superior

Diagnostik und Therapie

Die endgültige *diagnostische Abklärung* der arteriovenösen Angiome geschieht durch die zerebrale Angiographie. Ziel der *Therapie* ist es, das Angiom chirurgisch komplett zu entfernen. Die Operation ist technisch nicht immer einfach.
Seltener können intrazerebrale Hämatome auch durch Blutungen aus einem rupturierten *Aneurysma* entstehen, das im Hirngewebe oder an der Hirnbasis gelegen ist. Dabei kommt es immer auch zu einer Blutung in den Subarachnoidalraum (Subarachnoidalblutung).

4.2.4. Subarachnoidalblutung

Definition

Blutungen in den Subarachnoidalraum (Abb. 4.6) erfolgen überwiegend aus zerrissenen (rupturierten), sehr dünnen, sackförmigen und oft gestielten Ausstülpungen der arteriellen Gefäße *(Aneurysmen)*, weniger aus arteriovenösen Mißbildungen (Angiomen) und Tumoren (Abb. 4.9).

Ursachen

Die Entstehung der Aneurysmen ist nicht geklärt. Wahrscheinlich besteht anlagebedingt eine Schwäche der Gefäßwand, die durch blutströmungsbedingte (hämodynamische) Einflüsse mit der Zeit ausgestülpt wird. Die Aneurysmen haben einen Durchmesser von etwa 3 bis 10 mm. Die größeren Aneurysmen zerreißen häufiger. Die Rupturen kommen in jedem Lebensalter vor, am häufigsten jedoch im mittleren Lebensalter. Überwiegend befinden sie sich im vorderen Abschnitt des Circulus arteriosus cerebri (Willisii).

Symptomatik

Charakteristische Symptome sind plötzlich auftretende, sehr starke Kopf-, häufig auch Nackenschmerzen sowie Erbrechen und Kreislaufstörungen.

Die Patienten klagen plötzlich über heftigste Kopfschmerzen, die in keiner Weise mit den üblichen Kopfschmerzen vergleichbar sind. Außerdem können eine Nackensteifigkeit (Meningismus), Übelkeit, Erbrechen, Schweißausbrüche sowie Blutdruckschwankungen und Herzrhythmusstörungen auftreten. In etwa der Hälfte der Fälle kommt es zu einer Bewußtseinsstörung, die von der Benommenheit bis zum Koma reicht.

Komplikationen

Kompliziert wird die Subarachnoidalblutung häufig durch einen arteriellen Gefäßspasmus *(Vasospasmus)*, der sich etwa zwischen dem dritten und achten Tag nach Auftreten der Blutung einstellt. Der Spasmus bedingt eine Engerstellung der Arterie und damit eine Mangeldurchblutung im nachfolgenden Versorgungsgebiet, wie sie bei der flüchtigen oder kompletten zerebralen Ischämie beschrieben worden ist. Es können also

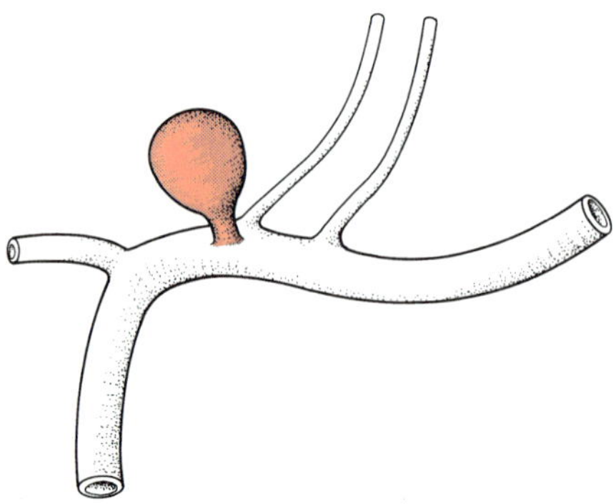

Abb. 4.9 Gestieltes Aneurysma der A. cerebri media

durch diesen Vasospasmus bedingt die Symptome eines Schlaganfalls mit oder ohne Bewußtseinsstörung auftreten. Die Folgen eines Vasospasmus können den Krankheitsverlauf derart verschlechtern, daß es zum tödlichen Ausgang kommt. Eine weitere Komplikation stellt in den ersten zwei Wochen die *Nachblutung* dar, die nicht selten in einen Hirnventrikel einbricht und damit einen ungünstigen Verlauf mit meist tödlichem Ausgang nimmt. Blutungen in den Subarachnoidalraum und in die Hirnventrikel können aber auch die Liquorzirkulation blockieren, den Liquor im Gehirn aufstauen und einen *Hydrozephalus* hervorrufen.

Verlauf

Der Verlauf einer Subarachnoidalblutung ist durch die Gefahr einer Nachblutung belastet. Etwa die Hälfte der Kranken sterben entweder gleich nach Einsetzen der Blutung bereits vor der Klinikaufnahme oder während der klinischen Betreuung. Die operierten Patienten lassen einen deutlich günstigeren Verlauf erkennen.

Diagnostik

Starke Kopfschmerzen, Meningismus, Blutiger Liquor, CT-Befund

Sehr heftige und ungewöhnliche Kopfschmerzen mit den beschriebenen Begleiterscheinungen müssen immer an eine Subarachnoidalblutung denken lassen. Zu beweisen ist diese durch eine *Computertomographie*, die Blut in den basalen Zisternen erkennen läßt. Ist kein Blut nachzuweisen, weil es vielleicht nur diskret geblutet hat, muß die *Liquorpunktion* durchgeführt werden. Bei frischer Blutung wird ein fleischfarbener Liquor gewonnen. Bei einer länger zurückliegenden Blutung ist der Blutfarbstoff schon abgebaut, so daß der Liquor xanthochrom (dunkelgelb) aussieht.
Spasmen der Hirnbasisarterien lassen sich mit der *transkraniellen Doppler-Sonographie* nachweisen. Eine Gefäßdarstellung der Hirnarterien *(zerebrale Angiographie)* sollte so früh wie möglich nach der Blutung auch bei bewußtlosen Patienten vor dem Auftreten möglicher Gefäßspasmen (d. h. vor dem dritten Tag nach der akuten Blutung) durchgeführt werden.
Bei gut 20 % der Patienten mit Subarachnoidalblutung läßt sich eine Blutungsquelle nicht nachweisen. Eine Nachblutung ist in diesen Fällen gering (unter 1 %). Nach dem Abklingen möglicher Gefäßspasmen können die Patienten nach zweiwöchiger Schonung zunehmend belastet werden und ohne Einschränkungen ihrer bisherigen Tätigkeit wieder nachgehen.

Therapie

Frühzeitige Operation

Es ist das Ziel, das Aneurysma möglichst bald durch Koagulation (Verklumpung der Blutteilchen im Aneurysma) oder besser durch einen Klipp »unschädlich« zu machen, damit die Nachblutung vermieden wird. Patienten ohne oder mit nur leichter Bewußtseinsstörung werden *sofort* operiert, das heißt, gleich nach der angiographischen Feststellung des Aneurysmas. Das geschieht in den ersten zwei Tagen nach der Subarachnoidalblutung. Eine Operation an den nachfolgenden Tagen wird durch das mögliche Auftreten der Vasospasmen kompliziert. Kann die Operation in den ersten beiden Tagen nicht durchgeführt werden oder handelt es sich um einen deutlich bewußtseinsgestörten oder komatösen Patienten, ist erst *später* (ab zwei Wochen nach der Blutung) zu operieren – in der Hoffnung daß sich inzwischen die Kreislaufverhältnisse und der allgemeine Gesundheitszustand stabilisiert haben. Vasospasmen können bei gleichzeitiger Gabe von Kalzium-Antagonisten (Nimodipin) günstig beeinflußt werden. Zur Behandlung eines Hydrozephalus und der damit verbundenen Hirndrucksteigerung muß frühzeitig eine Liquordrainage durch Anlegen eines Ventrikelkatheters erfolgen (s. S. 264 f.).

Pflege Die Pflege des noch nicht operierten Patienten, der von einer Nachblutung bedroht ist, erfordert einen großen Einsatz an Betreuung. Bei bewußtseinsklaren Patienten ist zunächst deren große Angst, eine Nachblutung zu erleiden, aufzufangen. Die Patienten müssen strenge Bettruhe einhalten, sollen bequem und mit leicht angehobenem Kopf (30 Grad) liegen und dürfen sich beim Stuhlgang nicht anstrengen. Leichte Abführ- und Beruhigungsmittel sind erforderlich.

4.3 Hirnvenenthrombose

Definition Hirnvenenthrombosen bilden sich in den venösen Blutleitern, die zwischen den beiden Blättern der harten Hirnhaut (Dura mater) liegen (Abb. 4.10). Es sind starrwandige, klappenlose Räume unterhalb der Schädelkalotte, die das venöse Blut vom Gehirn aufnehmen und in die großen Halsvenen abführen.

Häufigkeit Etwa 5 % der zerebralen Durchblutungsstörungen.

Ursachen und Entstehungsbedingungen Die meisten Hirnvenenthrombosen treten in der zweiten Hälfte einer Schwangerschaft, im Wochenbett, unter der Einnahme von Ovulationshemmern und bei kachektischen Kranken auf. Sie entwickeln sich über Tage und Wochen häufig ohne entzündliche Veränderungen *(blande Thrombosen)*. Seltener kommt es zu Hirnvenenthrombosen bei fortgeleiteten Krankheitsprozessen des Mittelohres oder der Nasennebenhöhlen. Hier handelt es sich um entzündliche Vorgänge *(septische Thrombosen)*. Blande Hirnvenenthrombosen sind wahrscheinlich häufiger als bisher angenommen wird, weil bei den diagnostischen Überlegungen zu wenig an sie gedacht wird.

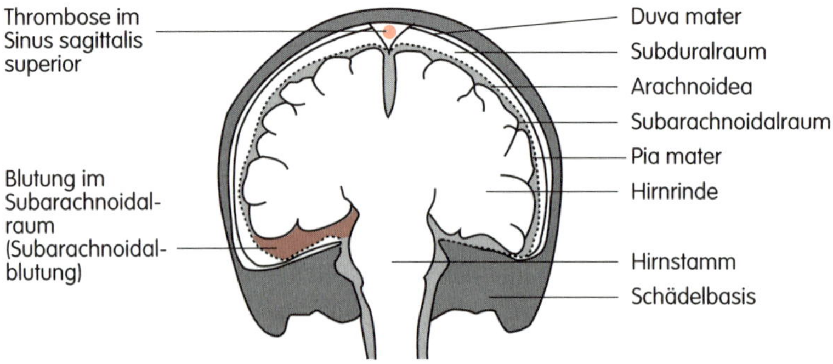

Abb. 4.10 Frontalschnitt durch das Gehirn. Darstellung einer Sinus-sagittalis-superior-Thrombose und einer Subarachnoidalblutung

Symptomatik und Verlauf

Die venösen Abflußbehinderungen führen häufig zu starken Kopfschmerzen. Es können epileptische Anfälle, zentrale Lähmungen sowie Bewußtseinsstörungen und psychotische Episoden auftreten. Nicht selten kommt es zu schweren zerebralen Krankheitsbildern. Der Krankheitsverlauf der Hirnvenenthrombose ist oft ungünstig.

Diagnostik

Der Liquor ist oft xanthochrom, blutig oder bei septischen Thrombosen entzündlich verändert. Im *EEG* findet sich eine Allgemeinveränderung. *Computertomographie* und *Angiographie* ergänzen die Untersuchungen; hier stellen sich die Hirnenvenen verschlossenen dar.

Therapie

Um das Fortschreiten der Thrombose oder den Wiederverschluß eines sich selbständig wieder geöffneten Gefäßabschnitts zu verhindern, wird eine *Antikoagulation* mit Heparin (Vollheparinisierung) und ein anschließender Übergang auf Marcumar® durchgeführt. Unter ständiger Kontrolle der Blutgerinnung (Quick-Wert unter 35) wird die Marcumar®-Behandlung bis zu einem Jahr fortgeführt.

Zusammenfassung

Erkrankungen der Hirngefäße treten an den Arterien mit Stenosen und Infarkten, an den Venen mit Thrombosen in Erscheinung. Es kann aber auch zu einer akuten Blutung aus einer Hirnarterie (Aneurysma) oder einer Gefäßmißbildung (Angiom) kommen. Ursachen von arteriellen Stenosen und Infarkten sind vor allem die Arteriosklerose, weniger Entzündungen. Infarkte entstehen auch durch Embolien aus arteriellen Wandablagerungen und vom Herzen.
Arterielle Durchblutungsstörungen führen zu einer Mangeldurchblutung des Gehirns, die als Ischämie bezeichnet wird. Die leichteste Form ist die Transitorisch-ischämische Attacke (TIA) mit vorübergehenden neuropsychiatrischen Störungen. Bei langsam zunehmenden neuropsychiatrischen Ausfällen wird von einem Progredienten Hirninsult gesprochen. Das plötzliche oder schlagartige Auftreten neuropsychiatrischer Ausfälle (meist als Halbseitenlähmung mit oder ohne Bewußtseinsstörung) wird als Schlaganfall, Hirninsult, Hirninfarkt oder auch als Apoplexie bezeichnet. Fast ein Viertel der Kranken mit einem akuten Schlaganfall sterben innerhalb der ersten Woche. Diagnostik und Behandlung eines Schlaganfalls setzen die Erfahrung einer qualifizierten ärztlichen, pflegerischen, physiotherapeutischen, logopädischen und psychologischen Betreuung in einer Schlaganfall-Behandlungseinheit (»Stroke Unit«) voraus.
Blutungen in den Subarachnoidalraum oder in das Hirngewebe erfordern immer eine neurochirurgische Abklärung. Die seltenen Hirnvenenthrombosen treten am häufigsten während der Schwangerschaft und bei fortgeleiteten Infektionen im Gesichtsbereich auf.

5. Erkrankungen der Basalganglien

Definition

Die *Basalganglien* sind eine große Gruppe verschiedener Nervenzellansammlungen unterhalb der Hirnrinde und in Nachbarschaft des 3. Ventrikel, des Aquäduktes und des 4. Ventrikels (Abb. 5.1, S. 107) gelegen. Sie werden auch als *Stammganglien* bezeichnet. Eine Erkrankung der Basalganglien geht überwiegend auf deren Degeneration (Entartung und Rückbildung zellulärer Strukturen) zurück. Weil die Basalganglien anatomisch unmittelbar außerhalb der Pyramidenbahn liegen, wurden sie früher als extrapyramindales System bezeichnet. Da es aber zwischen dem extrapyramidalen System und dem Pyramidenbahnsystem intensive funktionelle Verbindungen gibt und beide Systeme nicht scharf voneinander getrennt werden können, sollte der Begriff extrapyramidalen Systems aufgegeben werden.

Anatomie und Physiologie

Die Basalganglien schließen sich zu verschiedenen Kerngebieten zusammen.
Am bekanntesten und dem früheren extrapyramidalen System zuzuordnen sind:
- das Striatum mit Nucleus caudatus und Putamen sowie
- das Pallidum,
- der Nucleus subthalamicus,
- Nucleus ruber, die Substantia nigra und
- die Substantia reticularis (Abb. 5.1).

Die Basalganglien stehen untereinander über zahlreiche *Regelkreise* oder *Schleifen* mit
- der Hirnrinde,
- dem Thalamus im Zwischenhirn,
- dem Kleinhirn und
- weiteren Hirnstrukturen in Verbindung.

Die Basalganglien dienen vorwiegend der Feinabstimmung der Bewegungsabläufe.

Erkrankungen der Basalganglien sind vorwiegend auf degenerativ bedingte Veränderungen und Störung der Regelkreise der Ganglien zurückzuführen.

Alle Informationen aus der Hirnrinde erreichen über das Striatum das Kerngebiet. Die Rückkopplung zur Hirnrinde geht vom Pallidam und/oder von der Substantia nigra aus; sie erfolgt über den Thalamus (s. Regelkreis in Abb. 5.1). Die Informationsübermittlung geschieht durch Transmitter. Die wichtigste erregende Substanz ist die Aminosäure Glutamat, wichtige hemmende Substanzen sind Gammaaminobuttersäure (GABA) und Glycin. Weitere Überträgerstoffe sind Dopamin, Noradrenalin, Adrenalin und Serotonin. Sie können an verschiedenen Zellen sowohl erregend als auch hemmend wirken.

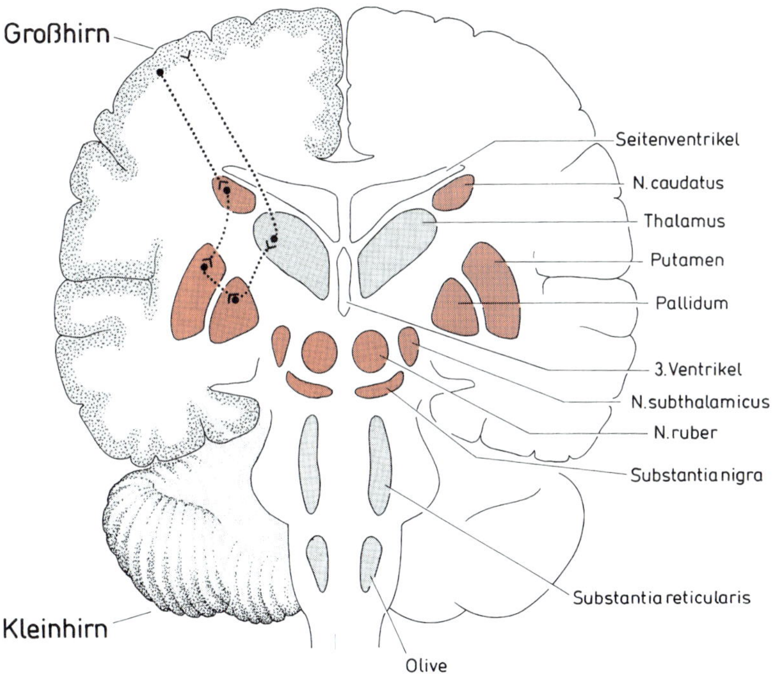

Abb. 5.1 Frontalschnitt durch das Gehirn mit Basalganglien und Regelkreis (Hirnrinde – N. candatus/Putamen [Striatum] – Pallidum – Hirnrinde)

Normalerweise besteht ein ausgewogenes Gleichgewicht der gegensätzlich wirkenden Transmitter.

Pathophysiologie

Eine Erkrankung der Basalganglien führt zu deren Degeneration; die zellulären Strukturen entarten, und es kommt zur Atrophie. Ein Schwund melaninhaltiger Nervenzellen in der Substantia nigra führt zu einer verminderten Dopaminproduktion. Diese bewirkt einen hemmenden Einfluß auf den Regelkreis und damit auch auf die Hirnrinde.

Die Folge sind:

- eine Bewegungsverarmung *(Hypokinese* oder *Akinese)*,
- eine Steigerung des Muskeltonus *(Rigor)* und
- ein Gliederzittern *(Tremor)*.

Es handelt sich um das *hypokinetische-hypertone Syndrom* oder auch *Pakinson-Syndrom* (s. u.).
Dagegen führt die Degeneration im Nucleus caudatus, Putamen und/ oder Nucleus subthalamicus im Regelkreis zu einer Stimulation von Thalamus und Hirnrinde und damit zu einem unkoordinierten Bewegungsüberschuß, der als *hyperkinetisch-hypotones Syndrom* bezeichnet wird. Krankheitsbilder sind *Chorea, Athetose* und *Dystonie* (s. Seite 114 ff.).

5.1 Parkinson-Syndrom

Definition

Das Parkinson-Syndrom geht auf einen degenerativen Prozeß im Bereich der Basalganglien, vorwiegend in der Substantia nigra zurück, der zu einem Dopaminmangel führt. Das Krankheitsbild ist nach dem Londoner Arzt J. Parkinson benannt, der es zuerst beschrieben hat (»An essay on the shaking palsy«).
Die wichtigsten Krankheitszeichen sind:

- Akinese
- Rigor
- Tremor

Vegetative Begleiterscheinungen sind häufig.

Häufigkeit

Es wird mit einer Erkrankungshäufigkeit von 200 auf 100 000 der Bevölkerung gerechnet. Vorwiegend sind das höhere Lebensalter sowie Männer betroffen.

Ursachen und Entstehungsbedingungen

Es kommt zu einer Degeneration im Bereich der Substantia nigra, die mit einem Schwund melaninhaltiger Nervenzellen und damit mit einem Dopaminmangel einhergeht. Dieser bewirkt eine Störung des Regelkreises, in welchem nun cholinergische Impulse überwiegen.

Idiopathische Form

Warum es zu diesem ausgeprägten Neuronenuntergang in der Substantia nigra kommt, ist weitgehend ungeklärt. Eine anlagebedingte Bereitschaft und/oder ein verstärkter Alterungsprozeß können von Belang sein. Bei gut zwei Drittel der Parkinsonkranken bleibt die Ursache verborgen. Diese *idiopathische* Form des Parkinson-Syndroms tritt zwischen dem 50. und 60. Lebensjahr auf.

Symptomatische Form

Für das übrige Drittel werden verschiedene Ursachen angenommen. Hier handelt es sich um die *symptomatische* Form. So kann es nach einer Enzephalitis oder durch toxische Einflüsse wie Mangan, Kohlenmonoxid (nach CO-Vergiftung) und Meperidin (synthetischer Heroinersatz bei Drogensüchtigen) zum Parkinson-Syndrom kommen. Selten verursacht die Arteriosklerose ein Parkinson-Syndrom. Dies geschieht, wenn sich die Arteriosklerose in den kleinen Arterien der basalen Kerngebiete auswirkt. Häufiger ist das Parkinson-Syndrom als Begleitwirkung besonders der höher- und hochpotenten Neuroleptika (z. B. Neurocil® und Haloperidol) zu beobachten, die in den Transmitterstoffwechsel gerade der basalen Kerngebiete eingreifen.

Symptomatik
Akinese

1. Akinese
Die ausgeprägte Bewegungsverarmung wird als *Akinese,* die eingeschränkte Beweglichkeit als *Hypokinese* bezeichnet. Die verminderte Beweglichkeit ist beim Gehen am kleinschrittigen, schlurfenden Gang, an fehlenden Mitbewegungen der leicht angewinkelt gehaltenen Arme und an der vornübergebeugten Haltung zu erkennen (Abb. 5.2, S. 109). Die Stimme ist monoton, kraftlos, leise und wenig artikuliert. Die Schrift

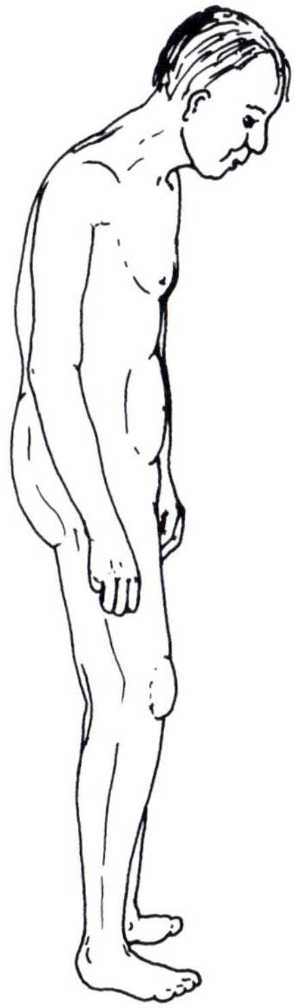

Abb. 5.2 Körperhaltung beim Parkinsonsyndrom
(aus Ludin, H.-P.: Das Parkinsonsyndrom, 2. Auflage, W. Kohlhammer Verlag, 1995)

wird allmählich kleiner und krickeliger *(Mikrographie)*. Der Bewegungsimpuls ist gehemmt. Wenn z. B. ein Parkinsonkranker beim Laufen aufgefordert wird, anzuhalten, schießt er nach der »Bremsung« mit einzelnen Trippelschritten über das eigentliche Bewegungsende hinaus, um erst dann zum Stillstand zu kommen. Dieses Stolpern nach vorne wird als *Propulsion* bezeichnet. Entsprechend gibt es Hemmungen bei Bewegungen zur Seite und nach hinten *(Latero- und Retropulsionen)*. Die Bewegungshemmung macht sich beim Umdrehen im Bett oder beim Aufstehen aus einem tieferen Sessel bemerkbar. Sie kann durch Gabe eines Kommandos oder durch Hochschaukeln aus dem Sessel überwunden werden.

Rigor

2. Rigor

Der *Rigor* ist gekennzeichnet durch eine anhaltende Tonuserhöhung der Muskulatur beim passiven Durchbewegen der Extremitäten. Der Untersucher hat dabei das Gefühl, einen wachsartigen Gegenstand zu bewegen (wachsartige Tonuserhöhung). Vielfach fällt dabei eine ruckartige Bewegung auf, als wäre ein Zahnrad in das Gelenk eingebaut. Wahrscheinlich ist dieses *Zahnradphänomen* darauf zurückzuführen, daß der wächserne, zähe Bewegungsablauf durch den Tremor überlagert ist. Der Bewegungswiderstand beim spastischen Syndrom ist anders; es muß ein langsam zunehmender Widerstand überwunden werden.

Tremor

3. Tremor

Der *Tremor* ist durch rhythmische Bewegungen (Frequenz 4 bis 6 pro Sekunde) der Hände und Finger gekennzeichnet, die an das Bild eines *Pillendrehens* oder Münzenzählens erinnern. Der Tremor setzt in Ruhe ein *(Ruhetremor)*, wird durch affektive Beeinflussung verstärkt und geht bei Zielbewegungen deutlich zurück oder verschwindet. Im Gegensatz dazu nimmt der Tremor infolge einer Kleinhirnstörung bei Zielbewegungen an Deutlichkeit zu. Neben dem Ruhetremor fällt bei Parkinsonkranken ein schneller Tremor beim Vorhalten der Arme und Hände auf *(Haltetremor)*.

Vegetative Störungen

4. Begleiterscheinungen

An *vegetativen Störungen* sind ein vermehrter Speichelfluß, eine erhöhte Talgdrüsensekretion mit Schuppenbildung der Haut und ein dadurch bedingtes Salbengesicht sowie ein abnormes Schwitzen und Blasenstörungen zu nennen.

Psychische Auffälligkeiten

Die Beurteilung *psychischer Störungen* beim Parkinson-Syndrom ist schwierig. Die häufiger zu beobachtende depressive Verstimmung bei einem Viertel der Kranken tritt in etwa der gleichen Häufigkeit auch bei anderen hirnorganischen Erkrankungen auf. Das gelegentlich auftretende ungeduldige, gereizte und empfindsame Verhalten der Parkinsonkranken ist überwiegend als reaktive Verstimmung bei der erheblichen Bewegungseinschränkung und Hilflosigkeit zu verstehen. Dementive Erscheinungen sind beim Parkinson-Syndrom nicht häufiger anzutreffen als bei anderen hirnatrophischen oder senilen Prozessen.

Verlauf

Das Parkinson-Syndrom ist eine chronische Krankheit. Das Fortschreiten kann medikamentös aber aufgehalten werden. Unbehandelt würde etwa die Hälfte der Parkinsonkranken nach etwa 10 Jahren stark behindert oder verstorben sein. Im Endstadium bewegen sich die Kranken immer weniger, die Gelenke versteifen, sprachlich sind sie kaum oder nicht zu verstehen, der Speichel läuft aus dem Mund, sie essen und trinken kaum noch und geraten in einen ausgezehrten und ausgetrockneten Zustand. Dabei sind sie ganz wach und klar. Sie erscheinen durch den hilflosen und erbärmlichen Zustand dement, sind es aber nicht. Es kann plötzlich zu einem lebensbedrohlichen Zustand völliger Bewegungsunfähigkeit *(akinetische Krise, Off-Phänomen)* und bald darauf wieder zu einer guten Beweglichkeit *(On-Phänomen)* kommen. Diese Fluktuation wird als *Off-On-Phänomen* bezeichnet und tritt sowohl bei unbehandelten als auch bei medikamentös behandelten Patienten auf. Schließlich sterben die Parkinsonkranken an Auszehrung (Kachexie) sowie an Komplikationen von Seiten der Lungen und der ableitenden Harnwege.

Akinetische Krise

Off-On-Phänomen

Behandelte Parkinson-Kranke haben dagegen nach etwa 10jähriger Behandlung noch den Behinderungsgrad wie zu Beginn ihrer Erkrankung.

Diagnostik

Im Anfangsstadium ist das Leiden nicht immer gleich zu erkennen. Es wird zunächst über eine allgemeine Schwerfälligkeit und uncharakteristische Muskelsteife der meist älteren Kranken geklagt. Erst das Auftreten eines Tremors und eine allgemeine Verlangsamung der Bewegung mit Verkleinerung des Schriftbildes und Verkürzung der Schrittlänge weisen auf das Parkinson-Syndrom hin. Im EEG finden sich häufig Frequenzverlangsamungen. Das Computerprogramm und die Kernspintomographie zeigen keine typischen Veränderungen.

Therapie

Die Krankheitssymptome des Parkinson-Syndroms treten erst in Erschei-

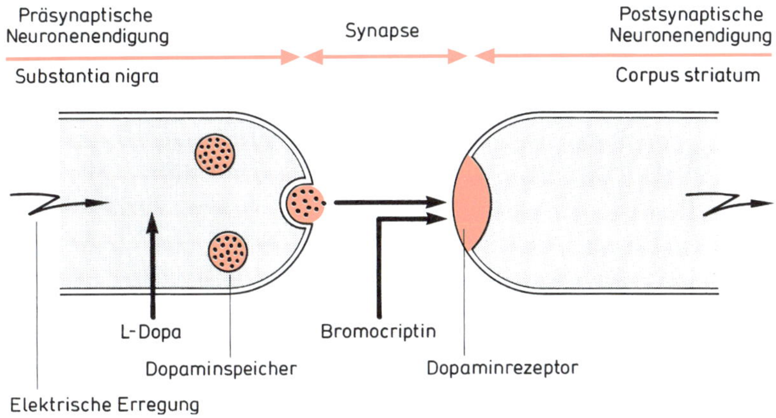

Abb. 5.3 Schema der Erregungsübertragung mittels Dopamin. Wirkungsorte von L-Dopa und Bromocriptin.

nung, wenn etwa 70 % der dopaminproduzierenden Neurone der Substantia nigra zugrunde gegangen sind und damit bereits ein latenter Dopaminmangel besteht. Die therapeutischen Bemühungen zielen darauf ab, den Dopaminmangel durch Dopaminzufuhr auszugleichen oder die restliche Dopaminproduktion der noch verbliebenen etwa 30 % der Neurone zu rationalisieren. Durch diese therapeutischen Maßnahmen wird ein Fortschreiten der Krankheitssymptome vorerst aufgehalten. Es ist aber zu betonen, daß die medikamentöse Therapie keine Heilung des Neuronenschwundes in der Substantia nigra bringt. Der eigentliche Krankheitsprozeß schreitet weiter fort.

Ausgleich des Dopaminmangels durch Dopaminzufuhr.

Sind im weiteren Verlauf der Erkrankung etwa 90 % der Neurone zugrunde gegangen, kann selbst das zugeführte Dopamin von den restlichen Neuronen nicht mehr ausreichend »verarbeitet« werden. Die Medikamente »greifen« nicht mehr, es kommt zur *»End-of-dose-akinese«* oder zum *»Wearing-off-Phänomen«* (Ermüdungsphänomen). Neben Medikamenten sind vor allem Physio- und Ergotherapie sowie Möglichkeiten einer Hirnoperation zu nennen.

Die therapeutischen Maßnahmen im einzelnen:

- Ausgleich des Dopaminmangels mit L-Dopa.
  L-Dopa oder Levodopa ist eine Vorstufe des Dopamins. Dopamin selbst kann nicht gegeben werden, weil es – vom Darm ins Blut gekommen – die Blut-Hirnschranke nicht überwinden kann. Deshalb wird Levodopa genommen, das die Blut-Hirnschranke passiert und zu den Nervenzellen gelangt, um dort in das wirksame Dopamin decarboxyliert zu werden (Abb. 5.3).
  Mit L-Dopa begann die moderne Parkinson-Therapie. Man benötigte aber größere Mengen des L-Dopa, weil es zum großen Teil schon vor Übertritt ins Gehirn abgebaut wurde. Deshalb wurde L-Dopa mit dem Decarboxylase-Hemmer Benserazid kombiniert, der einen vorzeitigen Abbau von L-Dopa verhindert. Bekannte Kombinationspräparate sind Madopar® und Nacom®.
  Da die Wirksamkeit von L-Dopa mit der Zeit nachläßt und die dann erforderliche Dosiserhöhung zu Nebenerscheinungen führen kann, wird man bei einer niedrigen Dosierung bleiben. Zur Einsparung von

Die Dopaminwirkung läßt mit der Zeit nach. Problem der „End-of-dose-akinese".

L-Dopa wirkt sich auch eine frühe Kombination mit einem Dopamin-Agonisten (z. B. Bromocriptin) günstig aus. Verschiedene Studien belegen, daß es unter der Kombinationstherapie seltener zu Dyskinesien und Dystonien kommt.

- *Stimulierung der Dopaminrezeptoren mit Dopamin-Agonisten.*
  Die Rezeptoren des Striatums (besonders D_2-Rezeptoren) können bei vermindertem oder fehlendem Dopamin durch sogenannte Dopamin-Agonisten wie Bromocriptin (Pravidel®) oder Lisurid (Dopergin®) stimuliert werden.
- *Hemmung des Dopamin-Abbaus durch MAO-B-Hemmer.*
  Der Dopamin-Abbau wird durch Monoaminooxidase-B-Hemmer blokkiert: Selegilin (z. B. Deprenyl®, Movergan®); es kann mit L-Dopa kombiniert werden und soll eine schützende Wirkung auf die Nervenzellen haben.
- *Hemmung der Glutamat-Wirkung durch Amantadine.*
  Die erregende Wirkung des Neurotransmitters Glutamat wird durch Amantadine (z. B. PK Merz®) gehemmt. Sie haben geringe Nebenwirkungen. Die Wirkung selbst läßt aber schnell nach. Angezeigt sind sie als Infusion beim plötzlich eintretenden Bewegungsverlust (Off-Phänomen).
- *Anticholinergika.*
  Sie unterdrücken die Wirkung von Acetylcholin, das als »Gegenspieler« zum Dopamin bei dessen Mangel verstärkt wirksam wird. Anticholinergika (z. B. Akineton®, Tremarit®) wirken besonders auf Rigor und Tremor, haben aber lästige Nebenwirkungen (Mundtrockenheit, unscharfes Sehen durch Akkomodationsstörung, Harnverhalt bei Prostataleiden und Obstipation) und sollten bei älteren Patienten nicht gegeben werden.
- *Operative Therapieverfahren.*
  Bei der operativen Behandlung wird mit Methoden der *Stereotaxie* eine Sonde in den ventralen Abschnitt des Thalamuskerns eingeführt, um diese Region mit einem elektrischen Impuls auszuschalten. Damit nimmt man Einfluß auf einen oder mehrere Regelkreise, um einen harmonischeren Bewegungsablauf zu erreichen. Eine solche Operation wird nur bei Patienten erwogen, die jünger als 65 Jahre sind und keine Zeichen einer stärkeren Arteriosklerose erkennen lassen, bei denen ein Tremor im Vordergrund steht und bei denen die medikamentöse Behandlung nicht zu einem befriedigenden Ergebnis geführt hat.

Pflege
Mobilisation

Parkinsonkranke sind durch Einschränkung und Verlangsamung der Bewegungen behindert. Sie neigen zur Unselbständigkeit, oft bleiben sie einfach sitzen oder liegen. Sie erscheinen hilfloser als sie sind. Die betreuenden Personen sollten darauf achten, daß Parkinsonkranke möglichst wenig im Bett liegen, sich – soweit das möglich ist – alleine waschen sowie an- und ausziehen. Leichte Kleidung mit Klettverschlüssen und festes Schuhwerk sind vorteilhaft. Da Parkinsonskranke häufig schwer aus tiefen Sesseln hochkommen, sind höhere Sitze und Betten günstig. Haltegriffe sind in der Toilette anzubringen. Nächtliches Einnässen ist gelegentlich darauf zurückzuführen, daß die Kranken wegen ihrer Bewegungseinschränkung nicht rechtzeitig zur Toilette kommen oder den Nachtstuhl nicht erreichen. Unaufhörlich muß der Parkinsonkranke zu

Bewegungen aufgefordert und angeregt werden. Beim Laufen ist auf große Schritte und gute Mitbewegungen der Arme zu achten. Immer wieder müssen Laufziele (z. B. Zeitung holen, Hund ausführen) und Aktivitäten (z. B. Einkaufen, Besuch von Veranstaltungen) angeboten werden, weil der Antrieb vermindert ist. Körperliche und seelische Aktivitäten tragen dazu bei, eine depressiv-resignierende Grundhaltung zu überwinden und die Selbständigkeit und das Selbstbewußtsein zu fördern.

Essen und Trinken

Der Parkinsonkranke braucht zu allem mehr Zeit, auch beim Essen. Damit dieses nicht kalt und unappetitlich wird, ist ein Warmhalteteller zu nehmen. Durch Tremor und Steifigkeit der Finger hat er Mühe, das Eßbesteck zu halten. Dies gelingt besser, wenn die Griffe mit Knetmasse verstärkt und griffsicherer gemacht werden. Die Teller sollten einen höheren Rand haben, damit die Speisen bei ungeschickten Bewegungen leichter auf Gabel oder Löffel kommen und nicht über den Tellerrand fallen. Fleisch muß gegebenenfalls zerkleinert oder passiert, Brot in Stücke geschnitten werden. Nach den Mahlzeiten ist auf eine Mundpflege zur Vermeidung einer Soorinfektion oder einer Parotitis zu achten. Weil der Gebrauch des Trinkgefäßes wegen des Tremors oder der Bewegungsverarmung erschwert sein kann und ältere Menschen oft keinen besonderen Drang verspüren, ausreichend zu trinken, muß auf eine genügende Flüssigkeitszufuhr geachtet werden. Ebenso ist die Ausscheidung zu prüfen, so daß insgesamt eine ausreichende *Flüssigkeitsbilanz* besteht. Trink- und Ausfuhrlisten erleichtern die Überprüfung. Ein Flüssigkeitsmangel kann zu einer Verschlechterung des Allgemeinzustandes und deutlicher Verschlimmerung der Parkinson-Symptomatik führen. Ist das Schlucken von Flüssigkeit erschwert, kann diese eingedickt in Brei oder Mus gegeben werden.

Pflege eines Parkinsonkranken bedeutet für die Pflegeperson: viel Geduld, immer wieder zu Bewegungen sowie zum Essen und Trinken anregen, Förderung der Selbständigkeit, Körperpflege.

Haut

Wegen der vermehrt auftretenden vegetativen Störungen, die mit einer schweißigen, fettigen Haut einhergehen, sollte häufiger geduscht und die Haut anschließend gut frottiert werden.

Häufiges Umlagern und Durchbewegen

Das Umdrehen im Bett kann Schwierigkeiten bereiten, so daß die Kranken zwei- bis dreistündlich umgelagert werden müssen, um einem Druckgeschwür der Haut vorzubeugen. Das häufige Umlagern und Durchbewegen beugt auch einer Pneumonie und Thrombose vor. Bewegungsmangel und Medikamente bewirken häufig eine chronische Verstopfung, die zum Ileus führen kann. Eine schlackenreiche Kost ist für Parkinsonkranke wichtig. Gleichzeitig muß viel getrunken werden, damit die verdaute Nahrung breiig wird und quellen kann. Der mitunter zu beobachtende starke Speichelfluß ist medikamentös schwer zu beeinflussen; Zellstoff ist zur Aufnahme des Speichels bereitzuhalten.

Geduld

Die Kontaktaufnahme mit Parkinsonkranken kann sich mühsam gestalten, wenn diese mit ihrer monotonen, leisen Stimme kaum zu verstehen sind. Mit Geduld muß die Pflegeperson die Tätigkeiten der Parkinsonkranken begleiten, darf einerseits nicht drängeln, andererseits ist auf die Einhaltung eines angemessenen Tempos zu achten. Kommt es zum Fall, ist die Verletzungsgefahr groß. Immer ist eine mögliche Knochenfraktur abzuklären. Die Annahme, der Kranke bekomme nicht mehr alles mit, täuscht; Parkinsonkranke lassen im allgemeinen keinen vorzeitigen geistigen Abbau erkennen.

Im Endstadium der Erkrankung kommt es zu einer schnellen Verschlechterung insbesondere dann, wenn die Kranken bettlägerig sind, ungenügend essen und trinken und Infektionen hinzukommen. Dabei sind die Kranken geistig oft ganz wach. Diese Situation verlangt von den Angehörigen und vom Pflegepersonal einen besonders sensiblen und individuellen Umgang.

Physiotherapie

Eine ständige krankengymnastische Übungsbehandlung ist die wichtigste therapeutische Maßnahme neben der Pharmakotherapie.

Die Bewegungsverarmung der Parkinsonkranken geht auf einen erhöhten Muskeltonus (Rigor), eine Hemmung physiologischer Bewegungsabläufe und einen oft verminderten Eigenantrieb zurück. So erfolgt das Gehen mit kleinen, schlurfenden und langsamen Schritten und das Aufstehen vom Stuhl oder das Umdrehen im Bett kann unmöglich werden. Der Bewegungsraum der Gelenke wird nicht mehr voll genutzt, die Gelenke versteifen und die Muskulatur bildet sich infolge der zunehmenden Inaktivität zurück. Mit vorsichtiger Dehnung werden die Gelenke durchbewegt. Dann werden die normalen Bewegungsabläufe geübt, indem auf den spontanen Bewegungsbeginn und das gleichzeitige Zusammenwirken mehrerer Bewegungen geachtet wird. Geübt werden besonders das Umdrehen im Bett, das Aufstehen aus sitzender Position, das Treppensteigen und das Gehen. Aus dem kleinschrittigen, schlurfenden Gang muß ein elastischer, ausholender und schwungvoller Gang werden. Die Beweglichkeit kann durch akustische Reize (rhythmisches Klatschen, Musik) angeregt und gefördert werden. Wenn Patienten zu einem raschen Bewegungswechsel im Sinne der On-Off-Phasen neigen, dürfen Bewegungsübungen nicht übertrieben werden. Gruppengymnastik fördert außerdem die sozialen Kontakte. Eine konsequent und über lange Zeit durchgeführte Physiotherapie kann die Bewegungsstörungen beim Parkinson-Syndrom entscheidend bessern und gleichzeitig Medikamente einsparen.

Ergotherapie

Ähnlich wie bei der Physiotherapie wird vor allem die Beweglichkeit geübt. Gezielte Fingerübungen (Stecken, Montieren, Basteln, Textilarbeiten) dienen der Gelenkmobilisation. Bei Ballspielen werden die Muskeln gedehnt und die Extremitäten gestreckt. Wichtig ist es, die ängstliche Haltung der Patienten zu überwinden und über eine erfolgreiche Tätigkeit zu mehr Selbstsicherheit und damit auch Aktivität zu gelangen. Bei starker körperlicher Beeinträchtigung sind wie bei den Schlaganfallkranken die Verrichtungen des täglichen Lebens zu trainieren. Sprech- und Schreibübungen ergänzen das Therapieprogramm.

5.2 Chorea Huntington

Definition

Langsame Hyperkinese, später Demenz.

Es handelt sich um einen dominant vererbten degenerativen Prozeß im Bereich der Basalganglien, überwiegend um eine Atrophie im Striatum (Nucleus caudatus und Putamen). Das schädigende Gen ist auf Chromosom 4 lokalisiert worden. Das Krankheitsbild ist durch unkontrolliert und asymmetrisch auftretende, ausfahrende Bewegungen *(Hyperkinesen)* gekennzeichnet und wurde 1872 von dem amerikanischen Arzt G. HUNTINGTON beschrieben.

Verlauf

Die Chorea Huntington ist selten; man rechnet mit 5 Erkrankungen auf 100 000 Einwohner. Die Erkrankung beginnt zwischen dem 30. und 50. Lebensjahr mit psychischen Auffälligkeiten (u. a. Reizbarkeit, unsteter Lebenslauf), denen hyperkinetische Bewegungsstörungen mit einem Grimassieren der Gesichtsmuskulatur und schließlich eine Demenz folgen. Die Krankheit schreitet unaufhaltsam fort; der Tod tritt nach 10 bis 15 Jahren ein.

Diagnostik

Diagnostisch finden sich
- typische Hirnveränderungen im CT,
- eine deutlich verlangsamte Nervenleitgeschwindigkeit im Elektroneurogramm (ENG) und
- reduzierte visuell und akustisch evozierte Potentiale (VEP, AEP).

Therapie

Eine ursächliche Therapie ist nicht bekannt. Gegen die zum Teil ausgeprägte Hyperkinese werden hochpotente Neuroleptika (z. B. Haloperidol) und Sulpirid (Dogmatil®) eingesetzt.

5.3 Chorea minor

Definition

Die Basalganglien, insbesondere Pallidum und Striatum (Nuclens caudatus und Putamen) sind auf der Grundlage einer Autoimmunreaktion durch einen entzündlichen Prozeß nach rheumatischem Fieber (Streptokokkeninfektion) geschädigt. Erster Beschreiber dieses hyperkinetischen Krankheitsbildes, das durch blitzartig auftretende, unwillkürliche und kurzdauernde Bewegungen vorwiegend im Gesicht und an den Händen in Erscheinung tritt, war 1686 der Londoner Arzt T. SYDENHAM.

Schnelle, ticartig-zuckende Hyperkinesen, begleitet von affektiven Störungen.

Therapie

Vorwiegend sind Mädchen zwischen dem 6. und 13. Lebensjahr betroffen. Die choreatischen Krankheitserscheinungen treten Tage bis Wochen nach der Infektion auf und klingen nach einigen Wochen auch ohne Behandlung wieder ab. Zur Vermeidung von Komplikationen und zur schnelleren Rückbildung der Krankheitserscheinungen ist Penicillin, häufig kombiniert mit Kortison und Salizylaten, über längere Zeit zu geben.

5.4 Athetose

Definition

Mit der Geburt zusammenhängende (perinatale) oder später erworbene Hirnschädigungen (z. B. Hirninfarkt) führen in den Basalganglien, insbesondere dem Pallidum und Striatum (N. caudatus und Putamen) zu degenerativen Zelluntergängen und Atrophien. Diese äußern sich in langsa-

Langsame, wurmartig-drehende, oft bizarre Bewegungsstörungen.

men, wurmartig-drehenden, oft bizarr wirkenden Bewegungen der Hände und Füße, die halbseitig (Hemiathetose) oder doppelseitig (Athétose double) auftreten können. Im grimmassierenden Gesicht wird die sich hin- und herwälzende Zunge bewegt.
Treten Athetosen doppelseitig auf und gehen sie mit beinbetonten spastischen Paresen sowie einer eher gering ausgeprägten geistigen Behinderung einher, handelt es sich um die *Little-Krankheit* als Ausdruck einer frühkindlichen Hirnschädigung. (s. S. 260)

5.5 Dystone Syndrome

Definition

Unterschiedlich schnelle, sich stereotyp wiederholende Zuckungen und Verkrampfungen einer Körperpartie.

Es handelt sich wie bei der Chorea und der Athetose um unwillkürliche und unkoordinierte Kontraktionen einzelner Muskelgruppen, die von den langsameren tonischen bis zu den schnelleren dyskinetischen Bewegungsauffälligkeiten reichen. Bei dem vielfältigen Erscheinungsbild sind verschiedene Basalganglien unterschiedlich stark geschädigt. Deshalb ist auch eine gemeinsame biochemische Funktionsstörung nicht nachzuweisen. Die dystonen Bewegungsstörungen treten vorwiegend im Kopf- und Halsbereich auf. Psychische Einflüsse können die Bewegungsstörungen mitgestalten und verstärken.

5.5.1. Tortikollis

Definition

Die Dystonie der Halsdrehermuskulatur ist durch eine langsam seitwärts drehende Kopfbewegung und eine in dieser Stellung krampfhaft verharrende Kopfhaltung gekennzeichnet. Daher kommt auch die Bezeichnung *spastischer Schiefhals.* Der Tortikollis ist die häufigste dystone Störung. Sie wird vom Patienten durch das Anlegen des Zeigefingers an das zur Seite gedrehte Kinn zu unterdrücken versucht.

Ursache

Die Ursache liegt in einer Schädigung der Basalganglien, wobei der Schädigungsmechanismus zum Teil unbekannt ist (ideopatisch). Es sind aber auch von außen einwirkende Schädigungen (z. B. frühkindlicher Hirnschaden, Enzephalitis, auch Neuroleptika) bekannt.

Therapie

Behandelt wird neben Psychotherapie mit hochpotenten Neuroleptika (z. B. Haldol®), welches die Dopamin-Rezeptoren blockiert. Wenn diese Maßnahmen ausgeschöpft sind, wird Botulinustoxin lokal in die Halsdrehermuskulatur injiziert, das die Überaktivität der dystonen Muskulatur vermindert.

5.5.2 Blepharospasmus

Definition

Die dystonen Bewegungen beschränken sich auf ein fortwährendes doppelseitiges Zukneifen der Augenlider, das sich bei Ruhe und Ablenkung verlieren kann und im Schlaf nicht zu beobachten ist. Nicht selten tritt dieser Spasmus zusammen mit einer Depression auf, nach deren Besserung der Spasmus zurückgeht. Therapeutische Versuche werden mit Tiapridex® und hochpotenten Neuroleptika unternommen. Auch wird Botulinustoxin in die verkrampfte Muskulatur injiziert.

5.5.3. Dyskinesien während oder nach einer Neuroleptikabehandlung

Definition

Neuroleptika wirken über eine Blockade der Dopaminrezeptoren auf die Basalganglien ein. Die Basalganglien können konstitutionell (anlagebedingt) oder infolge einer vorausgegangenen Schädigung für Neuroleptika besonders empfindlich sein. Neben der erwünschten Wirkung der Neuroleptika auf psychische Symptome kommt es bei etwa der Hälfte der behandelten Patienten zu unerwünschten Nebenwirkungen, vor allem zu Dystonien. Diese sind abnorme unwillkürliche, meist schnellere und bizarr aussehende Bewegungsabläufe, die choreatische und athetotische Elemente enthalten. Dystonien können gleich zu Beginn der Neuroleptika-Behandlung *(Frühdyskinesie)* oder erst nach Jahren verzögert auftreten *(Spätdyskinesie, tardive Dystonie)*.

Frühdyskinesie
Zungen-Schlund-Syndrom

Einige Stunden bis zu vier Tagen nach Beginn einer Neuroleptikabehandlung kommt es zu einer Verspannung und Verkrampfung der Zungen-Schlundmuskulatur *(Zungen-Schlundsyndrom)*. Die Zunge wird unbeeinflußbar mit wälzenden Bewegungen hervorgestreckt und das Gesicht grimassenhaft verzogen; die Sprache ist undeutlich und das Schlucken gestört. Auch kann ein Tortikollis auftreten. Die Kranken kommen nicht selten unter der Diagnose »Enzephalitis«, »Tetanus« oder »Bulbärparalyse« akut in die Klinik. Nach einer Ampulle Akineton® i. v. sind die Dyskinesien oft schlagartig verschwunden.
Mitunter fällt unter der Neuroleptikabehandlung auch eine allgemeine Unruhe auf. Die Kranken können nicht stillsitzen und stehen unter einem Drang, sich fortwährend bewegen zu müssen. Diese Unruhe wird als *Akathisie* bezeichnet und verliert sich häufig im Laufe der Behandlung. Ferner können nach längerer Behandlung besonders mit hochpotenten Neuroleptika Parkinson-Symptome, insbesondere eine Bewegungsverarmung mit angewinkelten Armen, einem schlürfenden Gang und mit einer ausdrucksarmen Mimik (gebundene Körperhaltung), auftreten *(Parkinsonismus)*.

Spätdyskinesie

Sie tritt mehrere Jahre nach Beginn der Neuroleptikatherapie, aber auch nach Dosisreduktion und Absetzen der Medikamente auf. Die unwillkürlichen Bewegungsstörungen haben mehr choreatischen Charakter und sind bevorzugt im Gesichts- und Halsbereich mit Schnauzbewegungen, Schmatzen, Blinzeln und Grimassieren zu beobachten. Die Spätdyskinesien bilden sich häufig nicht oder nur unvollständig zurück. Deshalb müssen sie frühzeitig erkannt werden, damit die Dosis reduziert oder besser das bisherige Neuroleptikum durch ein sogenanntes atypisches Neuroleptikum (z. B. Clozapin oder Risperdal®) ersetzt wird, das deutlich weniger oder keine Spätdyskinesien hervorruft, aber andere Nebenwirkungen, z. B. auf das blutbildende System, haben kann.

Zusammenfassung

Eine **Erkrankung der Basalganglien**, die u. a. für die Feinabstimmung der Bewegungsabläufe zuständig sind, führt zu deren Degeneration und damit zu einem Mangel an bestimmten Transmittern. Ein Dopaminmangel vorwiegend in der Substantia nigra bewirkt eine Bewegungsverarmung (Hypo- oder Akinese), eine Steigerung des Muskeltonus (Rigor) und ein Gliederzittern (Tremor). Das Fortschreiten dieses Parkinson-Syndroms kann medikamentös durch Dopaminzufuhr oder eine medikamentöse Stimulation der Dopaminrezeptoren aufgehalten werden. Eine Degeneration anderer Kerngebiete führt dagegen zu einem unkoordinierten Bewegungsüberschuß. Entsprechende Krankheitsbilder sind Chorea, Athetose und Dystonie.

6. Hirnatrophische Prozesse

Definition

Fortschreitende Rückbildungsprozesse des Gehirns infolge einer Nervenzelldegeneration werden als *Hirnatrophien* bezeichnet. Neben der normalen altersbedingten Hirnatrophie kommen stoffwechselbedingte, entzündliche, immunologische und auch genetische Ursachen in Betracht. Die Hirnatrophie tritt entweder generalisiert in Erscheinung, indem Hirnrinde und Marklager betroffen sind, oder es kommt zu umschriebenen Hirnatrophien. Leitsymptom der hirnatrophischen Prozesse ist eine Minderung der erworbenen intellektuellen Fähigkeiten, die als *Demenz* bezeichnet wird. Häufig sind außerdem Störungen der Merkfähigkeit und der Konzentration sowie seltener auch neurologische Störungen (z. B. Rigor, Akinese, spastische Lähmungen) zu beobachten. Bei Atrophien überwiegend im Bereich der Basalganglien sind dementive Erscheinungen weniger ausgeprägt.

Häufigkeit

Demenzsyndrome kommen bei etwa 0,25 % der Gesamtbevölkerung vor; bei den über 65jährigen sind es 5 %, gut die Hälfte davon sind Patienten mit der Alzheimer-Krankheit.

6.1 Alzheimer-Krankheit

Definition

Eine Demenz ist bei verschiedenen Hirnerkrankungen zu beobachten. Etwa die Hälfte aller Demenzen ist der Alzheimer-Krankheit zuzuordnen.

Es handelt sich um einen im mittleren Lebensalter einsetzenden und mit zunehmendem Alter häufiger auftretenden hirnatrophischen Prozeß mit deutlicher *Demenz*. Diese schreitet über einige Jahre schnell fort. Im anglo-amerikanischen Schrifttum wird sie auch als Demenz von Alzheimer Typ (DAT) bezeichnet. Das Krankheitsbild wurde 1907 von dem deutschen Neurologen A. Alzheimer beschrieben.

Ursachen und Entstehungsbedingungen

Eine einheitliche Ursache ist nicht bekannt; es werden genetische, strukturelle und biochemische Auffälligkeiten und Störungen für das Krankheitsbild beschrieben. Genetisch ist von Interesse, daß für die Alzheimer-Krankheit eine Veränderung am Chromosom 21 beschrieben wird, die auch für die Entstehung des Down-Syndroms (Fehlentwicklung vieler Organe mit geistiger Behinderung) verantwortlich ist. Es kommt im Gehirn zu unlöslichen Ablagerungen, den sogenannten Amyloidplaques, und zu charakteristischen Nervenzellveränderungen, die in der Hirnrinde zu einer Abnahme der Synapsendichte führen.

Symptomatik und Verlauf

Die Alzheimer-Krankheit beginnt sehr langsam mit Störungen der Merkfähigkeit und der Orientierung. Dabei bleibt die Persönlichkeit sehr lange erhalten. Erst später macht sich ein intellektueller Abbau im Sinne einer Demenz bemerkbar. Sprachstörungen und diskrete Parkinson-Zeichen kommen hinzu. Die Krankheit schreitet stetig fort, um nach etwa sieben bis zehn Jahren das Endstadium zu erreichen.

Diagnose

Die Diagnose ergibt sich aus dem Erscheinungsbild und dem Verlauf der Erkrankung. Im Computertomogramm ist eine generalisierte Hirnatrophie erkennbar (Abb. 6.1).

Therapie

Eine ursächliche Therapie ist nicht bekannt. Bei leichteren Formen der Alzheimer-Krankheit kommt der neue Wirkstoff Tacrin zur Anwendung, der durch eine Erhöhung der Acetylcholinkonzentration eine Verbesserung der Gedächtnis- und Denkleistung und damit eine bessere Bewältigung des Alltags bewirken soll.

Pflege

Die Pflege von Patienten mit Alzheimer-Krankheit oder fortgeschrittener Demenz ist eine besondere Aufgabe und Herausforderung. Anfangs sind es Beratung und Begleitung der durch Merkfähigkeitsstörung und Orientierungsschwäche verunsicherten und möglicherweise auch ratlosen Patienten. Später handelt es sich um die Pflege verwirrter und nichtorientierter Patienten, die inkontinent, unruhig und auch aggresiv sein können und gefüttert werden müssen.

Beginnende Demenz

Kranke mit einer beginnenden dementiven Persönlichkeitsveränderung sind bezüglich ihres Leistungsvermögens schwer einzuschätzen. Sie selbst fühlen sich wie immer; ihr Verhalten und Erscheinungsbild sind unverändert. Nahestehende Personen jedoch nehmen Unsicherheiten der Erinnerung, Vergeßlichkeit sowie Verstimmungszustände wahr. Spricht man die Kranken auf diese Auffälligkeiten an, können sie gereizt und mißtrauisch reagieren. Wenn jetzt den Kranken nicht mit Nachsicht und Verständnis begegnet wird, reagieren sie heftiger auf die sich anbahnende Bezie-

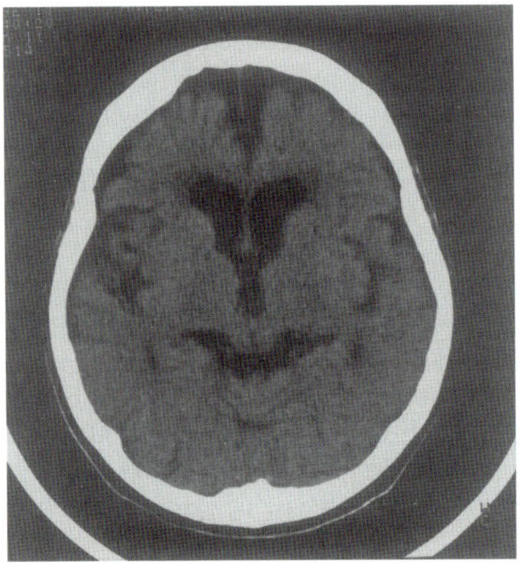

Abb. 6.1 Computertomogramm bei Alzheimer-Krankheit. Ausgeprägte Atrophie der Hirnrinde und des Marklagers.

hungsstörung. Sie ziehen sich zurück oder agieren unbesonnen querulatorisch. Im fortgeschrittenen Stadium beginnen die Kranken zu spüren, daß sie nicht mehr mithalten können und nicht mehr so leistungsfähig sind. Die betreuenden und beratenden Personen müssen diese psychopathologischen Auffälligkeiten erkennen und bestrebt sein, die Kommunikation zu erhalten. Dafür brauchen insbesondere Angehörige Beratung, die sie in Alzheimergruppen oder über die Gesundheitsämter erhalten können.

Fortgeschrittene Demenz

In einem noch weiter forgeschrittenen Stadium des dementiven Abbaus muß mit viel Geduld und Verständnis auf die Kranken eingegangen werden. Ihnen sind Hilfen bei der Strukturierung des Tages und der Erledigung der täglichen Aufgaben zu geben, wobei auf alte Gewohnheiten Rücksicht genommen werden sollte. Der Kranke darf nicht überfordert, aber durch zuviel Hilfe auch nicht unterfordert werden, damit er so lange wie möglich selbständig bleibt. Depressive Verstimmungen und Versagenszustände sind aufzufangen. Es ist darauf zu achten, daß der Kranke seine Körperpflege einhält, daß er sich ausreichend ernährt und daß seine finanziellen Belange und Verpflichtungen geregelt sind. Eventuell muß über die Einrichtung einer Betreuung für bestimmte Belange des täglichen Lebens entschieden werden.

Pflegefall

Ist der Kranke schließlich verwirrt und zum Pflegefall geworden, ist eine Versorgung rund um die Uhr erforderlich, nach Möglichkeit zu Hause, sonst in einem Pflegeheim. Dabei ist darauf zu achten, daß ihm liebgewordene Erinnerungsstücke wie Bilder, Fotografien, Bücher und kleine Möbelstücke erhalten bleiben. Auch im dementen Zustand muß der Kranke angezogen und zu Spaziergängen und einfachen Aufgaben angehalten werden. Wenn er bettlägerig geworden ist, sollte er zum Beispiel die Möglichkeit haben, vertraute Musikstücke zu hören. Mit Hilfe einer Ergotherapeutin sind bestimmte Tätigkeiten einfacher Art zu verrichten, wie z. B. Briefmarken ausschneiden oder ablösen, Postkarten sortieren oder Bilder anmalen. Häufig sollten Besucher kommen und vom Tagesgeschehen, der Familie oder von früheren Zeiten berichten. Das Leben sollte so normal wie möglich gestaltet werden; dazu gehört die abwechslungsreiche Gestaltung der Tage: Einkaufen, Arzt- und Friseurbesuche, Bücherei, Geburtstage feiern, Festtage vorbereiten, Abendprogramme, Fernsehen usw.

6.2 Pick-Krankheit

Definition

Im Gegensatz zur Alzheimer-Krankheit ist bei der Pick-Krankheit die fortschreitende Hirnatrophie auf den Stirn- und Schläfenlappen begrenzt und die Demenz weniger ausgeprägt. Dafür stehen Persönlichkeitsveränderungen im Vordergrund. Die Pick-Krankheit ist selten und beginnt im mittleren Lebensalter. Sie wurde von dem Neuropsychiater A. PICK 1892 beschrieben.

Die ursächlich nicht geklärte und damit auch nicht behandelbare Pick-Krankheit macht sich in einem Nachlassen der psychischen Leistungsfähigkeit bemerkbar. Die Atrophie im Schläfenlappen (insbesondere auch im limbischen System) führt zu emotionalen Störungen (u. a. Reizbarkeit, Affektlabilität) und im Stirnlappen häufig zur ethisch-sozialen Nivellierung und triebhaften Enthemmung.

6.3 Vaskuläre Enzephalopathie

Definition

Thrombotische oder embolische Verschlüsse in den kleineren arteriellen Endarterien im Gehirn *(Mikroangiopathie)* überwiegend bei Arteriosklerose und chronischem Bluthochdruck führen zu zahlreichen kleinen Infarkten im Marklager und im Bereich der Basalganglien. Neben der Demenz kommt es vor allem zu neurologischen Störungen. Das Krankheitsbild wird im Kapitel der zerebralen Durchblutungsstörung besprochen (s. S. 98).

Zusammenfassung

Hirnatrophische Prozesse können sich mit zunehmendem Alter physiologisch entwickeln oder Ausdruck einer stoffwechselbedingten, entzündlichen, immunologischen oder auch genetischen Störung sein. Leitsymptom ist die Demenz, eine Minderung der intellektuellen Fähigkeiten. Die bekannteste dementive Erkrankung ist die Alzheimer-Krankheit, die mit Merk-, Konzentrations- und Orientierungsstörungen beginnt und stetig fortschreitet. Die Betreuung der später verwirrten und in ihrer Persönlichkeit erheblich veränderten Patienten bedeutet für die Angehörigen und das Pflegepersonal besondere Anforderungen.

7. Hirntumoren

Hirntumoren sind Geschwülste innerhalb der Schädelkapsel, die häufig raumfordernd wirken.

- *Primäre Hirntumoren (80 %).* Sie gehen direkt vom Stützgewebe (Neuroglia), von den Nervenzellen (Neuronen), von den Hirnhäuten (Meningen) sowie vom Gefäß- oder Drüsengewebe aus.
- *Sekundäre Hirntumoren (20 %).* Das sind Metastasen eines außerhalb des Schädels gelegenen Primärtumors (z. B. Bronchial- oder Mammakarzinom).

Definition

Jeder 5. Hirntumor ist eine Hirnmetastase.

Man rechnet mit etwa 50 Hirntumorkranken bei 100 000 Einwohnern; etwa die Hälfte dieser Tumoren ist bösartig. Im Kindes- und Jugendalter überwiegen die vom Stützgewebe ausgehenden bösartigen Tumoren. Im mittleren Lebensalter sind etwa gutartige Tumoren der Hirnhäute und des Drüsengewebes ebenso häufig wie bösartige Tumoren. Im Alter überwiegen eindeutig die bösartigen Tumoren des Stützgewebes und die Metastasen.

Häufigkeit

Etwa die Hälfte aller Hirntumoren sind bösartig.

Eine Ursache ist nicht bekannt; insbesondere können keine äußeren Schädlichkeiten benannt werden. Auffällig ist jedoch, daß viele Tumorarten bevorzugt in bestimmten Altersgruppen auftreten. Deshalb wird in Abhängigkeit von der Altersentwicklung der Hirnstrukturen eine besondere Bereitschaft zur Tumorentwicklung angenommen.

Ursachen

Da der Gehirnschädel des Erwachsenen einen fest umschlossenen Raum darstellt, der sich nicht ausdehnen kann, wird eine sich vergrößernde Neubildung bald einen erhöhten Druck auf das umgebende Hirngewebe, den Liquor und die Hirngefäße ausüben. Dadurch kommt es auch infolge des oft begleitenden Hirnödems zur *intrakraniellen Drucksteigerung.* Bei Kleinkindern gehen die noch nicht festen Knochennähte des Schädeldach bei zunehmenden Hirndruck auseinander und der Schädel wird insgesamt größer.

Pathophysiologie

Hirndruck

Beim ausgewachsenen Schädel mit festen Nähten kommt es beim Tumorwachstum zu einer Verlagerung des sich ausdehnenden Gehirns in Richtung der gesunden Gehirnabschnitte. Die Folge ist die sogenannte *Massenverschiebung* innerhalb des Gehirns. Diese Verschiebung von Hirngewebe kann durch zwei breite, starre und feste Durafalten (sie bestehen aus der festen Hirnhaut, Dura mater) behindert werden (Abb. 7.1, S. 124). Dabei handelt es sich um die senkrecht in der Schädelmitte vom Schädeldach herabziehende und beide Hirnhälften trennende Sichel *(Falx)* und um das quer verlaufende Dach *(Tentorium)* im Bereich der hinteren Schädel grube, welches mit der vorderen Öffnung (Tentorium-

Massenverschiebung

Eine Massenverschiebung von Hirngewebe führt zu deren Einklemmung am unteren Ende der Falx, am Tentorium und am Hinterhauptsloch.

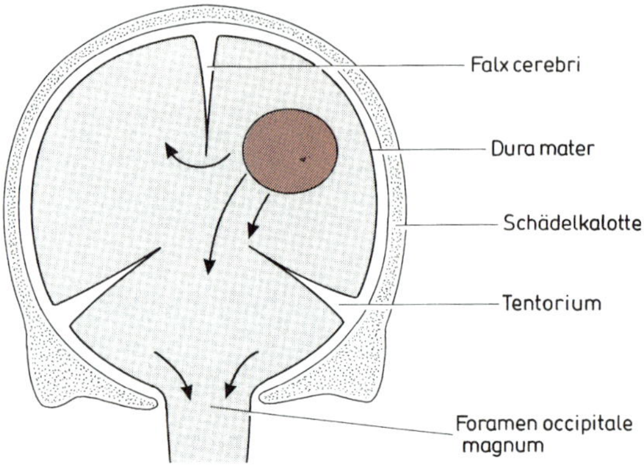

Abb. 7.1 Frontalabschnitt durch Hirn und Schädel. Die Pfeile geben die Richtung der Massenverschiebung im Bereich der einklemmungsgefährdeten Stellen an.

schlitz) das Mittelhirn umgreift und hinten fest mit der Hinterhauptschuppe verwachsen ist. Das Tentorium trennt das Großhirn vom Kleinhirn.

Hirnödem

Die Massenverschiebung des Gehirns ist nicht allein auf den größer werdenden Hirntumor zurückzuführen, sondern zu einem guten Teil auf ein den Hirntumor umgebendes *Hirnödem.* Dieses entsteht toxisch durch Stoffwechselprodukte insbesondere der bösartigen Tumoren sowie durchblutungsbedingt durch eine Störung der Hämodynamik, indem die Raumforderung die Arterien und Venen einengt und es über eine Mangeldurchblutung zu einer Beeinträchtigung des Hirnstoffwechsels kommt.

Einklemmung von Großhirngewebe

Eine *Einklemmung von Großhirngewebe* am unteren Rand der Falx oder eine Einklemmung von Mittelhirnanteilen am Tentorium wird als *obere Einklemmung* bezeichnet. Es kann unter anderem zu einer Okulomotoriusstörung (weite lichtstarre Pupille, Hängen des Augenlides, Augapfel nach unten-außen gedreht) kommen.

Einklemmung von Hirnstammanteilen

Eine drohende Einklemmung ist an einer Verschlechterung der Bewußtseinslage, der Atem- und Kreislaufverhältnisse und der Pupillenreaktion zu erkennen.

Eine *Einklemmung von Hirnstammanteilen* am großen Hinterhauptsloch (Foramen occipitale magnum) führt zur *unteren Einklemmung.* Der Patient wird unruhig, wälzt sich hin und her, die Pupillen sind eng, im fortgeschrittenen Stadium auch weit, lichtstarr und die Augäpfel führen langsame Pendelbewegungen aus. Es kommt zu einer tiefen Bewußtlosigkeit, zu einer unregelmäßigen schnarchenden Atmung, zum Blutdruckabfall und zu beiderseits auftretenden pathologischen Reflexen (z. B. Babinski-Zeichen).

Pflege

Für das Pflegepersonal ist es wichtig, eine *drohende Einklemmung* rechtzeitig zu erkennen. In regelmäßigen Abständen sind Bewußtseinslage, Reaktionsvermögen, Pupillenreaktion, Puls, Blutdruck und allgemeines Verhalten zu überprüfen.

Symptomatik

Die Symptomatik eines Hirntumors hängt von vielen Faktoren und Bedingungen ab. Ein langsam wachsender, gutartiger Tumor zeigt besonders zu Beginn andere Symptome als ein schnellwachsender, bösartiger Tumor. Viel hängt von der Lage des Tumors ab, ob er zum Beispiel im

Frontalhirn oder im Hirnstamm wächst. Wesentlich ist auch, welche Begleiterscheinungen ein Tumor hervorruft, ob er ein Hirnödem entwickelt, ob es zu einer Blutung in den Tumor selbst kommt ob er ob bestimmte Hirnabschnitte komprimiert werden.
Es werden deshalb *allgemeine Hirntumorsymptome,* die bei jedem Tumorwachstum auftreten können, und *spezielle Hirntumorsymptome,* die an die Tumorlokalisation gebunden sind, beschrieben. Diese werden auch als *Herdsymptome* bezeichnet.

Allgemeine Hirntumorsymptome

- *Psychische Veränderungen* sind oft die ersten und auch häufigsten Auffälligkeiten. Bevor überhaupt neurologische Störungen erkennbar werden, kann über ein Nachlassen des Gedächtnisses und der Merkfähigkeit sowie über eine allgemeine Erschöpfung und Reizbarkeit geklagt werden. Hirntumorkranke wirken weniger depressiv, sondern eher gleichgültig, interesselos, antriebsarm und in ihren Äußerungen ausgesprochen sachlich. Diese Versachlichung und *Verkargung des seelischen Befindens* ist allerdings ein früher Hinweis auf jede hirnorganische Schädigung, nicht speziell auf einen Hirntumor. Erst mit zunehmendem Hirndruck kommt es zu einer *Störung des Bewußtseins* im Sinne einer Benommenheit und später auch zu einer Bewußtseinstrübung.
- *Kopfschmerzen* treten bei etwa der Hälfte der Tumorpatienten auf. Sie werden als diffus, dumpf, drückend, mitunter auch als bohrend empfunden und verstärken sich bei Lagewechsel.
- Eine *Druckschmerzhaftigkeit der Nervenaustrittspunkte* des ersten und zweiten Trigeminusastes oberhalb und unterhalb des Auges fällt häufiger bei der neurologischen Untersuchung auf. Der N. trigeminus nimmt die sensiblen Empfindungen der Hirnhäute (Meningen) auf, die bei Hirndruck zunehmend gespannt sind.
- *Epileptische Anfälle* sind bei etwa einem Viertel der Kranken mit einem eher gutartigen Hirntumor im Bereich der Großhirnhemisphären zu beobachten. Wenn sie bei älteren Patienten zum ersten Mal auftreten, ist immer zuerst an einen Hirntumor zu denken.
- *Schwallartiges Erbrechen* im nüchternen Zustand, besonders morgens, ist ein ziemlich sicheres Hirntumorzeichen. Es wird durch den Hirndruck auf Hirnstamm und Medulla oblongata erklärt.
- Ein *Schluckauf* zeigt eine bedrohliche Beeinträchtigung des Hirnstamms an.
- Eine *Stauungspapille* ist bei etwa zwei Drittel der Hirntumorpatienten am Augenhintergrund zu beobachten, vorwiegend bei den langsam wachsenden, eher gutartigen Tumoren. Bei jüngeren Patienten ist eine Stauungspapille häufiger als bei älteren Patienten anzutreffen, bei denen sich wegen der physiologischen Hirnatrophie Hirndruckzeichen erst später bemerkbar machen.

Die wichtigsten Hirntumorzeichen sind: Zunehmende Vergeßlichkeit, Kopfschmerzen, Nüchtern-Erbrechen, Epileptische Anfälle, Stauungspapille, Neurologische Herdstörungen.

Spezielle Hirntumorsymptome

Am Beispiel einiger Tumorlokalisationen werden die wichtigsten Störungen genannt:

- *Stirnhirntumor.* Antriebsverarmung und Schwerfälligkeit bei nur wenig gestörtem Bewußtsein fallen am meisten auf. Generalisierte Krampfanfälle können in einen Status epilepticus übergehen.
- *Schläfenlappentumor.* Stimmungsschwankungen (z. B. Reizbarkeit,

Ängstlichkeit) und eine Halbseitenlähmung sowie Partialanfälle (Psychomotorische Anfälle), weniger auch generalisierte Anfälle sind zu beobachten.
- *Scheitellappentumor*. Frühzeitig kommt es zur Halbseitenlähmung und gelegentlich zu einer Vernachlässigung der gegenüberliegenden Körperhälfte (»Neglect«, s. S. 52). Ferner sind sogenannte neuropsychologische Störungen (s. S. 50 ff.) zu zu beobachten. Häufig sind fokale und generalisierte Anfälle.
- *Kleinhirntumor*. Eine gleichzeitige Ataxie der Extremitäten sowie eine Gang- und Standataxie bestimmen das Bild. Früh kommt es zum Hirndruck mit beidseitiger Stauungspapille.

Diagnostik

- *Computertomographie*. Nach Erhebung der Vorgeschichte, Wertung der Beschwerden und Durchführung der neurologischen Untersuchung ist die Computertomographie (CT) ohne oder mit jodhaltigem Kontrastmittel die wichtigste Untersuchungsmethode (Abb. 7.2). In gut 90 % der Fälle gelingt damit der Tumornachweis. Durch die zusätzliche intravenöse Kontrastmittelgabe können sich Hirntumoren, insbesondere wenn sie gefäßreich sind, anfärben und damit besser darstellen.

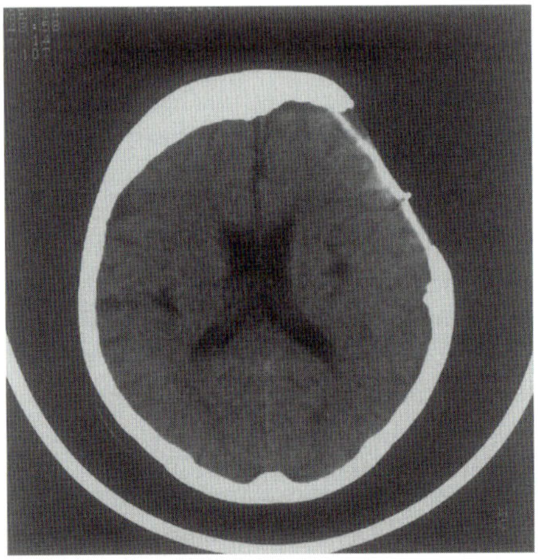

a)

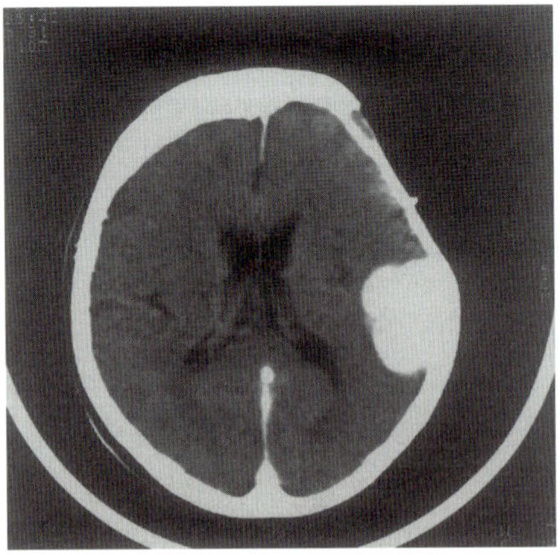

b)

Abb. 7.2 Computertomogramm des Rezidivs eines Konvexitätsmeningeoms. Zustand nach Öffnung des Schädels fronto-temporal links, ohne daß der ausgesägte Knochendeckel wieder eingesetzt wurde (osteoklastische Trepenation). Das Meningeom stellt sich erst nach Gabe eines intravenösen Kontrastmittels dar (b).

- *Kernspintomographie.* Bei unklaren CT-Befunden und zur besseren Abklärung von Tumoren im Bereich der Schädelbasis, des Hirnstamms und der hinteren Schädelgrube kommt die Kernspintomographie (MRT) zum Einsatz. Mit CT und MRT sind über 90 % der Hirntumoren nachzuweisen.
- *Angiographie.* Zur Abklärung der Blutversorgung eines Hirntumors kann zusätzlich die Angiographie durchgeführt werden.
- *Röntgenaufnahmen des Schädels.* Röntgenaufnahmen des Schädels in zwei Ebenen sind bis auf die Abklärung von Knochenmetastasen entbehrlich.
- *EEG.* Das EEG hat für die Hirntumordiagnostik in der Klinik keine Bedeutung mehr, in der Praxis stellt es jedoch eine sinnvolle »Such- und grobe Ausschlußmethode« dar.
- *Stereotaktische Gewebsentnahme.* Zunehmend wird zur weiteren diagnostischen Klärung inoperabler Hirntumoren unter Kontrolle des CT oder MRT die stereotaktische Gewebsentnahme durchgeführt, um Hinweise für das therapeutische Vorgehen (Strahlen, Chemotherapie?) zu erhalten. Ernsthafte Komplikationen bei der Gewebsentnahme treten nur noch in etwa 1 % der Fälle auf.

Die wichtigsten Untersuchungsmethoden sind CT und MRT.

Eine *Liquoruntersuchung* durch Punktion des Spinalkanals darf nicht vorgenommen werden, weil nach der Liquorentnahme infolge des Unterdrucks im Spinalraum die Gefahr der Einklemmung im Bereich des Tentoriums oder des Foramen occipitale magnum besteht. In besonderen Fällen jedoch wird im Liquor nach Tumorzellen gesucht.

Pflege

Für den Patienten ist es wichtig, daß er bei den verschiedenen Untersuchungsmethoden über den Untersuchungsgang und das Untersuchungsziel informiert wird. Die Pflegeperson darf nicht vergessen, daß der Patient mit der großen Befürchtung oder schon Gewißheit lebt, einen Hirntumor zu haben, der sein weiteres Leben entscheidend verändern kann. Der Patient wartet ungeduldig und bedrückt auf die Untersuchungsergebnisse, so daß er einer besonders verständnisvollen Zuwendung und Begleitung von seiten des Plegepersonals bedarf.

Einteilung der Hirntumoren

Die primären Hirntumoren werden nach den Zellen und Gewebsstrukturen benannt, von denen sie ausgehen.
Am häufigsten handelt es sich um

- Glioblastome 30 %, sehr bösartig
- Astrozytome 20 %, weniger bösartig
- Meningeome 20 %, gutartig

Die Tumoren im einzelnen:

1. **Vom Hirngewebe ausgehende Tumoren** (Tumoren der Stützzellen, neuroepitheliale Tumoren). Sie stellen gut die Hälfte aller Hirntumoren dar.
   - *Glioblastom.* Es geht von den Gliazellen aus. Häufigster Hirntumor. Lokalisation vorwiegend frontal, temporal und parietal. Mittleres und höheres Lebensalter. Kurzer Krankheitsverlauf (6 Monate). Wächst gefäßreich, infiltrierend. Trotz Operation und Bestrahlung ist der weitere Verlauf ungünstig.

- *Oligodendrogliom.* Geht von der Oligodendroglia aus. Ist frontal, temporo-medial und parietal lokalisiert. Mittleres Lebensalter, längerer Verlauf (3 Jahre). Wächst solide, verdrängend und leicht infiltrierend. Oft Rezidive noch nach 3 bis 5 Jahren.
- *Astrozytom.* Geht von den Astrozyten aus. Wächst vorwiegend frontal und temporal. Mittleres Lebensalter, eher etwas früher. Längerer Verlauf (3 Jahre). Wächst zystisch, ist oft gut abgrenzbar und neuroradiologisch nicht so gut faßbar. Rezidive sind selten.
- *Pilozytisches Astrozytom.* Gutartigste Form der Astrozytome (Grad I). Langsam wachsend vorwiegend im Bereich der Mittellinie (Kleinhirn, Hirnstamm, Thalamus). Häufig im Kindes- und Jugendalter. Gute operative Ergebnisse.
- *Medulloblastom.* Wächst nur unterhalb des Tentoriums im Bereich des Kleinhirns und des Hirnstamms. Kindes- und Jugendalter. Ist besonders bösartig (wenige Monate). Wächst infiltrierend und neigt zu Tropfmetastasen. Es kommt immer wieder zu Rezidiven.
- *Ependymom.* Geht von den Ependymzellen der Ventrikelwand aus. Kindes- und Jugendalter, im Erwachsenenalter selten. Langsamer Verlauf (viele Jahre).

2. **Von Nervenzellen ausgehende Tumoren**
   - *Neurinom.* Tumor der Nervenfaserhülle, besonders des N. acusticus (Akustikusneurinom, Kleinhirnbrückenwinkeltumor). 35. bis 40. Lebensjahr. Langsamer Verlauf, günstige Operationserfolge.
3. **Von der Hirnhaut ausgehende Tumoren** (mesodermale Tumoren)
   - *Meningeom.* Wächst vorwiegend parasagittal an der Falx, am Keilbeinflügel und an der Konvexität des Gehirns. Ist ein relativ häufiger, gutartiger Tumor. Er kann in den Schädelknochen einwachsen. Mittleres bis höheres Lebensalter. Langsamer Verlauf (viele Jahre). Ist faser-, zell- oder gefäßreich und wächst verdrängend. Nach vollständiger operativer Entfernung praktisch kein Rezidiv.
   - *Sarkom.* Bösartiger Tumor. Jedes Lebensalter. Verlauf ungünstig.
4. **Von den Gefäßen ausgehende Tumoren**
   - *Angioblastom* (auch *Lindau-Tumor).* 20. bis 50. Lebensjahr. Vorwiegend im Kleinhirnbereich. Infiltrierendes, zystisches Wachstum. Gutartig. Operation wegen der Lage oft schwierig und unvollständig.
5. **Vom Drüsengewebe ausgehende Tumoren** (ektodermale Tumoren)
   - *Hypophysenadenom.* Betrifft nur den Vorderlappen der Hypophyse. Bei Wucherung der eosinophilen Zellen, kommt es zum Riesenwuchs (Akromegalie). Sind die chromophoben Zellen betroffen, kommt es zu einer Hypophyseninsuffizienz. Häufig Gesichtsfeldausfall. Sind die basophilen Zellen betroffen, bleibt der Tumor klein und macht kaum Ausfälle. Gutartiger Tumor. Langsamer Verlauf.
   - *Kraniopharyngeom (Erdheim-Tumor).* Ausgehend von Hypophysenresten, die während der Entwicklung im Rachendach verblieben sind. Am häufigsten im Kindes- und Jugendalter. Endokrine Störungen, Sehverschlechterung, Gesichtsfelddefekt, langsamer Verlauf, gutartig.

6. **Hirnmetastasen.** Sie treten regellos im Gehirn auf und stammen in etwa 50 % der Fälle vom Bronchialkrzinom, in etwa 20 % der Fälle vom Mammakarzinom und in 5 % der Fälle vom Hypernephrom (Nierenkarzinom).

Bewertung des biologischen Tumorverhaltens (»Grading«)

Das Verhalten eines Hirntumors bezüglich seiner weiteren Entwicklung hängt nicht nur von der Qualität des histologischen Befundes (bösartig, gutartig), sondern auch von der Lage im Gehirn ab. Liegt zum Beispiel ein gutartiger Tumor derart ungünstig, daß er erhebliche neurologische Ausfälle verursacht und ist er zudem schwer operativ zu entfernen, so erhält er einen schlechteren, d. h. höheren Grad.

Übersicht der Gradeinteilung:

Grad I: gutartig, lange Überlebenszeit, z. B. Meningeom
Grad II: halbgutartig, kürzere Überlebenszeit, z. B.Astrozytom II
Grad III: bösartig, Überlebenszeit bis 3 Jahre, z. B. Astrozytom III
Grad IV: sehr bösartig, Überlebenszeit bis 1 Jahr, z. B. Glioblastom, Medulloblastom.

Therapie

Die wichtigste Therapie-Maßnahme ist die Operation, eventuell ergänzt durch Strahlen- und Chemotherapie.

Die Operation ist die wichtigste therapeutische Maßnahme zur Behandlung von Hirntumoren. Eine vollständige Entfernung gelingt nur bei gutartigen Tumoren. Bösartige Tumoren wachsen infiltrierend in die gesunden Hirnabschnitte hinein, so daß die bösartigen Zellen nicht vollständig entfernt werden können. Die wesentlichste Wirkung der Operation besteht in der Entlastung des Hirngewebes vom Druck des Tumors und in seiner Verkleinerung. Um ein schnelles Nachwachsen des bösartigen Tumors aufzuhalten, ist möglichst bald, das heißt nach Abschluß der Wundheilung, die Strahlentherapie (s. u.) zu beginnen. Begleitend wird eine Chemotherapie durchgeführt, bei der die Überwindung der Blut-Hirn-Schranke bei der Wahl des Medikaments zum Problem werden kann.

Operation

Bösartige Tumoren werden nur dann operiert, wenn sie relativ günstig gelegen und nach der Operation keine schwerwiegenden Ausfälle (Lähmungen, Aphasie) zu erwarten sind. Eine Operation sollte nicht durchgeführt werden, wenn schon vor der Operation feststeht, daß der Tumor in die Stammganglien eingewachsen ist und damit nicht vollständig entfernt werden kann. Da auch scheinbar vollständig entfernte bösartige Hirntumoren nachwachsen und die Überlebenszeit ohnehin nur einige Monate beträgt, kommt eine zweite Operation nicht in Betracht. Diese ausweglose Situation ist mit den Angehörigen sachlich und ohne Weckung falscher Hoffnungen zu besprechen. Die Führung des Kranken und die Beratung der Angehörigen verlangen große Erfahrung. Zu vermeiden ist ein qualvolles Siechtum durch einen operativen Eingriff, der keinen lebenswerten Krankheitsverlauf verspricht. Zum Glück nehmen die Kranken mit einem bösartigen Hirntumor die schwere und ausweglose Situation nicht immer voll wahr, weil sie eine zunehmende Bewußtseinstrübung entwickeln. Nach der Operation bösartiger Hirntumoren sollte innerhalb des ersten Jahres eine klinische Nachuntersuchung alle sechs Wochen und eine CT-Untersuchung alle drei Monate erfolgen.

Anders ist die Situation bei den *gutartigen Tumoren,* besonders bei den Meningeomen. Wird ein Meningeom total mit der Ansatzstelle an der Hirnhaut entfernt, ist Rezidivfreiheit zu erwarten. Allerdings kann die Operation bei großen und gefäßreichen Tumoren schwierig sein, besonders auch dann, wenn lebenswichtige Hirnarterien umwachsen sind oder der Tumor ungünstig gelegen ist.

Strahlenbehandlung

Die *Strahlenbehandlung* erfolgt mit Strahlen sehr hoher Energie (Hochenergie- bzw. Hochvoltbestrahlung), wobei vorzugsweise Kobalt-60 als Strahler verwandt wird. Tumoren, die wegen ungünstiger Lage operativ nicht zu entfernen sind, können durch einen stereotaktischen Eingriff mit einem radioaktiven Strahler gespickt und dadurch zum Zerfall gebracht werden.

Chemotherapie

Eine Hemmung des Tumorwachstums kann auch durch *Chemotherapie,* häufig in Kombination mit der Strahlentherapie, versucht werden. Bei etwa 70 % der Patienten mit einem bösartigen Hirntumor kann durch das Zytostatikum BCNU, das in Abständen von sechs Wochen als Infusion gegeben wird, die Überlebenszeit verlängert werden.

BCNU (Carmustin) ist eine Nitroseharnstoffverbindung, welche die Blut-Hirn-Schranke gut überwindet und in das Tumorgewebe eindringt. Gelegentlich wird mit anderen Zytostatika wie Methotrexat und Vincristin kombiniert. Die Zytostatika beeinträchtigen das Wohlbefinden der Patienten sehr und können das Leben nur um wenige Monate verlängern. Im Einzelfall muß sehr kritisch abgewogen werden, ob diese eingreifende Therapie das noch verbleibende Leben einigermaßen lebenswert macht. Für die Zukunft sind besser verträgliche Zytostatika zu erwarten.

Umgang mit Zytostatika

Beim Umgang mit Zytostatika müssen vom Pflegepersonal Vorsichtsmaßnahmen beachtet werden. Die hochwirksamen Zytostatika beeinflussen nicht nur die bösartigen Zellen, sondern können bei unsachgemäßer Anwendung schwere unerwünschte Wirkungen auch an gesunden Zellen und Organen haben. Bei der Zubereitung von Injektionslösungen, beim Aufziehen der Lösungen in Spritzen und bei der Entsorgung des Injektionsgerätes und Zytostatikaabfalls sind bestimmte Vorkehrungen zu beachten. Erforderlich sind flüssigkeitsdichte Einweghandschuhe, Schutzkittel, Schutzbrille sowie Mund- und Nasenschutz. Es muß vermieden werden, daß Zytostatika in pulverisierter oder flüssiger Form mit den Händen und Schleimhäuten der Pflegeperson in Berührung kommen. Auf eine fachgerechte Entsorgung ist zu achten.

Hirndruckbehandlung

Den Hirndruck versucht man durch eine Verminderung des begleitenden *Hirnödems* zu behandeln. Am besten wirksam ist Dexamethason (i. m. oder i. v. bis 4 x 12 mg täglich, anfangs auch mehr). Gerne wird zu Beginn der Behandlung eine einmalige Dosis von 40 mg Dexamethason i. v. gegeben. Ferner kommt als Infusionslösung (i. v.) Sorbit zur Anwendung. Auch Furosemid (Lasix®) i. v. wird gegeben. Durch den Rückgang des Hirnödems wird eine vorübergehende Besserung des Krankheitszustandes erreicht, wobei das Tumorwachstum aber nicht beeinflußt wird. Nach einer gewissen Zeit der Besserung treten die Hirndrucksymptome dann heftiger und intensiver in Erscheinung, so daß es bald zum Tode kommt. Das Siechtum kann mit dieser Hirnödembehandlung etwas verkürzt werden.

Postoperative Behandlung

Zur *Operationsnachbehandlung* muß bei bestehenden Paresen eine *Physiotherapie* durchgeführt werden wie sie bei der Schlaganfallsbehandlung eingehend besprochen wurde. Bei Sprachstörungen sollte schon das Pflegepersonal bemüht sein, mit dem Patienten einzelne Worte und Sätze zu üben. Wort- und Bildtafeln, mit denen Kinder sich gerne beschäftigen, sind eine praktische Übungshilfe. Eine *logopädische Behandlung* ist frühzeitig zu beginnen. Nicht selten kommt es postoperativ zu einem depressiven Durchgangssyndrom, das durch aufmunternde Führung und Anregung des Pflegepersonals sowie geringe Dosen Antidepressiva zu beeinflussen ist. Es ist gut, wenn Patienten nach Hirnoperationen in der Erholungsphase schon in der Klinik dem Pflegepersonal mit kleinen Handreichungen und Hilfestellungen helfen und an einer *Ergotherapie* teilnehmen können, damit sie ihre Aktivität und Spontanietät üben. Wie bei Schädelhirnverletzten ist eine Überforderung zu vermeiden.

Pflege

Beim Umgang mit Hirntumorpatienten ist zu beachten, daß diese mit ihren Beschwerden wie z. B. Konzentrationsschwäche, Kopfschmerzen, Übelkeit und Lähmungserscheinungen meist gelassen und sachlich umgehen können, sich andererseits jedoch um die Zukunft hinsichtlich ihrer Familie und der Arbeit sorgen. Einige Kranke sind auch benommen. Während der Zeit der diagnostischen Abklärung sind die Patienten sehr verunsichert, weil es sich um Fragen wie nach der Art des Tumors, dem Grad der Bösartigkeit und den therapeutischen Möglichkeiten geht. Kommt eine Operation in Frage und wer führt sie aus? Das Pflegepersonal muß durch ein sachliches und geduldiges Verhalten den Patienten beruhigen und ihn zu einigen seiner gewohnten Tätigkeiten und Aktivitäten - so weit das möglich ist - anhalten, also z. B. Zeitung und Bücher lesen, Nachrichten und Musik hören, Kontakte über Telefon oder Besuche mit der Familie und eventuell der Arbeitsstelle pflegen.

Diagnostische Abklärung

Postoperative Betreuung

Postoperativ ist auf eine Kopfhochlagerung zur Verhinderung eines erhöhten Hirndrucks zu achten und möglichst schnell den Patienten zum Sitzen zu bringen. Neben den vitalen Funktionen wie Puls, Atmung und Blutdruck ist besonders auf die Entwicklung der Bewußtseinslage und auf Übelkeit und Erbrechen zu achten. Die Beobachtungen und Meßwerte sind im Protokoll festzuhalten. Eine deutliche Verlangsamung oder Beschleuningung der Atmung, anhaltendes Erbrechen und Eintrübung des Bewußtseins können alarmierende Hinweise auf einen zunehmenden Hirndruck sein. Psychopathologische Auffälligkeiten sind wie bei allen Hirnerkrankungen als Symptom und nicht als charakterliche Mängel zu betrachten.

Physiotherapie

Physiotherapeutische Maßnahmen richten sich an den postoperativ erhalten gebliebenen Rest- oder Ersatzfunktionen aus.

- Die spastischen Lähmungen werden wie beim Schlaganfall nach dem *Bobath-Konzept* (s. S. 96) behandelt.

- Bei Ataxien oder Koordinationsstörungen kommen *stabilisierende Maßnahmen* zur Anwendung, indem der Muskeltonus durch bewußte Muskelanspannung gefördert und stabilisiert wird. Dem Körper wird beim Sitzen oder Stehen ein stabilisierender Halt dadurch vermittelt, daß er gegen einen leichten Druck auf das Brustbein oder den Schultergürtel Widerstand leistet. Das übliche Unterhaken beim Gehen und Stehen ist nicht günstig.
- Aphasien werden *logopädisch* behandelt. In der akuten Phase werden die Patienten immer wieder angeregt, spontan zu sprechen. Nach wenigen Wochen ist nach entsprechender Testung die »Kernstörung« der Aphasie erkennbar, so daß eine gezielte Behandlung über mehrere Monate hinweg beginnen kann.

Zusammenfassung

Hirntumoren sind gewebliche Neubildungen innerhalb der Schädelkapsel. Gut die Hälfte der Tumoren ist bösartig. Am häufigsten handelt es sich um Glioblastome, Astrozytome und Menigeome. Hirndrucksteigerung, Massenverschiebung und Hirnödem führen schon sehr früh zu Gedächtnisstörungen. Später können Bewußtseinsstörungen, Kopfschmerzen, schwallartiges Erbrechen, epileptische Anfälle, Stauungspapille und Lähmungen hinzukommen. Der Nachweis eines Hirntumors erfolgt durch die Computer- und Kernspintomographie. Die Operation ist neben der Ödembehandlung die wichtigste therapeutische Maßnahme. Bei bösartigen Tumoren kommen auch Strahlen- und Chemotherapie zur Anwendung. Physio- und Ergotherapie verbessern postoperativ die eingeschränkten Funktionen.

8. Schädel-Hirnverletzungen

Definition

Gewalteinwirkungen auf den Kopf führen entweder nur zu einer Veletzung der Weichteile des Kopfes *(Schädelprellung)* und des knöchernen Schädels *(Schädelbruch)* oder zusätzlich zu einer vorübergehenden oder bleibenden Beeinträchtigung der Hirnfunktion *(Schädel-Hirntrauma, SHT)*.
Folgende traumatisch bedingte Funktionsstörungen des Gehirns werden unterschieden:

- *Leichte Hirnschädigung (Grad I)* ohne Substanzschädigung des Gehirns. Die Bewußtseinsstörung dauert nicht länger als eine Stunde, wobei eine Bewußtlosigkeit nicht länger als 15 Minuten bestehen sollte. Die Störungen bilden sich vollständig zurück *(Commotio cerebri)*.
- *Mittelschwere Hirnschädigung (Grad II)* mit leichter Substanzschädigung des Gehirns (ohne Hirnstammbeteiligung) und oft bleibenden neuropsychiatrischen Störungen unterschiedlicher Ausprägung. Die Bewußtseinsstörung dauert bis zu 24 Stunden, die Bewußtlosigkeit bis zu einer Stunde (leichte *Contusio cerebri)*.
- *Schwere Hirnschädigung (Grad III)* mit schwerer Substanzschädigung des Gehirns (auch Blutungen und Ödeme) und entsprechende neuropsychiatrische Störungen, die sich nur unvollständig zurückbilden. Häufig ist auch der Hirnstamm betroffen. Die Bewußtseinsstörung dauert länger als 24 Stunden, die Bewußtlosigkeit länger als eine Stunde *(schwere Contusio cerebri)*.

Der Schweregrad einer Hirnschädigung richtet sich nach Länge und Tiefe der Bewußtseinsstörung sowie nach neurologischen Ausfällen, hirnelektrischen Auffälligkeiten und nachweisbaren Gewebsveränderungen im CT oder MRT.

Die mit einer Substanzschädigung des Gehirns (Contusio cerebri) einhergehenden Schädel-Hirnverletzungen führen oft zu hirneigenen Komplikationen:

- *Intrakranielle Hämatome:*
  50 % subdurales Hämatom,
  30 % epidurales Hämatom,
  10 % intrazerebrales Hämatom,
  10 % Subarachnoidalblung.
- *Posttraumatische Epilepsie:*
  bei etwa 20 % der schweren Schädel-Hirnverletzungen.

Die Schädel-Hirnverletzung ist entweder *gedeckt* (geschlossen) oder – wenn die harte Hirnhaut (Dura mater) zerstört ist – *offen*.

Häufigkeit

In der Bundesrepublik Deutschland kommt es im Jahr zu etwa 300 000 Schädel-Hirnverletzungen, von denen etwa 40 000 schwer sind. Etwa

Unter Alkoholeinfluß kommt es häufiger zu Schädel-Hirnverletzungen.

70 % der Schädel-Hirnverletzungen ereignen sich bei Verkehrsunfällen, 10–14 % am Arbeitsplatz und 10 % durch Sturz bei anderen Gelegenheiten. Unter Alkoholeinfluß (fast 20 % aller Schädel-Hirnverletzungen) kommt es zu einer schwerwiegenderen Hirnverletzung, weil die angetrunkene Person sich im Moment des Unfallgeschehens nicht entsprechend absichern und schützen kann. Außerdem wirken sich die toxischen Einflüsse des Alkohols ungünstig auf die Regeneration des Gehirns aus.

Diagnostik

Bei der diagnostischen Abklärung einer akuten Schädel-Hirnverletzung ist folgendes zu berücksichtigen:

Die Computertomographie des Schädels (CCT) ist das wichtigste technische Untersuchungsverfahren zur Abklärung von hirneigenen Komplikationen (z. B. epi- oder subdurales Hämatom, Ödem). Ferner ist der Verlauf des neurologischen und psychischen Befundes zu beobachten und zu dokumentieren.

- *Rekonstruktion des Unfallherganges.* Art und Stärke der Gewalteinwirkung. Einfluß von Alkohol, Medikamenten oder Drogen. Fremdanamnese.
- *Allgemeiner körperlicher Befund.* Mehrfachverletzungen, Abgang von Blut und/oder Liquor aus Mund, Nase oder Ohren, Atmung, Kreislaufverhältnisse.
- *Neurologischer Befund.* Lähmungen, Reflexdifferenzen, pathologische Reflexe, Pupillenreaktion.
- *Psychischer Befund.* Orientierung, Bewußtseinslage (Wachheit).
- *Amnesie* (Erinnerungslücke):
  - *Retrograde Amnesie:* die verletzte Person kann sich an den Unfallhergang und eventuell zusätzlich an einen Zeitabschnitt *vor* dem Unfall nicht erinnern.
  - *Anterograde Amnesie:* die verletzte Person kann sich an den Unfallhergang und an einen Zeitabschnitt *nach* dem Unfall nicht erinnern.
- *Röntgenaufnahmen des Schädels* in zwei, besser in drei Ebenen zur Abklärung von Frakturen und damit möglicherweise einer Verletzung der Dura mater oder einer Arterie.
- *Röntgenaufnahme der Halswirbelsäule* bei Bewußtlosigkeit (Luxationsfraktur?).
- *Computertomographie (CT) des Schädels* bei längerer Bewußtseinsstörung und neurologischen Störungen sowie sofort bei einer Symptomverschlechterung zur Abklärung von Komplikationen (Blutungen, Ödembildung).
- Das *EEG* weist bei pathologischen Veränderungen (Herdbefund, Verlangsamung, Allgemeinveränderung) auf eine substantielle Hirnschädigung hin und kann im weiteren Verlauf eine Anfallsbereitschaft aufdecken.

Verlaufsbeobachtung

Für die Überwachung und Klassifikation eines akuten Schädel-Hirntraumas ist nicht nur der neuropsychiatrische Befund, sondern auch die Entwicklung der Symptome von Belang.

- *Beurteilung der Bewußtseinslage* (siehe auch Glasgow-Skala S. 137)
- *Beurteilung der Lichtreaktion der Pupillen.* Seitengleiche lichtstarre Pupillen können Ausdruck einer Mittelhirnschädigung sein. Eine einseitig erweiterte und lichtstarre Pupille (Okulomotoriusschädigung) weist auf eine gleichseitige Raumforderung (z. B. Blutung, Ödem) hin.
- *Beurteilung der Atem- und Kreislauffunktion.*

8.1 Einteilung von Schädel-Hirnverletzungen

8.1.1 Schädelprellung

Es kommt zu einer Prellmarke und/oder zu Schnitt- und Platzwunden im Bereich des Kopfes und im Gesicht sowie zu Kopfschwartenhämatomen, wobei das Bewußtsein ungestört bleibt und neurologische Störungen nicht auftreten. Die Weichteilverletzungen können aber mit einer Schreckreaktion sowie mit einem vegetativen Störsyndrom einhergehen, das in der Regel schnell abklingt und individuell verschieden ausgeprägt ist. Infolge der Durchtrennung, Quetschung oder narbigen Einengung kann der die Stirn versorgende Hautast (N. supraorbitalis) geschädigt werden und zu unangenehmen Schmerzzuständen führen.

8.1.2 Schädelbrüche

Diese ereignen sich im Bereich der Schädelbasis und Kalotte.

- *Basisbrüche* sind auf den Röntgenaufnahmen häufig schwer oder nicht zu erkennen. Sie lassen sich aber durch Blutungen aus Nase, Mund oder Ohren sowie Blutergüsse um beide Augen (Brillenhämatom) oder nur um ein Auge (Monokelhämatom) wahrscheinlich machen. Ferner kann es zu einer Blutung im Ohr (Hämatotympanon) kommen. Basisbrüche können zu einer Schädigung der Hirnnerven (insbesondere Abriß der Riechfäden, Augenmuskellähmungen, Fazialislähmung) und zu einem Einriß der Hirnhäute (Liquorausfluß aus Nase oder Ohren) führen.
- *Kalottenbrüche* sind in der Regel harmlos und beeinträchtigen den Verletzten nicht. Kompliziert werden sie aber, wenn Bruchstücke der Kalotte in das Schädelinnere eindringen (Impressionsfraktur) und das Hirn verletzen, oder wenn die Fraktur zur Zerreißung einer meningealen Arterie führt. Die dann auftretende arterielle Blutung wirkt zwischen Dura und Kalotte raumfordernd (epidurales Hämatom, s. S. 139). Kommt es durch eine Impressionsfraktur zu einem Durariß, handelt es sich um eine offene Hirnverletzung.

8.1.3 Leichte Hirnschädigung (Grad I)

Diese entspricht etwa dem herkömmlichen Begriff der *Commotio cerebri* oder *Hirnerschütterung*. Es kommt immer zu einer kurzen Bewußtlosigkeit bis zu einer Dauer von 15 Minuten oder Bewußtseinstrübung bis zu höchstens einer Stunde. Für das Unfallereignis und die sich anschließende Zeit besteht eine Erinnerungslücke *(anterograde Amnesie)* sowie gelegentlich auch für einige Sekunden vor dem Unfallereignis *(retrograde Amnesie)*. Neurologische Störungen werden nicht beobachtet. Es kann aber zu vegetativen Auffälligkeiten im Sinne von Kopfschmerzen, Schwindel, Übelkeit und Erbrechen kommen. Während der Bewußtseinsstörung können im EEG pathologische Veränderungen beobachtet werden.

Auswirkungen
Anterograde Amnesie, keine neurologischen Störungen, vegetative Auffälligkeiten, vollständige Ausheilung ohne Folgen.

Bei einer leichten Hirnschädigung im Sinne einer Commotio cerebri handelt es sich um eine vorübergehende Funktionsstörung des Gehirns, die nicht mit nachweisbaren Strukturveränderungen desselben einhergeht und deshalb nicht zu bleibenden Hirnschädigungen führt. Es kommt immer zu einer restlosen Ausheilung.

Therapie

Bettruhe sollte etwa drei Tage eingehalten und dann vorsichtig und zügig mobilisiert werden. Nach vier bis sechs Wochen ist der Veletzte wieder arbeitsfähig, auch wenn noch leichte Restbeschwerden bestehen. Die abklingenden Folgeerscheinungen einer Commotio cerebri werden als *postcommotionelles Syndrom* bezeichnet. Es handelt sich um ein vegetatives Störsyndrom.

8.1.4 Mittelschwere Hirnschädigung (Grad II)

Es kommt zu einer nur leichten Hirngewebsschädigung bleibender Art, die als Defektsyndrom ausheilt. Für diese mittelschwere Hirnschädigung wird auch der Begriff der leichten *Contusio cerebri* oder *Hirnquetschung* verwandt. Bei der mittelschweren Hirnschädigung beträgt die Bewußtlosigkeit bis zu einer Stunde, die Bewußtseinstrübung bis zu 24 Stunden. Die Erinnerung fehlt für eine kürzere oder auch längere Zeit vor dem Unfallgeschehen *(retrograde Amnesie)* und eine meist längere Zeit nach dem Unfallgeschehen *(anterograde Amnesie)*. Die Hirnschädigungen müssen nicht immer zu neurologischen Ausfällen führen, weil sie nicht selten in Hirnregionen lokalisiert sind, die für den Untersucher kein neurologisch faßbares Korrelat haben.

Auswirkungen

Retrograde und anterograde Amnesie, leichte substantielle Hirnschädigung (die Folgebeschwerden hinterlassen kann), vegetative Auffälligkeiten, keine Hirnstammschädigung

Häufiger jedoch kommt es zu psychischen Auffälligkeiten. Treten bei der mittelschweren Hirnschädigung in einigen Fällen doch neurologische und etwas häufiger auch psychische Ausfälle auf, bilden sie sich nach mehreren Wochen zurück, häufig jedoch nicht vollständig, so daß diskrete Reststörungen, insbesondere psychische Beeinträchtigungen, bestehen bleiben. Zu einer Hirnstammschädigung kommt es nicht. Ebenso wie bei der leichten Hirnschädigung sind vegetative Regulationsstörungen zu beobachten, die sich als Kopfschmerzen, Schwindel, vermehrte Schweißneigung und hypotone Kreislaufzustände äußern können. Das EEG ist anfangs verändert, kann sich aber trotz eines bleibenden Hirndefektes normalisieren.

8.1.5 Schwere Hirnschädigung (Grad III)

Ursachen

Diese ausgeprägte Hirnschädigung geht mit kleineren und größeren Blutungsherden und mit begleitenden Ödemen unterschiedlichen Ausmaßes einher. Häufig ist auch der Hirnstamm beteiligt. Diese schwere Hirnschädigung entspricht einer schweren *Contusio cerebri.*

Auswirkungen

Längere retrograde und anterograde Amnesie, Hirnödem und Blutung möglich, substantielle Hirnschädigung, vegetative Auffälligkeiten, häufig Hirnstammschädigung, neurologisches und/oder psychisches Defektsyndrom.

Je nach der betroffenen Hirnregion kommt es zu mehr oder weniger ausgeprägten neurologischen und psychischen Ausfällen, die sich nur teilweise zurückbilden und in ein Defektsyndrom übergehen. Die Bewußtlosigkeit dauert länger als eine Stunde, die Bewußtseinstrübung länger als 24 Stunden. Die retrograde und die anterograde Amnesie sind in der Regel ausgeprägter als bei der mittelschweren Hirnschädigung. Ausgeprägt sind auch die vegetativen Störungen. Von einer schweren Hirnschädigung wird auch dann gesprochen, wenn die Bewußtseinsstörung nicht so ausgeprägt ist, dafür aber eine Hirnstammschädigung vorliegt.

Die Beurteilung der Bewußtseinslage ist nicht einfach. Das Bewußtsein kann zwischen Bewußtseinstrübung und Koma hin- und herschwanken. Das Koma selbst kann unterschiedlich stark ausgeprägt sein. Zur Ein-

Tab. 8.1 Einteilung der Bewußtseinsstörungen in Schweregrade nach der Glasgow-Skala

		Punkte
Öffnen der Augen	spontan	4
	auf Ansprache	3
	auf Schmerzreiz	2
	keine Reaktion	1
Bewegungsart	befolgt Aufforderungen	6
	reagiert auf Schmerzreize	5
	Beugemechanismen	4
	Beugehaltung	3
	Streckhaltung	2
	keine Bewegung	1
Sprachliche Äußerung	orientiert	5
	verwirrt	4
	einzelne Worte	3
	unartikulierte Laute	2
	keine Äußerung	1

schätzung der therapeutischen Maßnahmen ist es aber wichtig, den Funktionszustand des Hirns bei bewußtseinsgestörten Verletzten einzuschätzen. Hilfreich dabei ist die *Glasgow-Koma-Skala*, bei der für ausgesuchte Reaktionen bestimmte Punktwerte angegeben sind (Tab. 8.1).
Bei einer maximalen Punktzahl von 15 ist das Bewußtsein nur leicht gestört, bei einer minimalen Punktzahl von 3 besteht ein tiefes Koma. Bei einer Punktzahl unter 8 sterben gut ein Drittel der Schädel-Hirnverletzten an den Unfallfolgen.

Verlauf

Im *Verlauf einer schweren Hirnschädigung* kann es zur Ausbildung eines neurologischen und/oder psychischen Defektsyndroms i. S. einer mehr oder weniger ausgeprägten spastischen Halbseitenlähmung, einer Epilepsie und einer Persönlichkeitsveränderung kommen. Diese wird bei vermehrter Reizbarkeit, Vergeßlichkeit und Antriebsstörung als *Hirnleistungsschwäche*, bei intellektuellem Abbau, Umständlichkeit und Verlangsamung als *Wesensänderung* bezeichnet.

8.1.6 Offene Hirnverletzung

Das Hirngewebe kann direkt durch das Eindringen von Fremdkörpern (Stich- und Schußverletzungen) und Knochensplitter (Impressionsfraktur) verletzt werden. Es besteht erhöhte Infektionsgefahr. Die Ausheilung erfolgt mit stärkerer Narbenbildung und Verziehung der Hirnsubstanz. Epileptische Anfälle treten häufig auf. Offen sind Hirnverletzungen auch, wenn bei Frakturen im Bereich der Schädelbasis oder der Kalotte die harte Hirnhaut (Dura mater) zerreißt. Infektionen insbesondere aus den Nasennebenhöhlen können über eine Liquorfistel zu einer Meningoenzephalitis führen.
Neben einer antibiotischen Therapie muß die verletzte Dura operativ wieder verschlossen werden. Ragen bei einer Impressionsfraktur die Knochenteile mehr als eine Kalottendicke in das Schädelinnere hinein und sind im CT und MRT eine Gewebsschädigung und im EEG ein Herdbefund nachzuweisen, müssen die Knochenbruchstücke entfernt werden.

8.1.7 Akutes Mittelhirnsyndrom

Das akute Mittelhirnsyndrom läuft nach Gerstenbrand in 4 Phasen ab:

1. Phase: ungezielte Massenbewegungen der Extremitäten
2. Phase: Streckmechanismen der unteren Extremitäten, Massenbewegungen der oberen Extremitäten
3. Phase: Komplette Beugestellung der Arme bei Streckmechanismen der Beine
4. Phase: Streckstellung aller Extremitäten mit Tonussteigerung. Tiefe Bewußtlosigkeit. Dysregulation von Kreislauf und Atmung. Vegetative Entgleisung (Hyperthermie, Blutdruckanstieg, Hyperhydrosis). Bulbusstellung der Augen zunehmend divergent. Pupillen anfangs verengt, später mittelweit; zunächst träge, dann aufgehobene Lichtreaktion.

8.1.8 Akutes Bulbärhirnsyndrom

Das akute Bulbärhirnsyndrom ist dadurch gekennzeichnet, daß die Streckkrämpfe abnehmen und eine Atonie eintritt. Die Reflexe sind nicht mehr auslösbar. Die Pupillen reagieren nicht. Die vegetative Regulation bricht zusammen, es kommt zum Atemstillstand, zur Bradykardie, zum Blutdruck- und Temperaturabfall. Im EEG zeichnet sich langsam eine Null-Linie ab.

8.1.9 Apallisches Syndrom

Aus dem Mittelhirn- und Bulbärhirnsyndrom ist der Übergang in das sogenannte apallische Syndrom möglich. Hirnmantel (= Pallium) und Hirnstamm sind durch die schwere traumatische Schädigung funktionell voneinander getrennt. Die verletzte Person liegt mit offenen, in die Ferne gerichteten Augen scheinbar wach im Bett, läßt sonst aber keine Reaktionen erkennen. Die vegetativen Elementarfunktionen haben sich stabilisiert. Dieser Zustand kann Monate bis Jahre anhalten. Die Verletzten sterben dann an einer hinzutretenden Herz-Kreislaufstörung oder einer nicht beherrschbaren Infektion.

8.2 Zerebrale Komplikationen bei Schädel-Hirnverletzungen

Viele Schädel-Hirnverletzungen sind von Komplikationen bedroht, so daß zu der primären Hirnverletzung noch eine sekundäre Hirnschädigung hinzukommen kann. Dabei handelt es sich um intrakranielle Blutungen, ein traumatisches Hirnödem, epileptische Anfälle, Liquorzirkulationsstörungen und Infektionen.

Pflege Patienten mit einer frischen Schädel-Hirnverletzung müssen ständig gewissenhaft beobachtet werden. Gerade für das Pflegepersonal ist das eine verantwortliche Aufgabe. Atmung, Kreislauf, Bewußtseinslage, Motorik und Pupillenreaktion müssen regelmäßig kontrolliert und protokolliert werden. Besonders schwierig ist das bei bewußtlosen Patienten, weil sich eine Funktionsänderung im Verlauf schwer erkennen läßt. Bei etwa 2 % der Schädel-Hirnverletzungen ist mit ernsthaften Komplikationen zu rechnen.

8.2.1 Traumatische intrakranielle Hämatome

Hämatome innerhalb des Hirnschädels wirken raumfordernd. Sie können sich nach dem Trauma schnell entwickeln und stellen einen lebensbedrohlichen Zustand dar. Die Hämatome können aber auch langsam entstehen und werden anfangs nicht und im weiteren Verlauf zu spät erkannt, so daß therapeutische Maßnahmen nicht selten zu spät kommen.

Diagnostische Hinweise sind eine unterschiedliche Weite der Pupillen (Anisokorie), Halbseitenlähmung, zunehmende Bewußtseinsstörung.

Epidurales Hämatom

Bei den sich unmittelbar nach einem Trauma entwickelnden Hämatomen handelt es sich um eine arterielle Blutung zwischen Kalotte und harter Hirnhaut, das *epidurale Hämatom*. Die häufigste Blutungsquelle ist die bei einer Kalottenfraktur verletzte A. meningea media. Dabei kann das Hirntrauma selbst relativ unerheblich sein. Der Zustand des Verletzten verschlechtert sich bald nach dem Trauma, das Bewußtsein trübt ein, und/oder es treten Lähmungen oder epileptische Anfälle auf. Bei primär schwer hirnverletzten und bewußtlosen Patienten ist eine solche Verschlechterung nicht zu erkennen. In diesen Fällen müssen die Schwere und das Fortschreiten der neurologischen Störungen Anlaß geben, an eine Blutung zu denken. Die Computertomographie, die notfalls in kurzen Abständen wiederholt werden muß, bringt schnell Klärung. Eine sofortige operative Behandlung ist erforderlich.

Akute Subduralhämatom

Nicht ganz so schnell entwickelt sich bei schweren Hirnverletzungen eine venöse Blutung in den Subduralraum zwischen harter Hirnhaut (Dura) und Arachnoidea, das *akute Subduralhämatom* (Abb. 8.1, S. 140). Die Blutung erfolgt aus eingerissenen Venen, überwiegend aus den größeren, in die Sinusleiter einmündenden Venen (Brückenvenen). Da die primäre Hirnschädigung in der Regel schwer ist, kann die Entwicklung des Hämatoms und die dadurch bedingte zusätzliche Hirnschädigung zunächst verborgen bleiben. Dadurch wird die sofort notwendige Operation zum Nachteil des weiteren Verlaufs häufig verzögert.

Chronischen Subduralhämatom

Besonders bei älteren Verletzten kann es schon nach leichten Hirntraumen (Bagatellverletzungen) zu einer diskreten Sickerblutung aus den Hirnvenen kommen, dem *chronischen Subduralhämatom*. Das Hämatom macht sich erst nach Wochen durch Symptome einer langsam zunehmenden Raumforderung bemerkbar. Neben einem hirnorganischen Psychosyndrom kann es zur Lähmung, Bewußtseinstrübung und zu epileptischen Anfällen kommen. Begünstigt wird die Bildung des chronischen Subduralhämatoms durch Alterungsvorgänge, chronischen Alkoholismus und Bluterkrankungen. Die Computertomographie bringt schnelle Klärung und die Operation durch Ausräumen des Hämatoms die Entlastung des Hirngewebes.

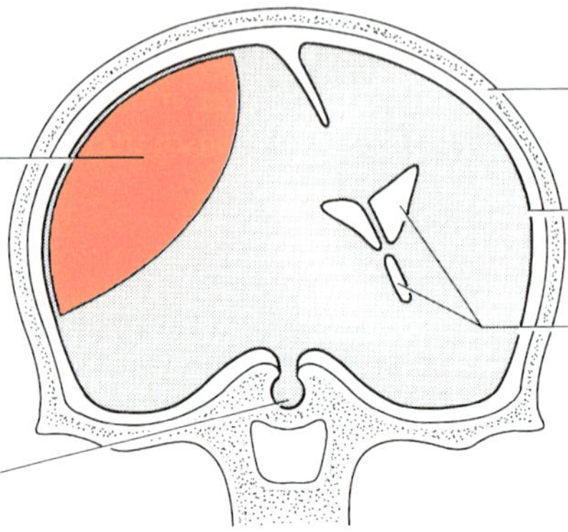

Abb. 8.1 Frontalschnitt durch Hirn und Schädel. Subdurales Hämatom

Intrazerebrales Hämatom

Infolge eines Hirntraumas kann es aber auch zu einer Blutung direkt ins Marklager, bevorzugt des Temporallappens kommen *(intrazerebrales Hämatom)*. Die Symptome entsprechen denen einer zerebralen Raumforderung. Von der Größe, Lage und Entwicklung des Hämatoms hängt es ab, wann und ob es operativ entleert wird.

8.2.2 Traumatisches Hirnödem

Die gedeckten und offenen Hirnverletzungen können kompliziert werden durch das Auftreten eines stärkeren Hirnödems, das unter dem Zeichen einer intrakraniellen Drucksteigerung auftritt und schließlich zum gefürchteten Mittelhirnsyndrom oder gar Bulbärhirnsyndrom führen kann. Das Hirnödem bildet sich vorwiegend im Marklager und führt später zur Marklageratrophie, die im Computertomogramm als Substanzdefekt nachzuweisen ist. Zunächst verursacht das Ödem aber eine Zunahme des intrakraniellen Volumens. Dadurch verschlechtern sich die Durchblutungsverhältnisse, und die Hirnfunktion wird zusätzlich erheblich beeinträchtigt. Ein generalisiertes Hirnödem kann schließlich zu einer Beengung des Hirnstamms, insbesondere des Mittelhirns führen, so daß es zu weiteren ernsthaften Komplikationen im Sinne eines Mittelhirnsyndroms kommt.

8.2.3 Posttraumatische Epilepsie

Sofort oder innerhalb der ersten Wochen nach einer schweren Hirnverletzung kann es in etwa 20 % zu einem epileptischen Anfall kommen. Aber nur in wenigen Fällen entwickelt sich daraus eine Epilepsie *(Frühepilepsie)*. Treten epileptische Anfälle erst drei Monate nach der Hirnverletzung oder später auf, wird von einer *Spätepilepsie* gesprochen.

8.2.4 Posttraumatischer Hydrozephalus

Durch eine Hirnverletzung und die damit verbundene Hirnschwellung und/ oder Hirnblutung können Sekretion und Resorption des Liquors so empfindlich gestört werden, daß es zu einer Liquorstauung und zur Bildung eines Hydrozephalus mit den Symptomen eines allgemeinen Hirndrucks kommt. In der Computertomographie ist eine Erweiterung der Hirnkammern zu sehen. Vielfach reguliert sich die Liquorzirkulation von selbst wieder ein. Andernfalls muß der Liquor durch eine operativ angelegte Ventrikeldrainage (Shunt) abgeleitet werden (s. Seite 264 f.).

8.3 Psychische Spätschäden nach Schädel-Hirnverletzungen

Hirnleistungsschwäche

Der Dauerschaden nach einer Hirnverletzung ist besonders durch psychische Auffälligkeiten gekennzeichnet, die den Umgang mit den Verletzten erschweren kann. Als psychische Dauersymptome unterscheiden wir die Hirnleistungsschwäche und die organische Wesensänderung.
Bei einer *Hirnleistungsschwäche* bleibt die persönliche Eigenheit des Verletzten erhalten; er läßt lediglich im psychischen und auch körperlichen Leistungsbereich eine abnorme Leistungsschwäche erkennen.
Vorwiegend ist sie gekennzeichnet durch

- eine subjektive Störung des Wohlbefindens,
- vegetative Störungen (Kopfschmerzen, Schlafstörung Schwindel, Schweißneigung),
- mangelnde Spannkraft und Konzentrationsschwäche,
- Gedächtnisstörungen,
- Reizbarkeit, leichte Erregung, Überempfindlichkeit.

Organischen Wesensänderung

Bei der *organischen Wesensänderung* kommt es neben den Symptomen der Hirnleistungsschwäche zu einer eingreifenden Änderung der Persönlichkeit; Fühlen, Werten, Streben und Wollen sind beeinträchtigt. Diese Kranken sind in unterschiedlicher Weise in ihrem Antrieb, ihrer Affektivität, ihrem Denken und Handeln, ihrer ethischen Einstellung sowie ihrer Intelligenz gestört.
Nach K. Schneider (1887–1967, Psychiater in Heidelberg) werden drei Arten der organischen Wesensänderung unterschieden:

- apathisch, antriebsarm, langsam, schwerfällig
- euphorisch, umständlich, distanzlos, geschwätzig
- reizbar, unbeherrscht, enthemmt.

Die Pflegeperson muß diese psychischen Auffälligkeiten kennen, um dem Kranken verstehend und nachsichtig gegenübertreten zu können. Andererseits ist zu erwarten, daß der Hirnverletzte sich an bestimmte Situationen und Ordnungen des alltäglichen Lebens anpassen kann und muß.

8.4 Hirntod

Definition

Der Hirntod stellt den biologischen Tod dar. Alle Hirnfunktionen sind ausgefallen und bilden sich auch nicht mehr zurück. Dabei ist die Kreislauf- und Atemfunktion unter Umständen mit maschineller Unterstützung noch intakt. Sehr viel häufiger ist der Herz-Kreislauf-Tod beim Herzstillstand.
Folgende *Kriterien für den Hirntod* sind zu beachten:

Die klinischen Zeichen des Hirntodes (Koma, Atemstillstand, keine Hirnstammreflexe) sind seit über 30 Jahren gültig. Der Nachweis des Hirntodes ist weltweit als sicheres Todeszeichen anerkannt.

- Bewußtlosigkeit i. S. eines Komas,
- keine Spontanatmung, Abfall der Körpertemperatur und des Blutdrucks,
- keine motorischen Reaktionen wie epileptische Anfälle, keine Greif-, Lid- und Schnauzreflexe,
- keine Hirnnerven- und Hirnstammreflexe wie Pupillen-, Würg- und Hustenreflexe.

Diagnostik

Voraussetzung für die Hirntoddiagnostik ist, daß der komatöse Zustand mit den Reflexausfällen nicht Ausdruck eines stoffwechselbedingten oder endokrinen Leidens oder durch Medikamente bzw. toxische Substanzen verursacht ist.
Zusätzlich darf im EEG bei größtmöglicher Verstärkung und einer Ableitung über 30 Minuten keine elektrische Aktivität erkennbar sein: Null-Linien-EEG. Akustisch evozierte Hirnstammpotentiale sind nicht mehr abzuleiten. Im Doppler-Sonogramm und zerebralen Angiogramm läßt sich keine Hirnzirkulation mehr nachweisen.
Nach Feststellung des Hirntodes wird jegliche Therapie eingestellt, auch wenn Kreislauf und Atmung durch Apparate noch aufrecht erhalten werden könnten. Die Beendigung der Therapie bedeutet aber auch ein Abstellen der Apparate. Zu diesem Zeitpunkt können nach entsprechenden Absprachen und bei bestimmten Voraussetzungen Organe zur Transplantation entnommen werden.
Für Personen, die an der Bestimmung des Hirntodes beteiligt sind, ist dies ethisch eine besonders verantwortungsvolle Tätigkeit. Ein Mensch, der intensiv diagnostiziert und behandelt und um dessen Leben gerungen wurde, wird von uns Menschen zu einem bestimmten Zeitpunkt für tot erklärt. Den Ärzten und dem Pflegepersonal muß diese in ihrer Tragweite besondere Aufgabe bewußt sein, damit sie den Angehörigen des verstorbenen Menschen, aber auch den anderen Mitarbeiterinnen und Mitarbeitern des Krankenhauses glaubhaft und vertrauensvoll gegenübertreten können.

8.5 Therapie und Pflege

Erstversorgung

Leichte Hirnverletzung

Ständige Beobachtung des Verletzten durch das Pflegepersonal (Puls, Blutdruck, Atmung, Wachheit, Pupillenreaktion) zur Erkennung von Komplikationen (insbesondere epi- und subdurales Hämatom).

Für jeden Schädel-Hirnverletzten ist die Erstversorgung entscheidend. Auch bei *leichteren Hirnverletzungen,* die keiner Intensivbetreuung bedürfen, ist eine genaue Beobachtung des Verlaufs erforderlich, um die Entwicklung von Komplikationen rechtzeitig zu erkennen. Die Beobachtung richtet sich nicht nur auf das Zählen und Messen von Puls und Blutdruck und die Beurteilung der Atmung, sondern auch auf die Einschätzung des Verhaltens der verletzten Person: Unvermittelt ist es zum Unfall gekommen. Nicht bewußtlose Verletzte reagieren mit einem mehr oder weniger ausgeprägten Schreck oder Schock, sie können irritiert sein und sich unbesonnen verhalten, so daß sie Rat, Zuspruch und Hilfe benötigen. Die Pflegeperson, die einen solchen Verletzten zu betreuen hat, muß damit rechnen, daß dieser sich in seinem Verhalten und in seiner Emotionalität anders als vor dem Unfall äußert. Die Kontaktaufnahme mit dem Unfallverletzten muß äußerst differenziert geschehen.

Schwere Hirnverletzung

Bei *schweren Hirnverletzungen* mit Bewußtlosigkeit sind am Unfallort die Maßnahmen der *Ersten Hilfe* zu beachten. Die Atemwege müssen freigehalten und Erbrochenes aus dem Mund entfernt werden. Nach Möglichkeit ist ein Guedel-Tubus in den Rachenraum einzuführen, damit die Zunge nicht nach hinten fällt. Der Verletzte ist in die stabile Seitenlage zu bringen. Dabei ist auf Frakturen der Extremitäten und besonders der Halswirbelsäule zu achten. Diese darf nicht gestreckt oder gebeugt werden. Eine unsachgemäße Lagerung kann eine Querschnittslähmung begünstigen. Bereits am Unfallort kann intubiert und beatmet sowie ein venöser Zugang zur Schockbehandlung (z. B. 5 % Glukose-Lösung) gelegt werden. Auf eine genügende Sauerstoffzufuhr ist zu achten. Sehr unruhige Verletzte müssen eventuell sediert werden (z. B. mit Barbitursäure). Vorher muß aber die diagnostische Abklärung abgeschlossen sein, weil eine Sedierung die Entwicklung einer Komplikation (z. B. Blutung) verschleiern kann. Im Krankenhaus wird bei tief bewußtlosen Patienten die Beatmung bei meist nasaler Intubation fortgesetzt. Der Tubus muß saubergehalten und eine regelmäßige »tracheobronchiale Toilette« mit Absaugen durchgeführt werden. Gleichzeitig ist zur Vermeidung einer Ohrspeicheldrüsenentzündung (Parotitis) oder einer Soor-Infektion der Mund- und Rachenraum sauberzuhalten. Der Oberkörper wird leicht angehoben (15 bis 30 Grad) gelagert, damit bei Hirndruck die Einklemmung des Hirns nicht begünstigt wird. Magensonde und Blasenkatheter sorgen für eine Entleerung von Magen und Blase. Der venöse Zugang wird gesichert.

Evtl. Intubation, Schockbehandlung durch Infusion, Sauerstoffzufuhr, CT.

Basale Stimulation

Diese Erfahrungen gehen auf den Sonderpädagogen Andreas Fröhlich zurück, der in den 70er Jahren das Konzept der *Basalen Stimulation* für geistig behinderte Kinder entwickelt hat. Für die Krankenpflege hat Christel Bienstein 1991 die Techniken der Basalen Stimulation übernommen. Sie finden Anwendung bei bewußtlosen und komatösen Patienten, die scheinbar reaktionslos sind und von denen man früher oft den Eindruck hatte, man könne außer der mechanisch-apparativen Versorgung »nichts mit ihnen machen«. Inzwischen ist aber bekannt, daß bewußtlose Patienten auf gewohnte, besonders liebgewonnene Reize eher und leichter reagieren können. So nehmen sie die vertraute Berührung an einer ihnen angenehmen Stelle (z. H. Hand oder Wange) ebenso wahr wie den Geschmack der Lieblingsmarmelade oder der Lieblingsfrucht sowie die Lieblingsmusik. Deshalb sind die Angehörigen zu fragen, was dem Patienten gut tut und worüber er sich besonders freuen könnte. Die Intensivstation ist »wohnlicher« geworden; sie hat kein Neonlicht und nachts eine abgedunkelte Beleuchtung. Die Farben sind in angenehmen Gelb- oder Grüntönen gehalten. Die betreuenden Personen kommen mit dem bewußtlosen Patienten so in Kontakt, als wenn er ansprechbar wäre. Sie sprechen ihn an und erklären, was sie zu tun beabsichtigen. Dabei versuchen sie negative Stimuli (z. B. Absaugen) zu reduzieren und mit positiven

Stimuli (z. B. Musik) zu verbinden. Über die Musik kann ein besonderer Zugang zum bewußtlosen oder komatösen Patienten gefunden werden.

Medikamentöse Behandlung

Behandlung des Hirnödems.

Zur medikamentösen Behandlung des Hirnödems darf eine Osmotherapie mit hyperosmolaren Lösungen (z. B. Sorbit 40) nur dann durchgeführt werden, wenn ein intrakranielles Hämatom ausgeschlossen wurde. Bei einer Entwässerung und Verkleinerung des Hirnvolumens würde es zur Nachblutung kommen. Hyperosmolare Lösungen müssen schnell infundiert werden, damit sich die erforderliche Druckdifferenz zwischen Gefäß und Hirngewebe ausbilden kann. Der Einsatz von Kortikosteroiden (z. B. Dexamethason 6 x 8 mg i. v. oder i. m.) zur Ödembehandlung bei Schädel-Hirnverletzten ist umstritten.
Unruhige und aggressive Kopfverletzte sind vorsichtig zu sedieren. Dabei darf die Atemstörung nicht verstärkt und die Verschlechterung der Bewußtseinslage nicht kaschiert werden.

Psychologische Führung

Ist der Hirnverletzte wieder bewußtseinsklar und orientiert, bestehen häufig noch amnestische und affektive Störungen. Die Verletzten können sehr ängstlich und aggressiv reagieren. Diese Gefühlsstörung ist nur zum Teil als Reaktion auf das vorangegangene Unfallgeschehen aufzufassen; überwiegend ist es Ausdruck der traumatisch bedingten Funktionsstörung im Rahmen eines organischen Psychosyndroms, das mit dem Willen kaum zu beeinflussen ist. Ermahnungen, sich zusammenzureißen oder sich zu beruhigen, führen zu keiner Änderung, weil der Verletzte es nicht kann. Das auffällige psychische Verhalten ist als krankhafte Störung anzusehen und durch entsprechende Führung des Pflegepersonals zu beeinflussen.

Pflege

Auf das Pflegepersonal kommen umfangreiche Aufgaben zu. Neben der Grundpflege und den vorbeugenden Maßnahmen zur Vermeidung einer Pneumonie, einer Thrombose und eines Dekubitus ist eine ständige Beobachtung des Verletzten erforderlich. Die Entwicklung der Bewußtseinslage und die Pupillen- und Schluckreflexe sind ständig zu überprüfen. Auf einen möglichen Blut- oder Liquorabgang aus Mund, Nase und Ohren ist zu achten. Epileptische Anfälle und spontane Bewegungen der Extremitäten sind zu registrieren.
Die Ausscheidungsfunktionen sowie die Beschaffenheit und der Umfang des Bauchs sind zu beobachten und zu messen. Immer besteht die Gefahr, daß es unmittelbar nach der Verletzung auch zu Blutungen in dem Bauchraum (Milzverletzung) kommen kann. Ein schneller Puls und ein fallender Blutdruck können auf eine innere Blutung hinweisen. Ein langsamer Puls und ein steigender Blutdruck dagegen weisen auf einen erhöhten Hirndruck hin, besonders dann, wenn der Puls vorher schnell war. Hohe Körpertemperaturen zu Beginn des Hirntraumas sind auf eine Hirnstammschädigung verdächtig. Über alle Beobachtungen ist gewissenhaft Protokoll zu führen. Jede gravierende Veränderung oder Verschlechterung ist sofort dem Arzt mitzuteilen.
Der Umgang mit bewußtlosen oder auch komatösen Patienten ist für das Pflegepersonal und alle anderen Dienste immer wieder eine große Belastung. Nie dürfen wir uns so verhalten, als wenn der bewußtlose Patient nichts wahrnehmen würde. Einerseits wissen wir das nicht genau, ande-

rerseits verbietet es unser Handeln, mit bewußtlosen Menschen anders umzugehen. Wir wissen sehr wohl, daß auch einem bewußtlosen Menschen eine angenehme Stationsatmosphäre und eine liebevolle körperliche Zuwendung und Berührung bei der Pflege guttun. Die Empfindungen für angenehme Berührung und angenehmes Raumklima können durchaus erhalten sein und den Körper stimulieren. Durch einfache Anregungen können die geschädigten neuronalen Verbindungen aufrechterhalten oder sogar verbessert werden.

8.6 Rehabilitation

Das Überstehen einer schweren Hirnverletzung hinterläßt neurologische und psychische Ausfälle, das *hirntraumatische Defekt-Syndrom.* Es ist Aufgabe verschiedener Therapeuten, dieses Defekt-Syndrom so gering wie möglich zu halten, um die Integration des Verletzten in das gesellschaftliche Leben wieder herzustellen oder zu erleichtern. Dabei darf der Verletzte weder über- noch unterfordert werden.

Bei einer *Überforderung* kann er schnell sein Therapieziel aufgeben und scheinbar versagen. Er zieht sich zurück und glaubt, nichts mehr leisten zu können. Dabei kann er ungehalten und aggressiv reagieren. Wird das Training jedoch behutsam durchgeführt und an seine Persönlichkeit und Leistungsfähigkeit angepaßt, ist er zu viel mehr Ausdauer, Leistung und seelischer Ausgeglichenheit befähigt.

Psychologische Führung und Beratung. Integration des Verletzten in das gesellschaftliche Leben. Zu vermeiden sind Über- und Unterforderung in der Rehabilitationsphase.

Bei einer *Unterforderung* wird der tatsächliche Leistungsstand nicht erreicht, das funktionelle Defizit erscheint ausgeprägter, als es in Wirklichkeit ist. Der Verletzte hat nicht genug Vertrauen für die Bewältigung seines Lebens, er kann ängstlich und zaghaft reagieren.

Die Rehabilitation muß mit psychologischem und pädagogischem Sachverstand begleitet und individuell strukturiert werden. Sie erfolgt in speziellen Rehabilitationseinrichtungen und ist in Deutschland durch umfangreiche gesetzliche Vorschriften zur Eingliederung behinderter Menschen geregelt.

8.6.1 Physiotherapie

Mit der Physiotherapie ist möglichst bald nach der Hirnverletzung zu beginnen. Je nach Befund müssen der Muskeltonus reguliert und nach dem Bobath-Konzept (s. S. 96) physiologische Bewegungsmuster angebahnt werden. Stabilisierende Maßnahmen verbessern Gleichgewicht und Koordination. Eine frühzeitige Mobilisation fördert den Wachheitszustand und ist insbesondere auch für die schnellere und bessere Rückbildung psychischer Beeinträchtigungen wichtig. Die Mobilisation geschieht durch das möglichst häufige Heraussetzen aus dem Bett in einen Sessel oder Rollstuhl, durch ein Stehtraining am Stehbrett und allgemein durch gymnastische Übungen. Das Erfahren und Erleben eines Fortschritts in der Beweglichkeit ist die beste Anregung für das Gehirn auf dem Wege zur

Frühzeitige Mobilisation. Anbahnung physiologischer Bewegungsmuster. Stabilisierung von Gleichgewicht und Koordiantion.

Rehabilitation. Die Physiotherapie ist wirkungsvoller als alle die hirnorganische Leistungsfähigkeit verbessernden Medikamente. Kann der Patient Alltags- und Gebrauchsbewegungen nicht in ausreichendem Maße wiedererlangen, müssen Ersatzbewegungen gezeigt und Hilfsmittel wie Gehhilfen und Schienen zur Verfügung gestellt werden.

8.6.2 Ergotherapie

Anwendung der basalen Stimulation bei komatösen Patienten. Training von Gedächtnis und Konzentrationsfähigkeit. Übung der Tätigkeiten des täglichen Lebens.

Die Ergotherapie ergänzt die Physiotherapie im Rehabilitationsprogramm. Bereits bei bewußtlosen oder komatösen Verletzten beginnt die spezielle Therapie, zunächst im Sinne der *basalen Stimulation,* wie sie auf S. 143 und bei der Schlaganfallsbehandlung beschrieben wurde. Das schwere Schädel-Hirntrauma hat zu einer Beeinträchtigung von Antrieb und Wahrnehmung geführt, die sich ohne Stimulation weiter zurückbilden würden und dann nur schwer wieder angeregt werden können. Durch einfache Reize (Temperatur, Geräusche, Berührung, Schwingungen) werden die noch vorhandenen Rezeptoren angeregt, um damit eine Beeinflussung der zentralen Neurone zu erwirken. Das sind Maßnahmen, die auch bei der Pflege in Absprache mit der Ergotherapie zu leisten sind. Beispielhaft sind Saugschwämme zu nennen, welche die Lippen, die Zunge und die Wangenschleimhaut anregen und einen bestimmten Geschmack vermitteln. Die dabei gegebene Flüssigkeitsmenge ist so gering, daß eine Aspiration nicht zu befürchten ist. Auch über das Riechen können Anregungen gegeben werden.
Bei wachen Verletzten können Aufmerksamkeit, Gedächtnis und Konzentrationsfähigkeit noch deutlich gestört sein. Sie zählen zu den häufigsten Folgen einer Schädel-Hirnverletzung. Die Ergotherapie bietet bestimmte Übungsprogramme und Übungsstrategien an, ohne den Verletzten zu überfordern. Dabei kann es Hirnverletzten schon Schwierigkeiten bereiten, z. B. die Hände einzukremen und gleichzeitig die Tätigkeit der Hände wahrzunehmen.
Weitere Ziele der Ergotherapie liegen beim Üben insbesondere feinmotorischer Fähigkeiten, beim Ausdauertraining und bei der beruflichen Wiedereingliederung. Bleiben im psychischen und motorischen Bereich Ausfälle bestehen, müssen diese kompensiert werden.

Zusammenfassung

Bei **Schädel-Hirnverletzungen** werden Schädelprellung (ohne Hirnbeteiligung), leichte Hirnschädigung (Grad I, Commotio cerebri), mittelschwere Hirnschädigung (Grad II, leichte Contusio cerebri) und schwere Hirnschädigung (Grad III, schwere Contusio cerebri) unterschieden. Die Länge der traumatisch bedingten Bewußtlosigkeit beträgt bei einer leichten Hirnschädigung bis zu 15 Minuten, bei einer mittelschweren Hirnschädigung bis zu einer Stunde und bei einer schweren Hirnschädigung darüber hinaus. Bewußtseinstrübungen können länger anhalten. Bei der mittelschweren und schweren Hirnschädigung (Contusio cerebri) kommen neurologische Störungen als Ausdruck einer bleibenden Schädigung der Hirnsubstanz hinzu. Weitere Komplikationen können vor allem intrakranielle Hämatome und eine posttraumatische Epilepsie sein. Als psychische Spätschäden sind die Hirnleistungsschwäche und die organische Wesensänderung zu nennen. Bei der Verlaufsbeobachtung schädelhirnverletzter Patienten ist besonders auf die Bewußtseinslage und die Pupillenreaktion zu achten. Entscheidende diagnostische Hinweise bringt neben der neuropsychiatrischen Untersuchung die Computertomographie. Die Bestimmung des Hirntodes kann bei der Entscheidung für weitere therapeutische Maßnahmen wichtig werden. Eine intensive Pflege, eine Hirnödembehandlung, eventuell die operative Beseitigung eines Hämatoms und Rehabilitationsmaßnahmen bestimmen die Therapie.

9. Entzündliche Erkrankungen des zentralen Nervensystems

Definition

Entzündungen im Bereich des zentralen Nervensystems machen sich am Gehirn (Enzephalon) und Rückenmark (Myelon) sowie an ihren Häuten (Meningen) fest. Entsprechend werden die Erkrankungen als Enzephalitis, Myelitis und Meningitis bezeichnet. Häufig jedoch sind Gehirn und Hirnhäute sowie das Rückenmark gemeinsam vom entzündlichen Geschehen betroffen, so daß es sich um eine Meningoenzephalitis oder Enzephalomyelitis handelt. Sind auch die Nervenwurzeln in den entzündlichen Prozeß einbezogen, wird von einer Enzephalomyeloradikulitis gesprochen. Die Erreger der Entzündung können Bakterien, Viren, Prione, Spirochäten, Parasiten und Pilze sein.

9.1 Erscheinungsformen

9.1.1 Meningitis

Entzündlich verändert sind die weiche Hirnhaut (Pia mater), die den Hirnwinden direkt aufliegt, und die über die Hirnwindungen und Hirnfurchen hinwegziehende Spinngewebshaus (Arachnoidea). Im Raum zwischen diesen beiden Häuten, dem Subarachnoidalraum, sammelt sich entzündliche Flüssigkeit an, die z. B. bei bakteriellen Infektionen eitrig ist.

Symptomatik

Die Krankheitserscheinungen einer Meningitis werden als *meningitisches Syndrom* zusammengefaßt, das auch als *Meningismus* bezeichnet wird:

Meninigitisches Syndrom

- *Kopfschmerzen.* Äußerst heftige und reißende Schmerzen im Hinterkopf- und Stirnbereich, als wenn der Kopf zerspringen will.
- *Nackensteifigkeit.* Der Kopf kann beim liegenden Patienten nur unter erheblichen Schmerzen angehoben und nach vorne gebeugt werden. Beim Vorwärtsbeugen werden die Knie reflektorisch gebeugt (Brudzinski-Zeichen). Schmerzhaft ist ferner eine Streck- und Dehnbewegung in den Kniegelenken (Kernig-Zeichen).
- *Opisthotonus.* Der liegende Patient bohrt seinen überstreckten Kopf in das Kopfkissen, hat die Arme und Beine gebeugt sowie bei Hohlkreuzbildung den Leib eingezogen.
- *Vegetative Störungen.* Der Puls ist zunächst verlangsamt. Bei Versagen der zentralen Regulation wird der Puls schneller. Störungen der Tempe-

raturregulation und rote Flecken beim Drücken der Haut werden beobachtet.
- *Überempfindlichkeit der Haut und Weichteile bei Berührung.* Lichtscheu und Geräuschempfindlichkeit. Druckschmerzhaftigkeit der Nervenaustrittsstellen im Gesicht (N. trigeminus).
- *Psychische Veränderungen.* Bewußtseinstrübungen und delirante Erscheinungen beim Übergang des entzündlichen Prozesses auf das Hirngewebe (Enzephalitis).
- *Liquorbefund.* Zellzahl- und häufig auch Eiweißerhöhung sowie Erniedrigung des Glukosewertes.

Das meningitische Syndrom muß bei einer Meningitis nicht voll ausgeprägt sein. Es kann lediglich zu geringen Kopfschmerzen und zu einer angedeuteten Nackensteifigkeit kommen. Bei bewußtlosen Patienten jedoch ist keine Nackensteifigkeit nachzuweisen, weil der Dehnungsreflex wegen der gestörten Wahrnehmung nicht mehr als schmerzhaft empfunden wird.
Meningismus-Zeichen können aber auch bei nichtentzündlichen Beeinträchtigungen der Meningen auftreten, z. B. bei der Subarachnoidalblutung, der Ausbreitung eines Karzinoms oder Sarkoms entlang der Hirnhäute (Meningitis carcinomatosa oder sarcomatosa) oder bei Hirndruck.

Pflege

Meningitiskranke sind mitunter sehr lärm- und lichtempfindlich. Die Unterbringung sollte in einem ruhigen und abgedunkelten Zimmer erfolgen. Auch sonst sind unangenehme Reize (z. B. schlechte Lagerung, hartes Anfassen, viel Besuch) zu vermeiden. Bei hohem Fieber muß reichlich getrunken werden; notfalls ist insbesondere bei benommenen Patienten eine intravenöse Dauerinfusion anzulegen. Die Ausscheidung der Urinmenge ist zu überprüfen. Es besteht eine Neigung zur Verstopfung. Wenn Antibiotika gegeben werden, ist auf Nebenwirkungen (z. B. Hautveränderungen, wunde Mundschleimhaut, Magenbeschwerden, Durchfall) zu achten.

9.1.2 Enzephalitis

Bei Entzündungen der Hirnsubstanz sind häufig auch die Hirnhäute und das Rückenmark beteiligt. Überwiegend handelt es sich um Virusinfektionen. Als Besonderheit ist dabei zu berücksichtigen, daß die Viren die Nervenzellen des Gehirns einerseits direkt schädigen können, andererseits aber auch Zerfallsprodukte produzieren, die bei einer geschwächten immunologischen Abwehr zum Untergang von Nervenzellen führen.
Wir unterscheiden
- eine direkte *infektiöse Viruserkrankung,* die sich vorwiegend in der Umgebung der Venen der weißen Hirnsubstanz auswirkt,
- eine *parainfektiöse Viruserkrankung,* bei der Entzündungsreaktionen vorwiegend in der grauen Substanz zu finden sind.

Symptomatik

Das klinische Erscheinungsbild einer Enzephalitis ist schwerwiegender als das einer Meningitis. Folgende Symptome sind zu beachten:

- *Psychische Veränderungen.* Neben einer Bewußtseinstrübung können Unruhezustände, agressives Verhalten, Verwirrtheit sowie Sinnestäuschungen wie bei einer symptomatischen Psychose auftreten.

- *Neurologische Störungen* wie zentrale Lähmungen, Sprach- und neuropsychologische Störungen sowie epileptische Anfälle können auftreten. Bei Hirnstammschädigungen werden auch Myoklonien (kurze ruckartige Zuckungen einzelner Muskeln) beobachtet.
- *EEG-Veränderungen* sind immer nachzuweisen. Es handelt sich um Herd- und Allgemeinveränderungen, die teilweise für eine bestimmte Enzephalitisform charakteristisch sein können.
- *CT- und MRT-Befunde* weisen auf Entzündungsherde und ein entzündliches Hirnödem hin.
- *Liquorveränderungen* sind bei einer Virusinfektion weniger eindrucksvoll oder sogar nicht nachzuweisen.

Pflege

Das schwere Krankheitsbild, das mit lang anhaltenden komatösen Zuständen, neurologischen Ausfällen und epileptischen Anfällen einhergehen kann, erfordert zunächst intensivmedizinische Maßnahmen. Dabei ist zu beachten, daß Patienten mit vollkommener Bewegungslosigkeit, die in einem ausgeprägten Koma liegend erscheinen, durchaus verstehen und erkennen können, was in ihrer Umgebung gesprochen und getan wird.
Die Bewegungslosigkeit kann zu Bein- und Beckenvenenthrombosen führen und damit die Gefahr einer Lungenembolie erhöhen, so daß eine Low-dose-Heparinisierung angezeigt ist. Häufiges Umlagern zur Dekubitus- und Pneumonieprophylaxe sind erforderlich. Bei hohem Fieber sind neben fiebersenkenden Medikamenten und einer reichlichen Flüssigkeitszufuhr zusätzlich feucht-kalte Wadenwickel, kalte Abwaschungen und Auflage von Eisbeuteln im Bereich der großen Gefäße vorzunehmen. Nasse Stirnkompressen und das Anfeuchten der Lippen werden als angenehm empfunden.
Während der wochen- und monatelangen Erholungsphase sind Physio- und Ergotherapie erforderlich (Rehabilitation). Die häufig schnell erschöpfbaren Patienten dürfen nicht überfordert werden, weil sich sonst eine resignativ-depressive Haltung entwickeln kann. Eine Absprache mit Psychologen und anderen Therapeuten ist hinsichtlich der zumutbaren Belastbarkeit erforderlich.

9.1.3 Myelitis

Symptomatik

Die entzündlichen Veränderungen treten vorwiegend diffus im Rückenmark auf und können neben den verschiedenen Bahnsystemen auch die Nervenwurzeln schädigen. Daraus resultiert ein wenig einheitliches Krankheitsbild. Meistens jedoch klagen die Kranken über gürtelartig aufretende reißende und ziehende Schmerzen, die in die Extremitäten ausstrahlen können. Handelt es sich um einen mehr lokalisierten und ausgedehnten Entzündungsprozeß, kann es zu einer *Querschnittsmyelitis* kommen. Häufig tritt die Myelitis zusammen mit einer Enzephalitis auf.
Das klinische Erscheinungsbild einer Myelitis wird im Kapitel »Erkrankungen des Rückenmarks« (S. 209 ff) besprochen.

9.2 Infektion durch Bakterien

Bakterielle Infektionen des zentralen Nervensystems führen überwiegend zu einer Meningitis, Virusinfektionen dagegen eher zu einer Enzephalitis. Infektionen durch Bakterien sind nur etwa halb so häufig wie die durch Viren. Die häufigsten Erreger der eitrigen Meningitis sind im Jugend- und Erwachsenenalter *Meningokokken,* im höheren Lebensalter *Pneumokokken* und im Kleinkindalter *Hämophilus influencae (Influenzabakterien).*

Meningitis häufig durch Bakterien. Enzephalitis häufig durch Viren.

9.2.1 Meningokokkenmeningitis

Häufigkeit und Übertragung

Die jährlichen Neuerkrankungen liegen bei 10 von 100 000 Einwohnern. Bevorzugt in den Monaten Februar bis April kann die eitrige Meningitis in einem bestimmten Gebiet gehäuft *(epidemisch)* oder auch vereinzelt *(sporadisch)* auftreten. Massenansammlungen von Menschen, wie z. B. in Schulen oder in öffentlichen Verkehrsmitteln, begünstigen die Ausbreitung der Infektion.

Die *Übertragung der Erreger* geschieht durch Tröpfcheninfektion. Im Nasen-Rachenraum können die Erreger monatelang bleiben und lediglich zu einem Katarrh führen. Erst unter besonderer Belastung und gleichzeitig bestehender immunologischer Abwehrschwäche kommt es zum Ausbruch der Erkrankung und damit zur Ausbreitung der Erreger im Blut. Auf drei Wegen können die Erreger einer Meningitis oder auch Enzephalitis ins zentrale Nervensystem gelangen:

- *Blutweg:* Streuung aus dem Nasen-Rachenraum oder einem anderen Eiterherd
- *Fortleitung:* Von einer eitrigen Erkrankung der Nachbarschaft (z. B. Entzündung der Nasennebenhöhlen und des Mittelohres)
- *Offene Hirnverletzung:* Bei Schädelfrakturen mit Zerreißung der harten Hirnhaut (Dura mater) können Erreger direkt ins Schädelinnere eindringen.

Symptomatik

Die *akute Meningokokkenmeningitis* beginnt mit einem einige Stunden anhaltenden Vorstadium (allgemeines Krankheitsgefühl, Frösteln, Abgeschlagenheit, Glieder- und Leibschmerzen), dem heftige Kopfschmerzen mit den Symptomen des *meningitischen Syndroms* folgen.

Es wird über reißende Schmerzen entlang der Wirbelsäule, über Übelkeit, Erbrechen und Überempfindlichkeit der Haut geklagt. Die Temperatur ist stark erhöht. Selten kommt es zu psychischen Störungen im Sinne der Benommenheit oder des deliranten Zustandes, zu Augenmuskellähmungen, zu Lähmungen im Bereich der Extremitäten und zu epileptischen Anfällen. Das sind dann Hinweise auf eine enzephalitische Beteiligung. Ein Herpes simplex der Lippengegend begleitet häufig die Erkrankung sowie auch ein Exanthem am Rumpf, das masernähnlich ist. Im Blutbild findet sich eine Leukozytose.

Charakteristisch sind starke Kopfschmerzen, Meningismus, hohes Fieber, Bewußtseinstrübung.

Im Verlauf einer Sepsis können auch die Herzklappen (Endokarditis), die Gelenke (Arthritis) und die Nebennieren befallen werden. In den Nebennieren verursacht die Infektion vorwiegend bei Kindern Blutungen, die

das Drüsengewebe zerstören. Dieser Funktionsausfall führt innerhalb von Stunden durch hohes Fieber, Schock und diffuse Hautblutungen zum Tode (Waterhouse-Friederichsen-Syndrom).
Der *Liquor* ist eitrig-trüb, läßt eine Leukozytose von einigen 100 bis 10 000/3 Zellen erkennen. Der Eiweißgehalt ist vermehrt, der Liquorzucker erniedrigt.
Bakteriologisch werden bei unbehandelten Fällen Meningokokken nachgewiesen.

Verlauf und Therapie

Der *Verlauf* ist ohne Behandlung entweder akut mit septischen Erscheinungen und Kreislaufstörungen oder schleppend mit zunehmender Bewußtseinseintrübung bis hin zum Koma und zentralen Versagen. Unter antiobiotischer *Therapie* (z. B. 30 Mill. Einheiten Penicillin G tgl.) kommt es nach 2 bis 3 Wochen zur Besserung. Hirnnervenlähmungen, spastische Paresen und psychische Auffälligkeiten können als Folgeerscheinungen bestehen bleiben.

9.2.2 Pneumokokkenmeningitis

Die Pneumokokkenmenigitis verläuft schwerer und ist häufiger durch das Auftreten neurologischer Störungen (z. B. epileptische Anfälle, Lähmungen, Bewußtseinsstörungen) kompliziert. Ohne Behandlung kommt es schnell zum Tod. Die antibiotische Therapie erfolgt intensiv und lange mit Penicillinen und Cephalosporinen. Trotzdem ist bei gut der Hälfte der Erkrankten mit bleibenden Hirnschäden zu rechnen.

9.2.3 Hirnabszeß

Symptomatik

Hirnabszesse entstehen fortgeleitet von eitrigen Erkrankungen in der Nachbarschaft (Ohr, Nasennebenhöhlen), weiter geleitet auf dem Blutwege (hämatogene Aussaat) von eitrigen Prozessen in den Lungen oder im Herzen (eitrige Endokarditis) und direkt bei offenen Hirnverletzungen. Als Erreger kommen vorwiegend Staphylokokken, Streptokokken und Pneumokokken in Frage.

Charakteristisch sind hohes Fieber, Leukozytose im Blut, stark beschleunigte BSG, Zeichen der zerebralen Raumforderung, typischer CCT-Befund.

Der Abszeß bildet sich überwiegend im Großhirn, weniger im Kleinhirn und selten im Hirnstamm, tritt klinisch häufig als schnellwachsende Raumforderung in Erscheinung, wobei die BSG und die Leukozyten im Blut deutlich erhöht sind und Fieber besteht. Der Liquor ist wenig verändert (Lymphozyten- oder Leukozytenvermehrung). Im EEG findet sich eine Allgemeinveränderung mit Herdhinweisen. Im CCT ist eine ringförmige Kontrastmittelanreicherung erkennbar.

Therapie

Die Therapie besteht im akuten Stadium neben der Gabe von Antibiotika in einer sofortigen Punktion und Drainage des Abszesses. Abgekapselte Abszesse werden mit ihrer Kapsel operativ entfernt. Trotz der operativen Möglichkeiten ist die Mortalität immer noch recht hoch.

9.2.4 Tuberkulöse Meningitis

Die tuberkulöse Meningitis entsteht fast immer durch eine Aussaat von *Tuberkelbakterien* auf dem Blutwege von den Lungen, oft im Rahmen einer Miliartuberkulose. Der Beginn dieser Erkrankung ist schleichend mit leichten psychischen Erscheinungen im Sinne einer vermehrten Reizbarkeit und Lustlosigkeit. Die Kopfschmerzen sind nicht so heftig. Häufi-

ger sind Augenmuskelstörungen, die zu Doppelbildern führen. Es kann bald zu einer Benommenheit und zu deliranten Zuständen kommen. Auch Halbseitenlähmungen, epileptische Anfälle und aphasische Störungen kommen vor. Die Temperaturen sind leicht erhöht.
Der Liquor ist klar. Er hat etwa 100/3 bis 1 000/3 Zellen, vorwiegend Lymphozyten. Das Eiweiß ist vermehrt und kann sich, wenn das Reagenzglas mit dem Liquor längere Zeit steht, als »Spinngewebsgerinnsel« absetzen. Der Liquorzucker ist stark erniedrigt.
Behandelt wird mit einer Kombination verschiedener tuberkulostatischer Medikamente. Der Heilungsverlauf ist günstiger als bei der Kokkenmeningitis; es kann aber zu Folgeerscheinungen im Sinne von Lähmungen und epileptischen Anfällen sowie einer hirnorganischen Wesenänderung kommen.

9.2.5 Embolische Herdenzephalitis

Endokarditis lenta

Bei der embolischen Herdenzephalitis gelangen mit Bakterien (Streptokokken) angereicherte, entzündlich veränderte Partikel von der entzündeten Herzinnenhaut und den Herzklappen *(Endokarditis lenta)* mit dem Blutstrom im Sinne eines embolischen Geschehens ins Hirn. Dort kommt es zu kleinen umschriebenen Herdenzephalitiden, die zu uncharakteristischen, flüchtigen neurologischen Ausfallerscheinungen, Kopfschmerzen und Benommenheitszuständen sowie auch zu epileptischen Anfällen, Halbseitenlähmungen und aphasischen Störungen führen können. Der Verlauf ist schubförmig.
Im klaren Liquor finden sich etwa 50/3 bis 500/3 Zellen. Die Therapie erfolgt mit hohen Penicillingaben, eventuell kombiniert mit Gentamicin. Wichtig ist die jahrelange Therapie der Endokarditis lenta.

9.2.6 Infektion durch Spirochäten

Spirochäten sind spiralförmig geformte Bakterien

9.2.6.1 Lues des zentralen Nervensystems

Der *Erreger der Lues (Syphilis)* ist die 1905 entdeckte *Spirochaeta pallida,* auch *Treponema pallidum* genannt. Die Übertragung geschieht durch den Geschlechtsverkehr. Die Erreger breiten sich im Blut aus. Man rechnet mit etwa 15 Erkrankten bei 100 000 Einwohnern.

Primärstadium

Etwa drei Wochen nach der Infektion treten vorwiegend im Genitalbereich schmerzlose Geschwüre der Haut auf (Primäraffekt). Etwa zwei Wochen später schwellen die regionalen Lymphknoten an. In diesem Primärstadium der Erkrankung können die Erreger bereits das zentrale Nervensystem erreichen, ohne daß es zu einer neurologischen Störung kommt. Auch ohne Behandlung überwindet der Körper in den meisten Fällen ohne Folgen die Infektion.

Sekundärstadium

Etwa neun Wochen nach der Infektion kann es aber zu einer Ausbreitung der Erreger in die Haut i. S. eines Exanthems, in die inneren Organe und auch in das zentrale Nervensystem kommen. Diese Generalisation der Erreger wird als Sekundärstadium bezeichnet. In jedem dritten Fall tritt eine *frühluische Meninigitis* auf, die häufig als Grippe mit Kopf- und Gliederschmerzen verkannt wird.

Meninigitis

Nach dieser Krankheitsphase sind keine Krankheitserscheinungen mehr erkennbar. Im Serum der Erkrankten sind als Ausdruck der durchgemachten Infektion und der Auseinandersetzung des Körpers mit dem Erreger Antigen-Antikörperreaktionen, sogenannte Komplement-Bindungsreaktionen (KBR), nachweisbar. Man spricht von einer *Lues latens.*
Mindestens zur Zeit des Sekundärstadiums sollte eine ausreichende Penicillinbehandlung durchgeführt werden, damit ein Fortschreiten der Lues verhindert wird. Dies wird häufig leider nicht erreicht, weil die Lues im Frühstadium nicht erkannt wird. Andererseits kann die Erkrankung in diesem Stadium auch von selbst zur Ausheilung kommen.

Tertiärstadium

Bei etwa 10 % der unzureichend oder nicht behandelten Lues-Kranken breiten sich die Treponemen mit entzündlichen Veränderungen und Bildung von Gummen in verschiedenen Organen des Körpers aus. Dabei haben einige Treponemen eine besondere Affinität zum Nervensystem, so daß es drei bis fünf Jahre nach der Infektion zu einer Erkrankung von Gehirn und Rückenmark kommt. Treten keine neurologischen oder psychischen Störungen auf, handelt es sich um eine *latente Neurolues.* Die schwelende Infektion kann aber jederzeit in eine manifeste Neurolues umschlagen.

Neurolues

Bei diesem *spätluischen Nervenleiden* unterscheiden wir die *Lues cerebrospinalis* (Erkrankung der Meningen und Hirnarterien), die *Tabes* (Erkrankung der Hinterstränge im Rückenmark) und die *Paralyse* (Erkrankung des Stirnhirns).

Diagnostik

Grundlage der Diagnostik ist der Nachweis von Lipoid-Antikörpern aus der Gruppe der Immungamma-Globuline (IgG) mit einer Antigen-Antikörperreaktion. Als empfindlichste Suchtests, mit denen die Lueserkrankung nahezu sicher festgestellt werden kann, gelten der Treponema-pallidum-Hämagglutinations-Test *(TPHA-Test)* und der Fluoreszens-Treponema-pallidum-Antikörper-Absorptions-Test *(FTA-ABS-Test).* Die Behandlungsbedürftigkeit der Lues hängt von der Höhe des Titers der *Cardiolipin-KBR* (Komplementbindungsreaktion) und dem Ausfall des treponemenspezifischen *IgM-Antikörpertests* (Test des Immunglobulin der Klasse M) ab.

Therapie

Ziel der Behandlung ist zunächst die *Sanierung des Liquors,* also Normalisierung von Zellzahl und Gesamt-Eiweiß. Wenn nötig, werden mehrere Penicillinkuren mit jeweils 10 bis 20 Mill. Einheiten (pro Tag 1 Mill. E. i. m.) in Abständen von 3 bis 6 Monaten durchgeführt. Ob eine hochdosierte Penicillinbehandlung (3 x 10 Mill. E. i. m. pro Tag oder 20 und mehr Mill. pro Tag als Infusion) eine bessere Wirkung hat, ist nicht entschieden. Etwa 6 Wochen nach Beendigung der Kur ist der Liquor zu kontrollieren. Der TPHA-Test wird als Ausdruck der durchgemachten Infektion immer positiv bleiben. Dieser positive Ausfall weist deshalb nicht auf eine Behandlungsbedürftigkeit hin. Lediglich wenn Treponema pallidum-spezifische IgM-Antikörper (TPA-IgM-Test) in Serum und Liquor nachgewiesen werden, muß eine erneute Behandlung erfolgen. Die

Schmerzen bei der Tabes dorsalis können mit Neuroleptika (z. B. Neurocil®), Antidepressiva (z. B. Aponal®) oder recht gut mit Carbamazepin (z. B. Tegretal® oder Timonil®) beeinflußt werden.

Lues cerebrospinalis

Sie kann bereits im Sekundärstadium 8–12 Wochen nach der Infektion mit meningitischen Erscheinungen auftreten, häufiger jedoch im Tertiärstadium, drei bis viele Jahre nach der Infektion. Diese Spätlues geht mit granulomatösen Veränderungen an den Meningen und Arterien, vorwiegend des Hirns, seltener des Rückenmarks, einher. Im Liquor sind die Zellen bis 100/3 (vorwiegend Lymphozyten) vermehrt; im ZNS gebildetes Gamma-Globulin ist zusammen mit IgG erhöht, und die luesspezifischen Reaktionen sind durchweg stark positiv. Die bei der Tabes häufig zu beobachtenden Pupillenstörungen kommen bei der Lues cerebrospinalis nur bei einem Teil der Kranken vor.

Erkrankungen unter dem Bild einer Meningitis oder eines zerebralen Gefäßprozesses.

- Die *meningitische Form* beginnt meist schleichend mit Kopfschmerzen, Schwindel, Erbrechen und nicht selten mit Augenmuskellähmungen und psychischen Auffälligkeiten.
- Die *vaskuläre Form* tritt mit allen Symptomen eines Schlaganfalles in Erscheinung. Da die Lues in der Regel bei jüngeren Patienten auftritt, ist bei jüngeren Schlaganfallspatienten auch an die Möglichkeit einer Lues zu denken.

Bei der *Lues spinalis* kann es schnell zu einem Querschnittssyndrom mit zunächst schlaffer, nach mehreren Wochen spastischer Paraparese, Sensibilitäts- sowie Blasen- und Mastdarmstörungen kommen. Ist die A. spinalis anterior betroffen, ist eine sogenannte dissoziierte Empfindungsstörung am Rumpf und an den Extremitäten nachzuweisen (Spinalis-anerior-Syndrom, s. Seite 204).

Tabes dorsalis

Sie ist eine Erkrankung des Spätstadiums der Lues, 8 bis 20 Jahre nach der Infektion. Ihr Anteil an der Neurolues beträgt etwa ein Drittel, Männer erkranken häufiger als Frauen. Vorwiegend sind die Hinterstränge des Rückenmarks durch Zerstörung der Markscheiden (Demyelinisation), seltener auch der Axone betroffen. Im Vordergrund des Erkrankungsbildes stehen deshalb auch sensible Störungen; einerseits kommt es zu einer vermehrten Schmerzwahrnehmung in den unteren Extremitäten und seltener auch im Bauch- und Brustraum, andererseits ist auch eine Schmerzunempfindlichkeit besonders der Kniegelenke zu beobachten.

Charakteristisch sind Schmerzen in den Beinen oder gürtelförmig am Stamm, Pupillenstarre, Ataxie.

- Die *Schmerzphänomene* treten in den Beinen als heftige, plötzlich einschießende, unangenehme (»lanzinierende«) Schmerzen auf. Sie können auch im Bereich des Rückens und Bauches krisenartig mit merkwürdig quälendem, häufig gürtelförmig ausstrahlendem Charakter vorkommen.
- Die Beineigenreflexe sind in der Regel erloschen.
- Fast immer ist eine *reflektorische Pupillenstarre* (Lichtreaktion erloschen bzw. abgeschwächt, Konvergenzreaktion erhalten) mit häufig engen Pupillen (Miosis, Stecknadelkopfpupillen) oder eine *absolute Pupillenstarre* (keine Reaktion auf Licht und Konvergenz) mit oft weiter Pupillenöffnung (Mydriasis) zu beobachten. Die Pupillen sind oft ent-

rundet (Anisokorie). Seltener ist eine Optikusatrophie mit Erblindung des Auges (Amaurose) anzutreffen.
- Als Ausdruck der Hinterstrangerkrankung kann es auch zur Ataxie kommen, die sich besonders bei Dunkelheit bemerkbar macht, weil der Kranke dann das Gleichgewicht nicht mehr mit dem Blick und dem Kleinhirn korrigieren kann *(spinale Ataxie).*

Paralyse

Charakteristisch sind Wesensänderung und Demenz, Pupillenstörungen, verwaschene Sprache.

Fast die Hälfte der Kranken mit einer Neurolues können eine Paralyse bekommen, die wie die Tabes dorsalis etwa 8 bis 20 Jahre nach der Infektion auftritt und Männer wieder häufiger als Frauen befällt. Vorwiegend im Bereich des Stirnhirns kommt es zu einer Atrophie der Hirnwindungen. Im Vordergrund der klinischen Erscheinungen steht eine *Wesensänderung,* teilweise mit intellektuellem Abbau *(Demenz).*
Nach einem neurasthenischen Vorstadium (Kopfschmerzen, Leistungsabfall) kommt es entweder zu einem Nachlassen aller Aktivitäten und zu einer zunehmenden Demenz, oder es kommt zu einem depressiv-klagsamen Versagenszustand oder schließlich zu einer expansiven Wesensänderung mit Größenideen und Kritiklosigkeit. An körperlichen Symptomen können Pupillenstörungen, eine verwaschene Sprache (Dysarthrie), ein schlaffer Gesichtsausdruck sowie selten auch epileptische Anfälle und Halbseitenlähmungen hinzukommen.

9.2.6.2 Neuroborreliose

In den letzten Jahren wurde eine vorwiegend durch *Zecken,* weniger auch durch Bremsen und Stechfliegen übertragene Infektionskrankheit bekannt, die sowohl das zentrale als auch das periphere Nervensystem befallen kann. Erreger ist ein schraubenförmiges Bakterium aus der Familie der Spirochäten, das nach dem amerikanischen Entdecker W. Burgdorfer (1982) Borrelia burgdorferi genannt wurde.
Der Verlauf der Erkrankung ist ähnlich dem der Lues und wird in drei Stadien unterteilt:

- *Stadium I:* Einige Tage bis gut zwei Wochen nach dem Zeckenbiß kommt es zu einer sich schnell ringförmig ausbreitenden, entzündlichen Hautrötung *(Erythema migrans).* Gelegentlich treten begleitend grippeähnliche Erscheinungen auf. [Randnotiz: Erythema migrans]
- *Stadium II:* Bei etwa 15 % der Infizierten kommt es drei bis mehrere Wochen nach dem Zeckenbiß zu neurologischen Symptomen. Sie äußern sich in radikulären Schmerzen (Schulter- Arm- und Lumbal-Syndrom) und peripheren Paresen, insbesondere des N. facialis. Nur die Hälfte der Kranken erinnert sich an einen vorangegangenen Zeckenbiß. Im Liquor finden sich zwischen 30/3 und einige tausend Lymphozyten und Monozyten. [Randnotiz: Meningitis, Polyneuritis]
- *Stadium III:* Monate bis Jahre nach dem Zeckenbiß kann es zu einer chronisch verlaufenden Enzephalitis und Myelitis sowie zu einer zerebralen Gefäßerkrankung kommen. Es können auch verschiedene Organe und Gelenke befallen sein. In diesem Fall wird das Krankheitsbild nach dem in den USA gelegenen Ort Lyme bezeichnet, wo die Krankheit 1975 beobachtet wurde *(Lyme-Krankheit).* [Randnotiz: Enzephalitis; Lyme-Krankheit]
  Die *Diagnostik* erfolgt serologisch durch Titer-Bestimmung der Borrelienantikörper. Dieses Untersuchungsverfahren ist aber mit falschen

Aussagen belastet. *Therapeutisch* wird wie bei der Lues verfahren; es kommen Penizilline und Tetrazykline zum Einsatz und zwar so früh wie möglich, um einer Defektheilung vorzubeugen.

9.3 Infektion durch Parasiten

Parasiten sind kleine einzellige Lebewesen (Protozoen) und Würmer, die zu einer Infektion des zentralen Nervensystems (Myelitis, Enzephalitis) führen können.

9.3.1 Toxoplasmose

Die Durchseuchung mit dem zu den Protozoen gehörenden *Toxoplasma gondii* ist in Deutschland groß. Die Übertragung erfolgt bei der *erworbenen* Toxoplasmose durch Nahrungsmittel (z. B. rohes Fleisch) oder Kontakt mit Tieren (z. B. Hunde, Katzen und Kaninchen) oder bei der *konnatalen Toxoplasmose* von der infizierten Mutter auf das Kind.

- Die *erworbene* Erkrankung bleibt häufig symptomlos. Sie kommt besonders bei geschwächten Personen (z. B. bei Immunschwäche oder Unterernährung) als Meningoenzephalitis zum Ausdruck.
- Die *konnatale* (angeborene) Erkrankung führt häufig zu schweren Hirnmißbildungen (z. B. Hydrozephalus), die mit Lähmungen, epileptischen Anfällen und einer geistigen Behinderung einhergehen können.

Die *Diagnostik* geschieht im wesentlichen durch den Antikörpernachweis oder durch Antigen-Antikörperreaktionen (z. B. Sabin-Feldman-Test, ELISA-Test).

9.3.2 Malaria

In den vom Tourismus erschlossenen Reiseländern Afrika, Asien sowie Mittel- und Südamerika tritt die durch die Stechmücken der Gattung Anopheles übertragene Malaria gehäuft auf. Erreger ist das zu den Protozoen gehörende Plasmodium falciparum, das in etwa 1 % der Infektionen zu einer schweren Enzephalitis mit Lähmungen, Bewußtseinsstörungen, Verwirrtheit und Myoklonien führen kann. Die Behandlung erfolgt mit Chinin-Infusionen.

9.3.3 Wurmerkrankungen

Mit der Nahrung oder durch andere orale Kontakte kann der Mensch Larven des Schweinebandwurms *(Zystizerken)* oder Eier des Hundebandwurms *(Echinokokken)* aufnehmen, die vorwiegend im Gehirn eine Enzephalitis bewirken. Im Differentialblutbild fällt eine Vermehrung der eosinophilen Leukozyten *(Eosinophilie)* bis auf 40 % auf. Auch im entzündlich veränderten Liquor sind eosinophile Leukozyten vermehrt nachzuweisen. Der diagnostische Nachweis erfolgt mit entsprechenden Komplement-Bindungsreaktionen (KBR).

Zystizerkose
Echinokokkose

9.3.4 Infektion durch Pilze

Mykosen

Pilzerkrankungen *(Mykosen)* des zentralen Nervensystems (z. B. durch Candida albicans) treten bevorzugt bei abwehrgeschwächten Patienten auf. Der Anteil dieser Patienten nimmt zu, weil immer mehr Menschen durch intensivmedizinische Maßnahmen und eingreifende Therapien am Leben gehalten werden können, die häufig mit einer Immun- und Abwehrschwäche einhergehen. Zu denken ist auch an die Langzeitbehandlung mit Immunsupressiva, Zytostatika, Antibiotika und Kortikosteroiden sowie ferner an die AIDS-Erkrankungen. Neben einer Meningitis und Herdenzephalitis kann es auch zu einem Hirnabszeß kommen. Für die antimykotische Behandlung steht Amphotericin B zur Verfügung.

9.4 Infektion durch Viren

Viren sind nicht wie Bakterien als einzellige Lebewesen zu bezeichnen, sondern als Eiweißverbindungen, die keinen eigenen Stoffwechsel haben und nur in anderen Zellen existieren und diese auch schädigen können. Diese Zellschädigung wird als *zytopathogener Effekt* bezeichnet. Die Vermehrung der Viren geschieht biochemisch in der Wirtszelle.

Epidemiologie

Viren sind überall vorhanden und können von Mensch zu Mensch durch Schmier- und Tröpfcheninfektion und von Tier zu Mensch z. B. durch Ausscheidungen der Mäuse und Vögel oder durch Zeckenbiß übertragen werden. Die Viren führen erst dann zu einer Erkrankung, wenn aus verschiedenen Gründen die immunologische Abwehr geschwächt ist.
Viruserkrankungen sind bis auf wenige Ausnahmen immer Infektionen, die den ganzen Organismus betreffen. Kommt es zu einer Beteiligung des zentralen Nervensystems, ist das als Komplikation zu sehen.
Die Virusinfektion verläuft in *zwei Phasen:*

- in der *ersten Phase* kommt es infolge der Ausbreitung der Viren im Blut *(Virämie)* zu allgemeinen Krankheitssymptomen wie Kopf- und Gliederschmerzen, Abgeschlagenheit und Fieber;
- erst in der *zweiten Phase* treten nach einigen Tagen *neurologische Ausfallerscheinungen* auf. Dabei handelt es sich neben meningitischen Symptomen (heftige Kopfschmerzen, Nackensteifigkeit, vegetative Störungen und allgemeine Überempfindlichkeit) um Lähmungen, epileptische Anfälle und Bewußtseinsstörungen. Virusinfektionen führen überwiegend zu einer Enzephalitis.

Häufigkeitsangaben für Virusinfektionen des zentralen Nervensystems sind schwer zu machen, weil viele Infektionen nicht erkannt oder wegen ihres leichten Verlaufs nicht gemeldet werden. Man kann mit etwa 10 Neuerkrankungen bei 100 000 Einwohnern im Jahr rechnen.
Der *Liquor* ist bei Virusinfekten des zentralen Nervensystems klar, die Zellzahl ist nur mäßig vermehrt (bis 1 000/3 Lymphozyten), die Eiweißwerte sind normal oder leicht erhöht.
Der *Erregernachweis* kann im Stuhl, Urin, Sputum, Serum und Liquor

versucht werden, ist aber schwierig. Der Nachweis einer Virusinfektion gelingt leichter durch entsprechende Komplementbindungsreaktionen (KBR) und die Beobachtung der Titerbewegungen (Abfall oder Anstieg des Titers) bei Verlaufskontrolle.
Es gibt eine große Zahl verschiedener, das zentrale Nervensystem befallender Virusarten mit zum Teil vielen Untergruppen. Auch ist die krankmachende Wirkung einer Virusart sehr unterschiedlich, so daß sie bei einigen Menschen nichts anrichtet, bei anderen eine leichte und bei wieder anderen eine schwere oder gar tödlich endende Erkrankung hervorrufen kann. Die unterschiedliche Erkrankungsart der Menschen hängt sehr wahrscheinlich mit seiner immunologischen Abwehrlage zusammen.

Häufige Erreger

Die *häufigsten Erreger* sind:

- *Enteroviren.* Sie kommen im Verdauungstrakt des Menschen vor und führen überwiegend zu einer Meningitis. Dazu gehören auch Poliomyelitis-Viren, Coxsackie-Viren und ECHO-Viren.
- *Arboviren.* Sie werden von Arthropoden (Gliederfüßler – u. a. Insekten) übertragen. Arbo ist die Abkürzung von Arthropod-borne-viruses. Am bekanntesten ist das Flavovirus als Erreger für die Frühsommer-Meningoenzephalitis (FSME).
- *Herpesviren.* Sie führen überwiegend zu einer Enzephalitis. Bekannte Erreger sind das Herpes-simplex-Virus, das Zoster-Virus und das Zytomegalie-Virus.

Auf einige relativ häufige und bekannte Virusinfektionen des zentralen Nervensystems soll näher eingegangen werden. Dabei ist zu unterscheiden, ob die Nervenzellschädigung direkt durch das Virus oder indirekt (parainfektiös) durch toxische Stoffwechselprodukte der Viren erfolgt.

9.4.1 Frühsommer Meningoenzephalitis (FSME)

In feuchten Wald- und Wiesengebieten ist ein vermehrtes Auftreten von Meningitis und Enzephalitis durch FSME-Viren beobachtet worden. Das Virus wird durch Zeckenbiß auf den Menschen übertragen.

9.4.2 Herpes-simplex-Enzephalitis

Symptomatik

Die Durchseuchung der Bevölkerung mit dem Virus (HSV) ist groß; die Infektion im Lippenbereich (Herpes labialis) ist harmlos. Bei geschwächter Abwehrreaktion kann es in ungünstigen Fällen zu einer ernsthaften Enzephalitis kommen. Nach einer ersten Fieberphase mit einem allgemeinen Krankheitsgefühl und gelegentlich vorübergehender Verwirrtheit steigt das Fieber erneut an. Epileptische Anfälle, Lähmungen und komatöse Zustände treten auf. Ohne rechtzeitige Behandlung mit virushemmenden Medikamenten (z. B. Aciclovir [Zovirax®]) kommt es zu einem schweren Hirnödem,* Atemstörungen, Streckkrämpfen und weiteren Hirnstammzeichen, die den Tod bedeuten.

Diagnostik

Im EEG sind temporal periodische Komplexe triphasischer Potentiale zu beobachten. Erst 7–14 Tage nach Infektionsbeginn sind im Liquor HSV-spezifische Antikörper nachzuweisen. Neuerdings gelingt schon während der ersten Tage ein Nachweis des Herpes-simplex-Virus im Liquor.

Im CCT und MRT sind ebenfalls nach einigen Tagen für eine HSV-Enzephalitis typische Veränderungen zu sehen.

Therapie

Die Therapie (z. B. mit Aciclovir) muß sehr früh beginnen, gleich nach dem Auftreten der ersten Krankheitssymptome, am besten schon bei Verdacht auf eine Herpes-simplex-Enzephalitis.

9.4.3 Lymphozytäre Meningitis

Verschiedene Erreger, überwiegend Viren - aber auch Bakterien und Pilze - führen begleitend über eine Allgemeininfektion des Körpers auch zu einer mehr indirekten Hirnbeteiligung im Sinne einer *Parainfektion.* Diese Erkrankungsform geht mit Kopfschmerzen, Fieber und anderem Organbefall einher. Als Erreger kommen Enteroviren mit ihren Untergruppen, ECHO-Viren (enteric cytopathogenic **h**uman **o**rphan), Coxsackie-Viren und Poliomyelitis-Viren sowie ferner Masern-, Mumps-, Röteln- und Windpockenviren in Frage.

9.4.4 Zoster-Enzephalomyelitis

Das Zostervirus ist wahrscheinlich mit dem Varizellenvirus identisch. Es wird vermutet, daß die Infektion mit Varizellen bereits in der Kindheit erfolgte und dann für eine gewisse Zeit eine Immunität besteht, die aber mit zunehmendem Alter abnimmt, so daß es dann unter besonderen körperlichen Belastungen oder allgemeinen Erkrankungen zu einem erneuten Aufflackern der Varizellen kommen kann. Die erneut virulent werdenden Viren werden vor allem in den Spinalganglien, also in den Ansammlungen der Zellkörper für die sensiblen Bahnen neben der Wirbelsäule, wirksam, so daß segmental begrenzte Störungen an der Haut als Bläschen in Erscheinung treten und von unangenehmen sensiblen Reizerscheinungen, insbesondere Schmerzen, begleitet werden. Vorwiegend zeigt sich der Zoster im Rumpfbereich, wo er als *Gürtelrose* bezeichnet wird. Fast immer finden sich während des Bläschenstadiums im Liquor bis zu mehrere 100/3 Zellen (Lymphozyten), die auf eine meningeale Mitbeteiligung hinweisen. Kommt es dann noch zu Lähmungserscheinungen im Bereich der Extremitäten, Sensibilisitätsstörungen, Blasen- und Mastdarmstörungen oder gar zu einem Querschnittssyndrom, so handelt es sich um eine *Zostermyelitis.*

Gürtelrose

9.4.5 Postvakzinale Meningoenzephalitis

Als para- oder besser *postinfektiöse Erkrankung* ist die Meningoenzephalitis nach *Pockenschutzimpfung* von besonderer Bedeutung.

Die Erkrankungsmöglichkeit liegt bei 1:100 000 Impfungen. Dabei sind Erstimpflinge (besonders nach dem 2. Lebensjahr) mehr gefährdet als Zweitimpflinge. Zerebrale Komplikationen werden bei Impfungen unter 2 Jahren praktisch nicht und über 30 Jahren kaum beobachtet. Etwa 9 bis 12 Tage nach der Impfung kann es zu einem stärkeren Fieberanstieg, zu einer Bewußtseinsstörung, zu epileptischen Anfällen, Lähmungen und Hyperkinesen kommen. Die Sterblichkeitsrate liegt zwischen 30 und 70 %. Von den Überlebenden zeigen etwa 10 % psychische und motorische Dauerschäden.

Auch nach der *Tollwut-(Lyssa-)Schutzimpfung* kann es gelegentlich zu zerebralen Komplikationen kommen. Nach einer *Poliomyelitis-Schluckimpfung* sind Komplikationen von seiten der Meningen und des Gehirns sehr selten.

9.4.6 AIDS und zentrales Nervensystem

Symptomatik

Das erworbene Immundefektsyndrom (AIDS = acquired immune deficiency syndrome) wurde 1981 als eigenständiges Krankheitsbild beschrieben. Das als HIV (human immunodeficiency virus) bezeichnete *Retrovirus* dringt in bestimmte T-Lymphozyten, die sogenannten T4-Helferzellen, ein und vernichtet diese. Dadurch ist das zelluläre Immunsystem geschwächt (s. auch S. 173). Bei etwa 40 % der HIV-seropositiven Patienten befallen die AIDS-Viren direkt auch das zentrale Nervensystem. Schon bald nach der Infektion kann es zu einer subakuten *Meningoenzephalitis* oder zu einer chronisch-fortschreitenden *Leukenzephalopathie* kommen. Diese geht mit einem deutlichen Psychosyndrom, Paresen und einer Demenz einher. Selten wird eine Polyneuropathie beobachtet.
Die erworbene Abwehrschwäche, die auch durch eine therapeutische Immunsuppression bedingt sein kann, nutzen viele andere bakterielle und virale Erreger, um im Bereich des zentralen Nervensystems oder an anderen Organen krankmachend wirksam zu werden. Diese zusätzlichen Erkrankungen, die aus der augenblicklichen Situation der Abwehrschwäche Vorteile ziehen, werden als *opportunistisch* bezeichnet. Am bekanntesten sind die Toxoplasmose, Tuberkulose, aber auch Pilzerkrankungen und das Kaposi-Sarkom (bräunliche, wuchernde und teilweise blutige Hautveränderungen, die ins Gehirn metastasieren können).

Infektion

HIV werden am häufigsten beim Geschlechtsverkehr (besonders Analverkehr) und bei Drogenabhängigen durch ungereinigte, gemeinsam benutzte Injektionsbestecke übertragen.

Diagnostik

Die HIV-Infektion läßt sich ab der sechsten Woche durch den immunologischen Nachweis von Antikörpern feststellen.

Therapie

Eine überzeugende *Therapie* der AIDS-Erkrankung steht uns noch nicht zur Verfügung. Erste Therapieversuche werden erprobt. Mit Azidothymidin (AZT, Retrovir®) kann die weitere Vermehrung des HIV gebremst werden. Es sollte nach erfolgter HIV-Infektion bereits vor Ausbruch der Erkrankung gegeben werden. Dieser Zeitpunkt ist an Defektbildungen der für die Abwehrfunktion wichtigen T-Lymphozyten zu erkennen.

Ansteckungsgefahr

Bezüglich einer *Ansteckungsgefahr* im Krankenhaus und in der Praxis hat der von dem Chirurgen Dr. H. Rudolph (Rotenburg/Wümme) geleitete Arbeitskreis für Krankenhaushygiene folgendes mitgeteilt:

»Die Übertragung erfolgt durch infizierte Zellen oder freie Viren. Epidemiologisch gesichert ist bisher nur die Übertragung durch Sperma, Blut und Vaginalsekret.
Nicht bewiesen ist die Übertragung durch andere Körperflüssigkeiten, wie zum Beispiel durch unblutigen Urin, Muttermilch, Erbrochenes.
Bei den üblichen soziale Kontakten (Händeschütteln) und über Tröpfcheninfektion (Niesen, Husten, Sprechen) sowie durch berührte Gegenstände ist eine Übertragung bisher nicht nachgewiesen worden, obwohl HIV auf Oberflächen bis zu 7 Tagen vermehrungsfähig sind.
Im medizinischen Bereich ist für eine Infektion die Inkorporation in die Blutbahn wesentlich; dabei steigt das Infektionsrisiko mit der Menge des eingebrachten Materials.
Für den Aufenthalt bekannter HIV-infizierter Patienten in Krankenhaus und Praxis sind hinsichtlich des Schutzes anderer Personen zur Verhütung einer HIV-Übertragung keine besonderen Maßnahmen erforderlich. HIV-positiv heißt nicht, daß dieser Patient isoliert werden muß. Alle Hygienemaßnahmen sind in erster Linie darauf auszurichten, daß eine Kontamination mit Blut und Serum verhindert wird. Kontaminierte Oberflächen, Instrumente und so weiter sind nach gesicherten Verfahren zu desinfizieren.«

9.5 Infektion durch Prione

Prione sind infektiöse Teilchen, die keine Nukleinsäure enthalten, kein Antigen erzeugen und damit keine Bildung von Antikörpern hervorrufen. Ein immunologischer Prozeß findet also nicht statt. Prione sind sehr widerstandsfähig. Sie sind bei Tieren die Erreger der *spongiformen Enzephalopathie*. Infizierte Tiere werden durch Übererregbarkeit, Kratzen, Myoklonien und schließlich Lähmungen auffällig. Die Krankheit, die wegen der Kratzsymptome auch als *Skrapie* bezeichnet wird, schreitet schnell zum Tod fort.
Bei Rindern wird diese Prion-Erkrankung *bovine spongiforme Enzephalopathie (BSE)* oder auch »Rinderwahnsinn« genannt. Das Gewebe des zentralen Nervensystems, des Blutes und der inneren Organe dieser Rinder gilt als infektiös und kann möglicherweise auf Menschen übertragen werden.
Menschliche Prion-Erkrankungen sind sehr selten. Man rechnet mit einer Erkrankung bei einer Million Einwohner. Am bekanntesten ist die *Creutzfeldt-Jakob-Krankheit*. Sie wurde 1920 nach dem Kieler Neuropsychiater H.-G. Creutzfeldt und dem Hamburger Neurologen A. Jakob benannt.

Nach langer Inkubationszeit (bis zu 15 Jahre) beginnt die Erkrankung im mittleren Lebensalter mit Lähmungen, Hyperkinesen, Myoklonien, neuropsychologischen Störungen und einer schnell fortschreitenden Demenz. Sie führt innerhalb kurzer Zeit zum Tod. Eine wirksame Therapie ist nicht bekannt.

Zusammenfassung

Entzündliche Erkrankungen des zentralen Nervensystems treten als Meningitis, Enzephalitis und Myelitis in Erscheinung. Immer ist der Liquor pathologisch verändert. Bei einer Meningitis stehen Kopfschmerzen und Nackensteifigkeit im Vordergrund. Bei der Enzephalitis kommt es vor allem zu Lähmungen, epileptischen Anfällen und Bewußtseinsstörungen; bei der Computertomographie sind entsprechende Entzündungsherde nachzuweisen. Die Myelitis ist durch Lähmungen, Sensibilitäts- sowie Blasen-Mastdarmstörungen und gürtelförmige Schmerzen i. S. einer Querschnittssymptomatik gekennzeichnet. Als Erreger kommen Bakterien (z. B. Meningokokkenmeningitis, Hirnabszeß, Tuberkulöse Meningitis), Spirochäten (z. B. Lues, Borreliose), Parasiten (z. B. Toxoplasmose, Malaria), Viren (z. B. Frühsommermeningitis, Herpes simplex-Infektion, Zoster-Enzephalomyelitis, AIDS) und Prione (z. B. Creutzfeldt-Jakob-Krankheit) in Frage.

10. Stoffwechselstörungen des Gehirns (Metabolisch-toxische Enzephalopathien)

Definition

Metabolisch-toxische Enzephalopathien sind eine Gruppe verschiedener Hirnerkrankungen, die auf Stoffwechselstörungen oder toxische Einflüsse zurückgehen.
Im Kindesalter sind es vorwiegend *angeborene Stoffwechselerkrankungen des Gehirns* (z. B. Phenylketonurie), im Erwachsenenalter Mitbeteiligungen des Gehirns an allgemeinen Stoffwechselstörungen (i. S. *sekundärer Stoffwechselerkrankungen des Gehirns, z. B. Leber- und Nierenerkrankungen)* und toxische Schädigungen (z. B. Alkohol). Der Stoffwechsel des Gehirns ist wesentlich vom Angebot und Abbau der Glukose sowie von der Beseitigung der Stoffwechselprodukte abhängig, die normalerweise nicht oder nur in einem geringen Umfang im Gehirn vorhanden sind.

Enzephalopathien sind nichtentzündliche, diffuse Hirnerkrankungen verschiedener Ursache. Hauptsymptome sind psychopathologische Auffälligkeiten, motorische Reizerscheinungen und vegetative Störungen.

Symptomatik

Das Erscheinungsbild der Enzephalopathien hängt von Art und Umfang der jeweiligen Stoffwechselstörung ab. Bei aller Verschiedenheit schälen sich einige häufiger zu beobachtende Symptome heraus:

- *Psychosyndrom.* Bei leichteren Enzephalopathien kommt es zu Störungen der Merk- und Konzentrationsfähigkeit (Hirnleistungsschwäche) und ferner zu Beeinträchtigungen der Affektivität und des Antriebs (Persönlichkeitsveränderungen). Bei ausgeprägteren Enzephalopathien kommen ein intellektueller Abbau i. S. einer Demenz sowie Zustände von Benommenheit, Delir und Koma hinzu.
- *Motorische Störungen.* Myoklonien, »flapping-tremor« (ruckartige, flügelschlagende Bewegungen der Hände beim Vorhalten der Arme), Automatismen der Gesichtsmuskulatur, Hyperkinesen.
- *Vegetative Reiz- und Ausfallserscheinungen.* Sie gehen auf eine Schädigung des Hirnstamms zurück und äußern sich in Atem-, Herz- und Kreislaufstörungen sowie Kopfschmerzen und Erbrechen.
- *Epileptische Anfälle.*

10.1 Angeborene Stoffwechselstörungen des Gehirns

Genetisch bedingte Enzymdefekte des Aminosäure-, Lipoid- und Kohlenhydratstoffwechsels führen im Kindesalter zu Enzephalopathien. Beispielhaft soll die Phenylketonurie näher beschrieben werden.

Phenylketonurie

Die Phenylketonurie ist eine angeborene Aminosäurestoffwechselstörung *(Phenylbrenztraubensäureschwachsinn)*. Sie tritt gleich nach der Geburt (1 : 10 000 Neugeborene) in Erscheinung. Weil das Enzym Phenylalanin-Hydroxylase fehlt, kann der Eiweißkörper Phenylalanin nicht zu Tyrosin abgebaut werden. Phenylalanin steigt im Blut an und wird zu Phenylbrenztraubensäure oxidiert. Diese wird im Urin ausgeschieden und gibt diesem einen eigenartigen mäuseartigen Geruch. Andererseits fehlt Tyrosin für wichtige Körpersubstanzen.
Folgen dieser Stoffwechselstörung sind *eine Verzögerung der geistigen und körperlichen Entwicklung* und eine mangelhafte Pigmentierung. Die Patienten sind häufig blond und blauäugig.
Therapeutisch muß bis zum Ende der Hirnentwicklung im Jugendalter eine phenylalaninarme Diät gegeben werden. Jedes Neugeborene wird mit dem *Guthrie-Test* auf eine mögliche Phenylketonurie untersucht.

10.2 Sekundäre Stoffwechselstörungen des Gehirns

Von den zahlreichen Schädigungsmöglichkeiten sollen einige genannt und beschrieben werden:

- *Enzephalopathie durch chronischen Sauerstoffmangel.* Chronischer Sauerstoffmangel führt zu einer Ernährungsstörung des Gehirns. Folgende Ursachen sind zu nennen:
  - Anämie
  - Chronisches obstruktives Lungenemphysem
  - Chronische Herzinsuffizienz

- *Hepatische Enzephalopathie.* Bei einer Lebererkrankung kann es infolge einer verminderten Entgiftung (Anstieg von Ammoniak im Serum) zur Hirnschädigung kommen. Diese macht sich neben psychischen Auffälligkeiten besonders mit einem »flapping-tremor« (flügelschlagende Handbewegung) bemerkbar.

- *Enzephalopathie bei Niereninsuffizenz.* Scheiden die Nieren harnpflichtige Substanzen (besonders Harnstoff und Kreatinin) nicht in genügendem Maße aus, wird ihr Anteil im Blut und damit auch im Gehirn erhöht. Der Elektrolyt-Haushalt gerät durcheinander.
  - *Dysäquilibrium-Syndrom.* Dieses entsteht, wenn bei der Dialyse die harnpflichtigen Substanzen zu rasch aus dem Blut und damit auch aus dem Liquor entfernt werden. Es kommt zu Kopfschmerzen, akuten psychischen Störungen und zu epileptischen Anfällen.
  - *Dialyse-Enzephalopathie.* Nach vielen Dialysen kann sich Aluminium aus der Dialyseflüssigkeit im Gehirn ablagern.

- *Alkoholtoxische Enzephalopathie.* Zur Hirnschädigung kommt es entweder direkt durch die toxische Wirkung des Alkohols und/oder durch einen Thiamin- (Vitamin B1) Mangel, durch Fehlernährung und Resorptionsstörungen im Darm bei chronischem Alkoholismus. Der Thiaminmangel bewirkt strukturelle Veränderungen überwiegend im oberen Hirnstammbereich in unmittelbarer Nachbarschaft zum Aquädukt. Die bekannteste Schädigung ist die *Wernicke-Enzephalopathie.* Die nach dem Neuropsychiater C. WERNICKE benannte Enzephalopathie geht mit Augenmuskellähmungen (Doppelbilder), Ataxie und Gedächtnisstörungen einher. Stehen psychische Störungen mit Gedächtnis- und Orientierungsstörungen sowie Konfabulation (Aneinanderreihen zusammenhangloser Ideen und Einfälle mit Überspielung von Gedächtnislücken) im Vordergrund wird von der *Korsakow-Psychose* (russischer Neuropsychiater S. KORSAKOW) oder einem *amnestischen Syndrom* gesprochen.

Wernicke-Enzephalopathie bei chronischem Alkoholismus.

Zusammenfassung

Metabolisch-toxische Enzephalopathien sind nichtentzündliche Erkrankungen des Gehirns. Häufig gehen sie auf Stoffwechselstörungen zurück, die in der Kindheit oft angeboren sind (z. B. Phenylketonurie). Im Erwachsenenalter handelt es sich meistens um eine Mitbeteiligung des Gehirns an allgemeinen Stoffwechselstörungen (z. B. bei Leber- und Nierenerkrankungen), die mit einem chronischen Sauerstoffmangel einhergehen. Enzephalopathien können aber auch Ausdruck einer toxischen Alkoholschädigung sein. Symptome einer Enzephalopathie sind neben vegetativen Erscheinungen ein hirnorganisches Psychosyndrom, motorische Bewegungsstörungen wie z. B. Myoklonien, »flapping-tremor«, Hyperkinesen und epileptische Anfälle.

11. Kopf- und Gesichtsschmerzen, Schwindel

Über Kopfschmerzen und Schwindel wird in der Durchschnittsbevölkerung häufig geklagt. Genaue Angaben über die Häufigkeit sind schwer zu erhalten, weil viele Menschen mit leichten oder vorübergehenden Beschwerden nicht den Arzt aufsuchen und deshalb nicht erfaßt werden. Bis zu 20 % der Bevölkerung in den sogenannten Industriestaaten sind wegen Kopfschmerzen und Schwindel in ärztlicher Behandlung, allein 10 % wegen Migräne.
Sehr unterschiedlich und vielfältig sind auch die Ursachen, die zu Kopfschmerzen oder Schwindel führen. Deshalb ist auch eine klare Einteilung dieser Beschwerden nicht einfach. Bei der Behandlung müssen oft mehrere Medikamente versucht und verschiedene Behandlungswege beschritten werden, um eine geeignete Therapie herauszufinden.

11.1 Kopfschmerzen

Überwiegend treten Kopfschmerzen entweder mit mehr diffusen und drückenden Beschwerden, die oft mit Verspannungen der Nackenmuskulatur einhergehen, als *gewöhnliche Kopfschmerzen* oder mit halbseitigen, heftig pulsierenden Schmerzattacken als *Migräne* und *Cluster-Kopfschmerzen* auf. Seltener sind Kopfschmerzen, die Hirnerkrankungen oder Erkrankungen anderer Organe als *symptomatische Kopfschmerzen* begleiten.

Kopfschmerzen entstehen durch Reizung schmerzempfindlicher Strukturen der Hirnhäute und Hirngefäße. Vom Hirngewebe selbst gehen keine Schmerzempfindungen aus.

11.1.1 Gewöhnlicher Kopfschmerz

Symptomatik

Dumpf-drückende und ziehende, nicht pulsierende Schmerzen im ganzen Kopf gehen mit Empfindungen wie dem Gefühl der »Benommenheit« und des »Ringes um den Kopf« einher. Häufig ist dabei die Nackenmuskulatur verspannt, so daß auch vom *Spannungskopfschmerz* (tension headache) gesprochen wird. Übelkeit, Erbrechen und Lichtempfindlichkeit fehlen. Nicht selten ist der Kopfschmerz auch Ausdruck einer Befindensstörung bei psychischen Erkrankungen im Sinn einer Konversionsneurose oder eines depressiven Syndroms (*psychischer Kopfschmerz*). Frauen und Männer sind etwa gleich häufig betroffen.

Diffuse, dumpf-drückende und ziehende Kofschmerzen.

Therapie

Weil die ursächlichen Störungen der gewöhnlichen Kopfschmerzen weitgehend unbekannt und die Entstehungsbedingungen sehr vielfältig sind, kommen therapeutisch individuell ausgewählte Verfahren und Medikamente zur Anwendung: Entspannungsübungen, Streßabbau, Kneippsche Wasseranwendungen, Lebensordnung, Psychotherapie, Vermeidung von Alkohol und Nikotin sowie »Migränemittel« und vorübergehend und mit Zurückhaltung auch auf die Psyche einwirkende Medikamente wie Antidepressiva und Tranquilizer.

11.1.2 Migräne

Symptomatik

Periodisch auftretende, bohrende, meist halbseitige Kopfschmerzen, begleitet von Übelkeit, Erbrechen und Sehstörungen.

Periodisch auftretende, immer wieder an Stärke zunehmende, bohrende und pulsierende, meist halbseitige Kopfschmerzen, die von Übelkeit und Erbrechen begleitet sein können, kennzeichnen die Migräne. Nach mehreren Stunden lassen die Schmerzen langsam nach. Es kann zu einer Harnflut kommen und die Kranken fühlen sich abgeschlagen. Der Verlauf der Migräne kann durch das Auftreten von Sehstörungen (Flimmern, Gesichtsfeldausfälle), Sprachstörungen (Dysarthrie) und halbseitige Mißempfindungen kompliziert sein.

Ursache

Ursächlich wird eine Funktionsstörung im Zwischenhirnbereich (Hypothalamus) angenommen, die im gesamten Körper und in bestimmten Blutzellen zu einer vermehrten Produktion des Neurotransmitters *Serotonin* führt. Serotonin wirkt auf die Schmerzrezeptoren und den Spannungszustand der Hirnarterien ein. Zu Beginn der Migräneattacke sind die Hirngefäße verengt und können zu den beschriebenen neurologischen Reiz- und Ausfallssymptomen führen. In einer zweiten, der sogenannten Schmerzphase, erweitern sich die Hirngefäße.
Frauen leiden häufiger unter einer Migräne. Auslösend können Witterungswechsel, Schlafstörungen (auch zu langer Schlaf), Streß und bestimmte Nahrungsmittel (Käse, Schokolade) sein.

Therapie

Therapeutisch wird wie bei den gewöhnlichen Kopfschmerzen verfahren. Außerdem wird versucht, mit Ergotamin (z. B. Dihydergot®) Einfluß auf den Tonus der Hirngefäße zu nehmen. Als Schmerzmittel kommt Acetylsalicylsäure (z. B. Aspirin®, ASS) und Mittel gegen die Übelkeit (z. B. Paspertin®) zum Einsatz. Offenbar direkt auf den Hirnstamm wirkt bei Migräne der allerdings teure und mit Nebenwirkungen behaftete Gegenspieler des Serotonins, das Sumatriptan.
Migräne und insbesondere der gewöhnliche Kopfschmerz sind psychotherapeutischen Maßnahmen gut zugänglich. Im Vordergrund steht das verstehende, beruhigende und klärende Gespräch.

11.1.3 Cluster-Kopfschmerz

Halbseitige Kopfschmerzen mit Gesichtsrötung und Tränenfluß.

Gehäuft, besonders in der zweiten Nachthälfte auftretende, äußerst heftige, halbseitige Kopf- und Gesichtsschmerzen, die mit einer Rötung des Gesichtes, einer engen Pupille und Lidspalte, Tränenfluß und verstopfter Nase einhergehen, werden Cluster-Kopfschmerzen (*Bing-Horton-Syndrom*) genannt. Sie kommen vorwiegend bei Männern vor und sind deutlich seltener als die Migräne. Übelkeit, Erbrechen und Lichtscheu gehören nicht dazu (cluster, engl.: gehäuft).

11.1.4 Symptomatischer Kopfschmerz

Kopfschmerzen unterschiedlichster Art und Stärke treten bei vielen Erkrankungen des Gehirns und anderer Körperorgane auf. Unter den Hirnerkrankungen sind die Blutungen, Entzündungen und Tumoren sowie die Arteriitis temporalis zu nennen. Ansonsten treten Kopfschmerzen beim Bluthochdruck, bei Erkrankungen der Augen (z. B. Glaukom), der Ohren und Nasennebenhöhlen sowie bei Liquorzirkulationsstörungen (z. B. Hydrozephalus) auf.

11.2 Trigeminusneuralgie

Definition

Blitzartig auftretende, sich in Sekundenabständen immer wiederholende, äußerst heftige und praktisch nur einseitige Gesichtsschmerzen sind Ausdruck einer Trigeminusneuralgie. Dieser attackenförmige, stechende, schneidende, reißende und brennende Schmerz (*Neuralgie)* macht sich fast ausschließlich im 2. und 3. Ast des zugleich sensiblen und motorischen (Kaumuskulatur) Gesichtsnervs bemerkbar. Weil die Patienten bei den sehr unangenehmen Schmerzattacken oft ruckartig ihr Gesicht verziehen, wird das Krankheitsbild auch als *Tic douloureux* bezeichnet. Man rechnet mit etwa 40 Erkrankungen bei 100 000 Einwohnern. Frauen sind häufiger betroffen als Männer.

Attackenförmiger, stechend-reißender, einseitiger Gesichtsschmerz.

Ursache

Idiopathische Form

In den meisten Fällen ist bei der Trigeminusneuralgie eine Ursache nicht erkennbar. Diese *idiopathische Trigeminusneuralgie* tritt fast ausschließlich nach dem 50. Lebensjahr in Erscheinung. Nicht selten wird der übererregte Nerv durch eine verlängerte und erweiterte A. cerebelli superior nahe des Felsenbeins an der Schädelbasis komprimiert und damit zusätzlich irritiert. Die Arterie kann anlagebedingt und/oder durch die altersübliche Arteriosklerose, oft verbunden mit einem Bluthochdruck, verändert sein.

Symptomatische Form

Seltener ist die Trigeminusneuralgie Symptom einer Hirnerkrankung. Diese *symptomatische Trigeminusneuralgie* ist z. B. bei Tumoren der Schädelbasis, bei der Multiplen Sklerose und beim Zoster (Zosterneuralgie) zu beobachten.

Die Trigeminusneuralgie kann durch Reizung des Nervs ausgelöst (getriggert) werden. So werden beim Kauen, Sprechen, Berühren oder bei Kälteeinwirkung und Windzug heftige Schmerzattacken beobachtet. Im späteren Stadium geht der attackenförmige Charakter oft verloren, es tritt ein Dauerschmerz mit großer Empfindlichkeit des Gesichts auf.

Therapie

Die *Therapie* zielt zunächst auf eine medikamentöse Dämpfung der Übererregbarkeit des N. trigeminus hin. Das Mittel der Wahl ist Carbamazepin. Es muß hoch und lange genug dosiert werden. 80–90 % der Patienten sprechen über viele Monate auf diese Behandlung an. Leider läßt die Wirkung mit der Zeit etwas nach, so daß *neurochirurgische Maßnahmen* erwogen werden müssen.

Medikamentöse Behandlung

Betäubung der Nervenaustrittsstellen

Die Betäubung der Austrittsstellen der Nervenäste des N. trigeminus im Gesicht oder an der Schädelbasis (Lokalanästhesie) oder die Blockierung der Nervenleitung im peripheren Verlauf des Nervs (Leitungsanästhesie) hat nur eine kurze Wirkung und eignet sich daher nicht für eine Behandlung. Bei der *Thermokoagulation* des Ganglion trigeminale wird in Kurznarkose eine Thermoelektrode unter Kontrolle des Bildwandlers in ein ganz bestimmtes Gebiet des Ganglion eingeführt. Durch Steuerung der Temperatur der Sonde gelingt es, ganz gezielt die Schmerzbahnen auszuschalten. Zur Lage des Ganglion siehe Abb. 2.7, S. 48.

Operative Eingriffe

Die nächste Stufe der operativen Eingriffe stellen Operationen am offenen Schädel dar. Die früher geübte Durchtrennung der Nervenwurzel zwischen Ganglion und Hirnstamm (Rhizotomie) kommt nur noch selten zur Anwendung, weil sie trotz guter Wirkung mit verschiedenen Komplikationen (z. B. Lähmung im Gesicht) einhergehen kann. Heute wird vielfach die *Dekompression der Nervenwurzel* durchgeführt. Die Nervenwurzel wird von der verlängerten und vermehrt geschlängelten A. cerebelli superior dadurch befreit, daß ein Kunststoffschwämmchen zwischen Nerv und Arterie eingelegt wird.

11.3 Schwindel

Schwindel ist nicht nur Symptom einer Störung der Raumorientierung (*echter Schwindel, Vertigo*), sondern im allgemeinen Sprachgebrauch auch Ausdruck einer Beeinträchtigung des seelischen Befindens (*allgemeine Unsicherheit*).
Schwindelzustände infolge einer gestörten Raumorientierung gehen häufig mit Nystagmus und Übelkeit einher und werden von den Patienten als bewegte Umgebung (Schwank- oder Drehschwindel) empfunden. Der seelisch bedingte Schwindel führt auch zu einem Schwankschwindel mit Stand- und Gangunsicherheit, es fehlen aber Nystagmus und Übelkeit, dafür begleiten Angstzustände das Schwindelempfinden.

11.3.1 Physiologischer Reizschwindel

Schwankschwindel

Bewegungen im Auto, Flugzeug oder Fahrstuhl sowie auf dem Schiff können bei vegetativ labilen Personen zu einem leichten Schwindel mit dem Eindruck einer schwankenden Umwelt (*Schwankschwindel*), verbunden mit Schweißausbruch, Übelkeit, Erbrechen und Koordinationsstörungen führen.
Therapeutisch ist die Gabe eines Antiemitikums (z. B. Vomex A®) oder das Anlegen eines Scopolamin-Pflasters sinnvoll. Vorbeugend können die Augen geschlossen gehalten werden.

11.3.2 Innenohrschwindel

Drehschwindel

Das Innenohr (Labyrinth) wird durch verschiedene Einflüsse in seiner Funktion beeinträchtigt und reagiert mit *Drehschwindel, Nystagmus* und häufig auch mit *Erbrechen.*

Folgende Schwindelarten sind zu nennen:
- *Lagerungsschwindel* bei Rückwärts- oder Seitwärtsneigung des Kopfes.
- *Neuronitis vestibularis* durch Virusinfektion des Innenohrs.
- *Morbus Menière.* Plötzlich auftretende Drehschwindelanfälle gehen mit Übelkeit, Erbrechen, Hörverminderung, Ohrgeräuschen (Tinnitus), Angst und vegetativen Störungen einher. In den Bogengängen des Innenohrs kommt es infolge einer Lymphstauung zu einem Hydrops. Auslöser ist häufig eine psychische Streßsituation. Morbus Menière
  Therapeutisch sind schwindelhemmende Medikamente (z. B. Vasomotal®) und beruhigende Maßnahmen (Lebensumstellung, evtl. vorübergehend Bettruhe und Psychopharmaka) angezeigt.
- *Posttraumatischer Schwindel.*
- *Schwindel bei Trunkenheit.* Alkohol beeinträchtigt die Lymphkonzentration in den Bogengängen.

11.3.3 Zentraler Schwindel

Der Schwindel infolge einer Schädigung des Gleichgewichtsnervs (N. vestibularis als Teil des N. statoacusticus) und bestimmter Hirnstammregionen ist geringer ausgeprägt als bei der Innenohrschädigung. Außerdem finden sich ein Nystagmus sowie Hirnstamm- und Kleinhirnzeichen. Als verursachende Krankheit kommen insbesondere die Multiple Sklerose, Gefäßprozesse und medikamentös-toxische Einflüsse in Frage.

Zusammenfassung

Kopfschmerzen treten überwiegend als gewöhnliche Kopfschmerzen (dumpf-drückend im ganzen Kopf) mit oft verspannter Nackenmuskulatur und als Migräne (bohrend, stechend, meist halbseitig periodisch auftretend) in Erscheinung. Therapeutisch ist auf eine geregelte Lebensführung mit ausgewogenem Schlafverhalten zu achten. Psycho- und hydrotherapeutische Maßnahmen sowie bestimmte Medikamente ergänzen die Therapie.
Der häufigste **Gesichtsschmerz** ist die Trigeminusneuralgie, die durch blitzartig auftretende, sich in Sekundenabständen immer wiederholende, äußerst heftige und einseitig auftretende Schmerzen gekennzeichnet ist. Therapie der Wahl ist Carbamazepin.
Schwindel (Vertigo) kann bei ungewohnten und abrupten Bewegungen (z. B. im Fahrstuhl, auf dem Schiff) als Schwankschwindel, bei Innenohrerkrankungen als Drehschwindel mit Nystagmus und Erbrechen sowie bei Hirnerkrankungen als zentraler Schwindel, oft verbunden mit Kleinhirnzeichen, auftreten.

12. Multiple Sklerose (Enzephalomyelitis disseminata)

Definition
Chronische Markscheidenerkrankung im Bereich des zentralen Nervensystems.

Bei der Multiplen Sklerose (MS) findet vorwiegend in der weißen Substanz des zentralen Nervensystems (Gehirn und Rückenmark) eine autoimmunologisch bedingte herdförmige Zerstörung der Markscheiden statt (*Demyelinisation*). Damit ist die Leitung in den Nervenbahnen empfindlich gestört und es kommt zu vielfältigen neurologischen Störungen oder Ausfällen, vor allem zu spastischen Paresen, Sensibilitäts- und Koordinationsstörungen.

Pathologie

Der Zerstörung der aus verschiedenen Eiweißkörpern aufgebauten Markscheiden gehen entzündliche Veränderungen voraus. Sie werden im Gehirn als Enzephalitis, im Rückenmark als Myelitis bezeichnet. Das Charakteristische der Erkrankung ist, daß diffus verteilt im Gehirn und Rückenmark vorwiegend in der Nachbarschaft der Hirnkammern (Seitenventrikel) Markveränderungen zu beobachten sind. Deshalb wird das Krankheitsbild auch als *Enzephalomyelitis disseminata* bezeichnet. Die zerstörte Markscheide wird durch Stützgewebe (Gliazellen) ersetzt und geht dadurch in ein verhärtetes Gewebe über. Erst im weiteren Krankheitsverlauf ist deshalb die Bezeichnung Multiple Sklerose gerechtfertigt. In der Regel kommen entzündliche und vernarbte bzw. sklerotische Herde nebeneinander vor.

Häufigkeit

Die Multiple Sklerose ist eine der häufigsten Nervenkrankheiten im nördlichen Europa und in Nordamerika. Man rechnet in diesen Gebieten mit etwa 60 bis 100 Erkrankungen auf 100 000 Einwohner. Zum Äquator hin nimmt die Erkrankungshäufigkeit deutlich ab. Japaner und Inder erkranken zum Beispiel selten an einer Multiplen Sklerose.
Von Interesse für die Entstehung einer MS ist folgende Beobachtung: Kommen Personen aus Gebieten mit einem hohen MS-Risiko in Gebiete mit einem niedrigen MS-Risiko, so erkranken die Einwanderer, wenn sie über etwa 13 Jahre alt sind, genauso häufig an einer MS wie zuvor in ihrem Heimatland. Sind die Einwanderer dagegen jünger als 13 Jahre, erkranken sie ebenso selten wie die Bewohner des Landes, in das sie eingewandert sind. Die älteren Einwanderer müssen also in ihrer Heimat eine Infektion durchgemacht haben, die sie mitgenommen haben und die später zu Krankheitserscheinungen führt, wenn die Immunabwehr gestört wird. Diese Beobachtung führt zur Annahme, daß in der Kindheit eine Infektion erfolgt sein muß. Die MS macht sich bevorzugt zwischen dem 20. und 40. Lebensjahr bemerkbar. Bei der schubartigen Verlaufsform erkranken Frauen doppelt so häufig wie Männer.

Ursachen und Entstehungsbedingungen

Trotz intensiver Forschung ist die Ursache der Multiplen Sklerose auch heute noch nicht befriedigend geklärt. Wahrscheinlich ist der Krankheitsprozeß auf eine Fehlsteuerung des körpereigenen Immunsystems zurückzuführen.

Grundlage der *Hypothese* ist die Antigen-Antikörper-Reaktion. Ein gegen den menschlichen Organismus gerichteter Stoff (Antigen) führt zur Bildung eines spezifischen Schutzstoffes (Antikörper). Antigen und Antikörper gehen eine Bindung ein zum Antigen-Antikörperkomplex. Mit der Bildung eines *Antigen-Antikörper-* oder *Immunkomplexes* setzt sich der Körper gegenüber krankmachenden Faktoren zur Wehr. Gelingt dies dem Immunkomplex nicht, kommt ein immunologisch bedingtes Krankheitsgeschehen in Gang, in diesem Fall eine Multiple Sklerose. Krankmachende Faktoren können Viren sein.

Entzündlich-autoimmunologische Erkrankung.

Dabei kann ein generalisierter Virusinfekt oder die Reaktivierung einer früheren, inzwischen aber latent gewordenen Virusinfektion, die auch das zentrale Nervensystem ergriffen hat, von Belang sein.

Eine wichtige Rolle beim autoimmunologischen Geschehen spielen *T-Lymphozyten.* Das sind Lymphozyten, die unter dem Einfluß des Thymus entstanden sind und mit immunologischer Kompetenz ausgestattet wurden. Werden T-Lymphozyten (oder kurz T-Zellen) durch äußere Einflüsse (z. B. durch einen Virusinfekt) in einen aggressiven Zustand versetzt, können sie das Myelin der Markscheiden zerstören. Deshalb wird bei der MS auch von einer *T-Zell-vermittelten Autoimmunerkrankung* gesprochen.

Nicht ohne Bedeutung für die Entstehung einer MS ist eine genetisch bedingte Krankheitsbereitschaft (*Disposition*).

Symptomatik

Nicht alle der häufig bei der MS zu beobachtenden Symptome müssen zusammen vorkommen. Charakteristisch für die Erkrankung sind vor allem die skandierende Sprache und die Ataxie.

- *Sehnervneuritis.* Zu Beginn der Erkrankung kommt es bei einem Drittel der Patienten zu entzündlichen Veränderungen des Sehnervs *(retrobulbäre Neuritis).* Die Patienten sehen mit einem oder beiden Augen plötzlich vorübergehend verschwommen wie durch einen Schleier oder auch gar nichts. Der Augenhintergrund ist zunächst unauffällig.
- *Doppeltsehen.* Ebenso flüchtig können infolge einer Augenmuskelparese Doppelbilder sein.
- *Sensible Störungen.* Sie beruhen auf einer gestörten Weiterleitung der Empfindungen in den zum Gehirn führenden Nervenbahnen. Es wird schon relativ frühzeitig und häufig über *Mißempfindungen* in der Art von Kribbeln, Ameisenlaufen und Kältegefühl, dann aber auch über eine Taubheit in verschiedenen Körperregionen geklagt.
- *Motorische Störungen.* Durch Schädigung der zentralen Pyramidenbahn (Leitung der Motorik) kommt es zu *spastischen Lähmungen* vorwiegend der Beine, die ein- oder beidseitig auftreten. Die Muskeleigenreflexe sind gesteigert, der Tonus ist erhöht.
- *Koordinationsstörungen.* Schädigungen im Kleinhirnbereich führen zu einem unsicheren, breitbeinigen Gang *(Ataxie),* zu einer Unsicherheit beim Greifen, besonders kurz vorm Zupacken (*Intensionstremor),*

Häufige Symptome sind:
- Sehnervneuritis
- Doppelbilder
- Taubheitsgefühl und Mißempfindungen
- Spastische Lähmungen
- Ataxie
- Störungen beim Wasserlassen.

und zu einem *Nystagmus* der Augäpfel. Die Sprache wirkt explosiv und abgehackt (*skandierende Sprache*).

- *Vegetative Störungen.* Im weiteren Verlauf der Erkrankung können auch die vegetativen Nervenbahnen geschädigt werden. Es kommt zu einer Beeinträchtigung der Blasen- und Mastdarmfunktion (häufig *Harninkontinenz*).
- *Psychische Veränderungen* sind häufig zu beobachten. Viele Kranke fallen durch ein unkritisches, unbekümmertes und inadäquates Verhalten sowie eine gehobene Stimmungslage im Sinne einer *Euphorie* auf. Es kann aber auch zu depressiv-mißmutigen Verstimmungen und schließlich zu einem dementiven Abbau kommen.

Verlauf

Etwa zwei Drittel der MS-Erkrankungen verlaufen in *Schüben.* Nach einer meist spontan einsetzenden aber nicht vollständigen Rückbildung der Krankheitserscheinungen kommt es erneut zu einer Verschlechterung mit zum Teil neuen und/oder ausgeprägteren Funktionsstörungen. Im Laufe einer Erkrankung können einige wenige oder zahlreiche Schübe auftreten.

Verlauf in Schüben oder chronisch-fortschreitend.

Bei etwa einem weiteren Drittel des MS-Erkrankungen kommt es gleich zu Beginn oder nach einigen wenigen Schüben zu einem *chronisch-fortschreitenden Verlauf,* der häufig mit schwereren Beeinträchtigungen einhergeht.

Die Lebenserwartung ist in der Regel nicht verkürzt. Etwa ein Drittel der Erkrankten hat hinsichtlich ihrer Behinderungen nur geringe, ein Drittel mäßige und ein Drittel schwere Ausfälle.

Diagnostik

Die Diagnose einer MS ist bei gering ausgeprägter Symptomatik schwierig; Befunde, welche die Entmarkung beweisen, gibt es nicht. Man ist auf das Zusammentragen verschiedener Befunde und die Wertung des Krankheitsverlaufs angewiesen. Erste wichtige Hinweise auf die Diagnose einer MS geben die Angaben zur Anamnese und der neurologische Befund.

Liquoruntersuchung

Die *Liquoruntersuchung* bringt weitere Anhaltspunkte. Die Zellzahl ist, meist im akuten Schub, mit Werten bis zu 30/3 Zellen leicht erhöht (*Pleozytose*). Es überwiegen Lymphozyten. Während die Gesamteiweißmenge normal ist, ist die Aufteilung der einzelnen Eiweißfraktionen in der Elektrophorese verändert. Ein Anstieg des *Immunglobulins G (IgG)* im Liquor weist auf einen Entmarkungsprozeß des zentralen Nervensystems hin. Die IgG-Fraktion wird durch die *isoelektrische Focussierung* noch weiter aufgeschlüsselt. Wird dabei als sogenannte Unterfraktion *oligoklonales IgG* nachgewiesen, ist das mit hoher Wahrscheinlichkeit ein Hinweis auf das Vorliegen einer MS. Die Liquorpunktion hat keine Nachteile für den Patienten. Ein erneuter Schub wird dadurch nicht ausgelöst.

Vermehrung des Immunglobulins G (IgG) im Liquor.

Kernspintomographie

Eine wichtige und dabei nicht eingreifende Untersuchungsmethode ist die *Kernspintomographie (MRT).* Frühzeitig sind in der weißen Substanz in der Nähe der Hirnkammern (periventrikulär) zahlreiche Herde erkennbar, die nach Gabe des Kontrastmittels Gadolinium kontrastreich (signalintensiv) zur Darstellung kommen (Abb. 12.1). Im *Computertomogramm (CT)* sind die Entmarkungsherde bei weitem nicht so gut erkennbar.

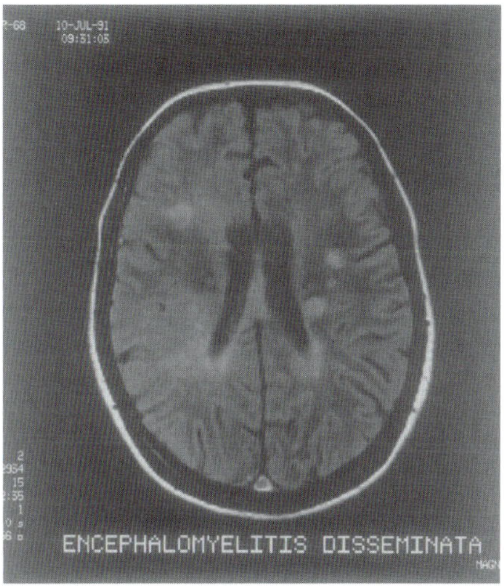

Abb. 12.1 Kernspintomographie bei Multipler Sklerose in Protronenmischgewichtung. Im transversalen Schnitt unterhalb des Balkens sind periventrikulär mehrere signalintensive Herde erkennbar.

Evozierte Hirnpotentiale (s. S. 69 f.) werden erst im fortgeschrittenen Stadium einer MS pathologisch. Am aussagekräftigsten sind die visuell evozierten Potentiale (VEP), die in bis zu 80 % der MS-Erkrankungen pathologische Meßwerte zeigen.

Therapie
Häufig Spontanremission.

Eine ursächliche Therapie ist bis heute nicht bekannt. Bei allen therapeutischen Bemühungen ist darauf hinzuweisen, daß die Quote der Spontanremission zu Beginn des Leidens 70 bis 90 % beträgt. Das heißt, daß die meisten Schübe sich bessern – unabhängig von jeder Therapie. Wenn man beispielsweise lediglich mit einer besonderen Kost behandelt und es dabei zu einer Besserung des Leidens kommt, so ist das bei der hohen Quote der Spontanremission kein Beweis für die Wirksamkeit der Diätbehandlung.

Die *medikamentöse Therapie* verfolgt drei Ziele:

- Behandlung des akuten Schubes
- Verminderung der Schubfrequenz
- Verlangsamung des chronischen Fortschreitens.

Immunsuppressive Behandlung

Im *akuten Schub* wird das entzündungshemmende und leicht immunsupressiv wirkende *Kortison* über drei Wochen in absteigender Dosierung gegeben, beginnend mit 100 mg täglich.
Zur *Schubprophylaxe* kommt bei leichterer Verlaufsform neben Kortison vor allem als immunsuppressive Substanz Azathioprin (Imurek®) und bei der schweren Verlaufsform auch Interferon-beta zur Anwendung. Bei diesen Immunsupressiva sind die nicht unerheblichen Nebenwirkungen und die hohen Behandlungskosten zu beachten. Bei den chronisch-fortschreitenden, schweren Verläufen der MS kann zur Verzögerung des Verlaufs das Krebsmittel Zyklophosphamid (Endoxan®) eingesetzt werden. Regelmäßige Blutbildkontrollen müssen sicherstellen, daß es nicht zu einer Beeinträchtigung der Knochenmarkstätigkeit kommt.
Die *Spastik* kann durch *muskelerschlaffende Medikamente* verringert werden. Am schwächsten (aber auch mit geringen Nebenwirkungen) ist

das direkt an der Skelettmuskulatur einwirkende Dantrolen (Dantamacrin®). Zentral wirken im Rückenmark Tizanidin (Sirdalud®) und im Hirn Baclofen (Lioresal®) sowie Diazepam (Valium®) durch die Hemmung erregender Überträgerstoffe. Bei zu hoher Dosierung besteht die Gefahr, daß durch eine zu starke Erschlaffung die Kraft besonders in den Beinen nachläßt und der Kranke nicht mehr stehen oder gehen kann.
Bei *Störungen der Blasenfunktion* muß zunächst festgestellt werden, ob sie durch eine verminderte oder vermehrte Spannung im Blasenhals oder gar durch eine chronische Blasenentzündung bedingt ist. Danach richtet sich der Einsatz z. B. von Phenoxybenzamin (Dibenzyran®).
Eine günstige Wirkung der *Evers-Diät* (gekeimtes Getreide, rohes Obst und Gemüse, Milch, rohe Eier) ist wissenschaftlich nicht zu beweisen. Die genannte Diät kann aber allgemein das Wohlbefinden verbessern. Umstritten ist die Verordnung *ungesättigter Fettsäuren* (Pflanzenfette). Empfehlungen gehen dahin, gesättigte Fettsäuren (tierische Fette) zu meiden. Vitamine des B-Komplexes werden ohne nachgewiesene Wirksamkeit auf das Krankheitsbild der MS gerne genommen. Vor Außenseitermethoden, wie z. B. die Einpflanzung von frischem Schweinehirn in die Bauchhaut, ist zu warnen.

Pflege

Für die Patienten ist es bedrückend zu erfahren, wie ihre Beweglichkeit und Selbständigkeit mit dem Fortschreiten der Erkrankung immer mehr zurückgehen; Spastizität und Inkontinenz nehmen zu. Die Patienten beginnen zu resignieren und möchten ihren Angehörigen nicht zur Last fallen. Das Pflegepersonal muß dieser *zunehmenden Pflegebedürftigkeit* durch eine mutmachende Einstellung und Anleitung zum selbständigen Handeln entgegenwirken. Immer wieder ist auf die Ängste und Befürchtungen der Kranken einzugehen.
Pflegerische Probleme können ferner zunehmende spastische Lähmungen und die Inkontinenz bereiten.

Lähmungen

Die Lähmungen erfordern eine *Lagerung, die sich u. a. am Bobath-Konzept* (s. S. 269 f.) orientiert. Besonders ist auf die Vermeidung von Kontrakturen und Druckstellen der Haut zu achten. Häufiges Umlagern und Durchbewegen sowie Lagerungen auf Spezialmatratzen sind ebenso angezeigt wie das Abpolstern der von Druck bedrohten Hautstellen mit Schaumstoff, Kissen und Fersenstützen. Antithrombosestrümpfe und eine Low-dose Heparinisierung beugen einer Thrombose vor.

Inkontinenz

Bei *Harninkontinenz* darf wegen der ständigen Infektionsgefahr kein Dauerkatheter in die Harnröhre gelegt werden. Der unkontrollierte Urinabgang muß durch Blasentraining unter Kontrolle gebracht werden. Wenn dies nicht gelingt, ist ein suprapubischer Katheter zu legen. Die Kontrolle der Restharnmenge kann mit einem Ultraschallgerät erfolgen. Häufige Urinuntersuchungen und notfalls wiederholte antibiotische Blasenbehandlungen sind erforderlich.
Der unwillkürliche Abgang von Urin oder das nicht mehr rechtzeitige Erreichen einer Toilette sind den Kranken äußerst unangenehm; sie leben in der Angst, daß ihnen erneut ein Mißgeschick passiert. Begleitende und betreuende Personen müssen in dieser Angelegenheit nachsichtig und verständnisvoll mit den Kranken umgehen.

Obstipation

Einer *chronischen Obstipation* ist durch schlackenreiche Kost, Leinsamen, Bauchdeckenmassage und eventuell Lactulose (z. B. Bifiteral®) mit reichlich Flüssigkeit entgegenzuwirken.

Hautpflege

Bei vorwiegend bettlägerigen, bewegungseingeschränkten, spastischen und inkontinenten Patienten ist eine aufmerksame *Hautpflege* erforderlich, um entzündlichen Hautveränderungen besonders im Genitalbereich und Druckgeschwüren vorzubeugen.

Psychische Verfassung

Die *euphorische Stimmungslage* (unnatürliche, unbegründete Heiterkeit und mangelnde Ernstwertung) erleichtert bei vielen MS-Kranken das Akzeptieren der Erkrankung. Es gibt aber auch depressive, unzufriedene und leicht reizbare MS-Kranke.
Im fortgeschrittenen Stadium der MS sind fast alle Kranken über ihre Krankheit aufgeklärt, so daß offen und sachlich über die zunehmende Pflegebedürftigkeit gesprochen werden kann. Bei leichteren und medizinisch häufig noch nicht gesicherten Erkrankungen ist der weitere Verlauf häufig unklar. Um besondere persönliche Belastungen zu vermeiden, sollte man in diesen Fällen mit Äußerungen zur Krankheit MS zurückhaltend sein. Die Haltung des Pflegepersonals und der Therapeuten ist mit dem Arzt abzusprechen. Ist die Krankheit MS jedoch gesichert, ist offen darüber zu sprechen. Die Kranken sind auch auf Selbsthilfeorganisationen und Möglichkeiten zur Selbsthilfe hinzuweisen. Sie können, wenn die Behinderungen nicht schwerwiegend sind, ein Kraftfahrzeug führen und ihre berufliche Tätigkeit unter gewissen Einschränkungen fortführen. Sie sind zu ermutigen, Reisen zu unternehmen und an Veranstaltungen teilzunehmen. Depressive Verstimmungen können durch kleine Gaben von Antidepressiva gut beeinflußt werden.

Physiotherapie

Neben immunsupressiven und entzündungshemmenden Medikamenten, die den Krankheitsverlauf nicht aufhalten, den akuten Schub aber verkürzen, kommt als wichtigste therapeutische Maßnahme die Physiotherapie zur Anwendung. Die Lähmungen müssen aufgehalten, der Muskeltonus muß reguliert und das Gleichgewicht geschult werden. Gleichzeitig sind die Gelenke zur Vermeidung von Kontrakturen durchzubewegen und die Kranken insgesamt so bald wie möglich zu mobilisieren, um einer Pneumonie, Thrombose oder einem Dekubitus vorzubeugen.

Behandlung im Anfangsstadium

Frühzeitig werden die Kranken angehalten, aufzustehen und sich zu bewegen; oder sie werden aus dem Bett gesetzt. Diese aktivierenden Maßnahmen bremsen die Entwicklung der Spastizität, die medikamentös schwer zu beeinflussen ist. Trotzdem wird auf eine begleitende antispastische Medikation (z. B. Baclofen) nicht verzichtet. Überanstrengungen sowie ruckartige Durchbewegungen und schnelles Dehnen der Muskeln sind zu vermeiden. Günstig ist es, wenn das Pflegepersonal in diese vorbeugenden Maßnahmen eingewiesen wird.

Behandlung im fortgeschrittenen Stadium

Im fortgeschrittenen Stadium steht die Beratung der Patienten bezüglich des Gebrauchs von Hilfsmitteln und des Erhalts der Selbständigkeit im Vordergrund. Wichtig ist hierbei die Abstimmung zwischen Patient, häuslicher Situation, Physio- und Ergotherapie, Orthopädiemechaniker und behandelndem Arzt. Ziel ist es, die Leistungsfähigkeit so lange wie möglich zu erhalten. Auch für das seelische Befinden kann es besser sein, wenn der Patient möglichst lange seiner beruflichen Tätigkeit nachgeht. Eine psychologische Führung ist notwendig.

Zusammenfassung

Die **Multiple Sklerose** (Encephalomyelitis disseminata) ist eine autoimmunologisch bedingte entzündliche Erkrankung des zentralen Nervensystems, die zu herdförmigen Entmarkungsherden im Marklager führt. Ein Erreger ist bisher nicht nachzuweisen. Häufige Symptome sind eine Sehnervneuritis, Mißempfindungen, spastische Lähmungen, Koordinationsstörungen (Ataxie, Intentionstremor, skandierende Sprache), Nystagmus und psychische Veränderungen. Im Liquor finden sich eine leichte Zellzahlvermehrung und in der Immunelektrophorene typische Eiweißverteilungen. Die Therapie erfolgt mit Kortison und weiteren immunsuppressiven Substanzen (z. B. Azathioprin) sowie mit physiotherapeutischen Maßnahmen.

13. Epilepsien

13.1 Allgemeines

Der Begriff Epilepsie leitet sich von der griechischen Form »epilepsis« ab und bedeutet *Fallsucht*. Ein einzelner epileptischer Anfall bedeutet noch keine Epilepsie. Erst das wiederholte Auftreten epileptischer Anfälle wird als Epilepsie bezeichnet. Dabei scheint jeder epileptische Anfall das Auftreten neuer Anfälle zu erleichtern. Epilepsie ist eine Krankheit. Sie kann in jedem Lebensalter, bei allen Rassen und in allen sozialen Schichten auftreten.

Definition

Epilepsie – eine häufige, aber erfolgreich zu behandelnde Funktionsstörung des Gehirns. Betroffene können meistens ganz normal leben.

Bei einem *epileptischen Anfall* handelt es sich um eine plötzlich auftretende Funktionsstörung des Gehirns, die sich mit motorischen, sensiblen, sensorischen, vegetativen oder psychischen Erscheinungen, die einzeln oder kombiniert auftreten, bemerkbar macht. Der epileptische Anfall ist unspezifisch; er kann Ausdruck verschiedener Hirnprozesse oder Hirnstörungen sein.
Epileptische Anfälle treten in verschiedenen Formen in Erscheinung. Das hängt vom Reifungsgrad des Gehirns, von Art und Lokalisation der verursachenden Hirnstörung und von genetischen Bedingungen ab.

Erscheinungsformen epileptischer Anfälle

Die am häufigsten zu beobachtenden *Erscheinungsformen epileptischer Anfälle werden nachfolgend genannt:*

- *Grand mal-Anfall (franz.:* großes Übel) oder *großer Krampfanfall:* Das Anfallgeschehen wird von plötzlich auftretenden heftigen Krämpfen und Bewußtlosigkeit beherrscht. Dabei sind die Gliedmaßen zunächst angespannt und steif gestreckt (tonische Phase) und gehen dann in rhythmische Zuckungen (klonische Phase) über. Vorübergehende Atemstörungen mit Zyanose, Urin- und Stuhlabgang, Schaum vor dem Mund und blutige Bißverletzungen der Zunge können hinzukommen.
- *Psychomotorischer Anfall:* Das Bewußtsein des Kranken ist in einer besonderen Weise so gestört, daß er mitunter für längere Zeit umdämmert und unbesonnen wirkt. Dabei kann er nestelnde Bewegungen mit den Händen ausführen, Schmatzbewegungen machen, sich räuspern und merkwürdige Handlungen (z. B. Kleidung verkehrt anziehen, ins Zimmer urinieren) ausüben.
- *Absence (franz.:* Abwesenheit): Für den Bruchteil einer Sekunde oder für einige wenige Sekunden wird das Bewußtsein unterbrochen. Der Kranke wirkt – wenn es überhaupt auffällt – ganz kurz abwesend, blickt starr geradeaus oder nach oben und unterbricht seine Tätigkeit. Gelegentlich ist ein kurzes rhythmisches Zucken der Augenlider zu beobachten. Zu Krämpfen kommt es nicht.
- *Tonischer Anfall:* Plötzlich kommt es vorwiegend bei Jugendlichen für einige Sekunden zu einer angespannten Streckung einer oder mehrerer

Gliedmaße, ohne daß rhythmische Zuckungen folgen. Das Bewußtsein kann erhalten bleiben. Gegenstände können aus der Hand fallen, und es kann zum Sturz kommen.

- *Myoklonischer Anfall:* Überwiegend bei Säuglingen führen meist in Serien auftretende Zuckungen der Gliedmaße und am Rumpf, die an ein schreckhaftes Zusammenzucken erinnern, zu einem Haltungsverlust. Blitzartig können Kopf und Rumpf vorwiegend nach vorne gebeugt und die Arme nach vorne oder oben bewegt werden.

Fokale und generalisierte Anfälle

Die epileptischen Anfälle werden nach ihrem Entstehungsort und ihrer Ausbreitung im Gehirn in fokale und generalisierte Anfälle unterschieden:

- *Fokale* oder *partielle Anfälle:* Nach dem EEG-Befund und dem Erscheinungsbild geht das Anfallsgeschehen von einer umschriebenen Region im Gehirn aus. In einem zweiten Schritt kann es auch zu einer Generalisierung kommen.
- *Generalisierte Anfälle:* Das Anfallsgeschehen geht von beiden Großhirnhemisphären aus, so daß es zu motorischen Entäußerungen am ganzen Körper kommt.

Hinsichtlich ihrer Verursachung werden epileptische Anfälle in drei Gruppen eingeteilt:

Symptomatische, idiopathische und kryptogene Anfälle

- *Symptomatische Anfälle:* Eine für das Anfallsgeschehen bedeutsame Ursache ist nachzuweisen, z. B. Hirntumor, Hirntrauma, angeborene Hirnmißbildung, Intoxikation.
- *Genuine* oder *idiopathische Anfälle:* Die Ursache dieser Anfälle ist (noch) nicht bekannt oder nicht nachzuweisen. Häufig handelt es sich um genetisch bedingte Faktoren.
- *Kryptogene Anfälle:* Bei diesen Anfällen wird eine bestimmte Ursache vermutet, ohne daß man sie nachweisen kann; die Ursache bleibt verborgen.

Häufigkeit

Etwa ein Prozent der Gesamtbevölkerung leidet weltweit an Epilepsie. In der Bundesrepublik Deutschland sind es etwa 800 000 Menschen, fast ein Drittel davon sind Kinder unter 16 Jahren. Zählt man die Menschen hinzu, die irgendwann in ihrem Leben einmal einen epileptischen Anfall, einen sogenannten *Gelegenheitsanfall,* erleiden, sind es immerhin 5 % der Gesamtbevölkerung. Das bedeutet, daß sich bei etwa jedem 20. Mensch mindestens ein epileptischer Anfall im Leben ereignen kann. Bei weiteren 5 % der Bevölkerung muß aufgrund auffälliger EEG-Befunde mit einer meist angeborenen *erhöhten Krampfbereitschaft* gerechnet werden, ohne daß es unter normalen Lebensbedingungen zu Krampfanfällen kommt. Somit kann bei etwa jedem 10. Mensch mit einer erhöhten Anfallsbereitschaft gerechnet werden.
Obgleich die Epilepsie mit zu den häufigeren Krankheiten zählt, ist sie noch mit vielen negativen Vorurteilen und Einschränkungen belastet und wird aus unserem Denken gerne verdrängt. Dabei ist festzustellen, daß die überwiegende Zahl der Epilepsiekranken normal arbeitsfähig ist und viele heiraten und gesunde Kinder haben sowie vom Sport und auch Autofahren nicht ausgeschlossen sind.

Pathophysiologie

Die *Entstehungsbedingungen der Epilepsie* sind recht kompliziert und noch nicht restlos geklärt. Mit Hilfe eines einfachen Modells soll versucht werden, die Epilepsieentstehung zu erläutern. Wir gehen davon aus, daß sich im Gehirn erregende und hemmende Nervenzellen die Waage halten und damit ein normales, das heißt unauffälliges Verhalten des Gehirns zum Ausdruck bringen. Die erregende Funktion ist an den Neurotransmitter Glutamat, die hemmende Funktion an den Neurotransmitter Gamma-Aminobuttersäure (GABA) gebunden (Abb. 13.1). Plötzlich kommt es aus bestimmten Gründen, z. B. bei Bildung einer Hirnnarbe oder durch das Wachsen eines Tumors, zu einer Irritation von erregenden Nervenzellen, indem Kalzium-Ionen in das Zellinnere einströmen, den Glutamat-Anteil in der Zelle erhöhen und damit eine besondere Spannung aufbauen, die durch die hemmenden Zellen nicht kompensiert werden kann. Dadurch kommt es zu einem Ungleichgewicht der erregenden und hemmenden Zellen und zu einer überschießenden neuronalen Entladung, also zu einem epileptischen Anfall. Um das Auftreten neuer epileptischer Anfälle zu verhindern, kann der GABA-Spiegel im Blut durch entsprechende Zufuhr dieser Substanz oder durch eine Verhinderung des GABA-Abbaus angehoben oder der Kalzium-Einstrom in die Zelle blockiert werden. Damit werden bereits verschiedene Therapiemöglichkeiten aufgezeigt.

Biochemie des epileptischen Anfalls: Kalziumeinstrom in die Nervenzelle bewirkt Freisetzung von Glutamat und eine Verminderung der anfallshemmenden Gamma-Aminobuttersäure (GABA). Dies führt zur epileptischen Entladung.

Ursachen

Der epileptische Anfall ist nicht Ausdruck einer bestimmten Hirnerkrankung, sondern er kann Symptom vieler verschiedener Hirnerkrankungen und zerebraler Beeinflussungen sein. Es kommen deshalb viele verschiedene Ursachen in Frage, die einen epileptischen Anfall entstehen

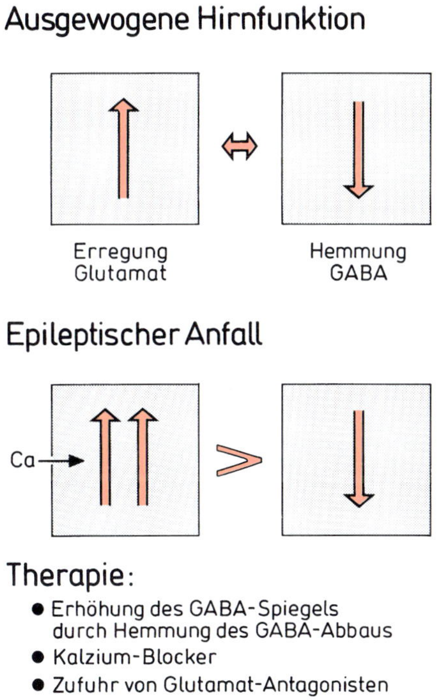

Abb. 13.1 Neurochemisches Modell der Epilepsie

Anfallsbereitschaft

lassen können. Immer ist es aber die Störung des elektrischen Gleichgewichts von Erregung und Hemmung der Nervenzellen.
Die Anfälligkeit des elektrischen Gleichgewichts, die sogenannte *Anfallsbereitschaft*, ist bei jedem Menschen verschieden. Sie hängt von genetischen Bedingungen, der Reizstärke und der strukturellen Hirnbeschaffenheit ab.

Hirnschädigung

Beeinträchtigungen der Hirnstruktur sind auf vielfache Weise möglich. Sie können die Folge eines schweren Hirntraumas, einer Durchblutungsstörung, einer Entzündung oder eines Tumors sein. Es werden aber auch

Migrationsstörung

sogenannte *Migrationsstörungen* angenommen, bei denen häufig anlagebedingt Hirngewebsanteile sich an atypischen Stellen im Gehirn entwickeln.
Oder es kommt in bestimmten Hirnarealen infolge des Ausfalls von Neuronen und der dadurch bedingten Atrophie zu einem Ersatz durch Stütz- oder Gliazellen, also zu einer Gliose oder Sklerose. Dies geschieht bevorzugt in den medialen Abschnitten des Temporallappens (Hippocampus,

Die Bedeutung des Temporallappens für die Epilepsieentstehung.

Mandelkern [Amygdalum]), der infolge entwicklungsgeschichtlich früher Anlage für Schädigungen besonders anfällig ist (*mesio-temporale Sklerose*).
Es wird bei derjenigen Person am ehesten zu einem epileptischen Anfall kommen, die anlagebedingt oder durch eine Hirnschädigung erworben eine vermehrte Neigung zu epileptischen Reaktionen hat und bei der ein

Auslösung epileptischer Anfälle

besonders starker epilepsieauslösender Reiz hinzukommt. Die Auslösung eines epileptischen Anfalls kann durch Fieber, Schlafentzug, starke Lichtreize, Alkohol, bestimmte Medikamente, aber auch durch Streß und Erschrecken erfolgen oder begünstigt werden.
Folgende ursächliche Möglichkeiten kommen in Frage:

Erworbene und bleibende Hirnschädigungen

Residualepilepsie

Irgendwann während der vorgeburtlichen Zeit, unter der Geburt oder in der Zeit danach wurde das Gehirn geschädigt und heilte mit einem Defekt aus. Diese Epilepsien werden als *Residualepilepsien* bezeichnet. Folgende Formen können unterschieden werden:

- *Pränatale Form:* anlagebedingte Hirnfehlbildung, Schädigung durch Infektionen der Mutter, Mangelernährung (Hypoxie) oder toxische Einflüsse (Alkoholabusus der Mutter)
- *Perinatale Form:* Hirnschädigung unter der Geburt durch Hypoxie, Blutungen, Verletzungen oder Kernikterus
- *Postnatale Form:* Folge von Entzündungen, Verletzungen, Tumoren oder Gefäßerkrankungen.

Erworbene und fortschreitende Hirnschädigung

Bei dieser Gruppe erworbener Hirnschädigungen ist das prozeßhafte Krankheitsgeschehen noch nicht abgeschlossen. Zu nennen sind neurometabolisch-degenerative, meist genetisch bedingte Hirnerkrankungen (z. B. Arnaurotische Idiotie, Phenylketonurie), Hirntumoren, chronisch entzündliche Erkrankungen (z. B. Multiple Sklerose), degenerative Hirnerkrankungen (z. B. Hirnarteriosklerose) sowie chronischer Alkoholismus. Diese epileptischen Anfälle sind Symptome einer bestimmten Hirn-

Symptomatische Epilepsien

erkrankung sie werden deshalb auch als *symptomatische Epilepsien* bezeichnet.

Erbliche Belastung

Ohne erkennbare Hirnerkrankung oder Hirnverletzung können bei mit Epilepsie belasteten Familien epileptische Anfälle vermehrt auftreten, ohne daß ein auslösender Faktor nachzuweisen ist. Ist ein Elternteil epilepsiekrank, beträgt das Risiko für das Kind etwa 6 %; sind beide Eltern epilepsiekrank, liegt das Risiko für das Kind bei 12 % (etwa jedes 8. Kind der Eltern). Es wird die Neigung zu epileptischen Anfällen vererbt, nicht die eigentliche Krankheit der Epilepsie.

Klassifikation

Es gibt viele Klassifikationsvorschläge, die sich unterschiedlich an den Ursachen, Anfallsformen, EEG-Befunden oder dem Verlauf der Epilepsien orientieren. Eine befriedigende Klassifikationslösung gibt es bisher aber nicht. Eine vereinfachte und für die praktische Anwendung geeignete Klassifikation, die sich an den Vorschlägen der Internationalen Liga gegen Epilepsie orientiert, gibt *Tabelle 13.1* wieder.

Tab. 13.1 Klassifikation der Epilepsien nach Anfallsformen

I. *Fokale Anfälle*
- einfache fokale Anfälle
- komplexe fokale Anfälle (psychomotorische Anfälle)
- fokale Anfälle, die sich zu generalisierten Anfällen entwickeln

II. *Generalisierte Anfälle*
- Grand-mal-Anfälle
- Blitz-, Nick-, Salaam-Anfälle (BNS-Krämpfe)
- Lennox-Gastaut-Syndrom (myoklonisch-astatische Anfälle)
- Impulsiv-Petit-mal-Anfälle
- Absencen

III. *Unklassifizierbare Anfälle*

13.2 Fokale Anfälle

Definition

Fokale oder partielle Anfälle oder auch Herdanfälle gehen nach dem Erscheinungsbild und/oder dem hirnelektrischen Befund von einer bestimmten, meist rindennah gelegenen Hirnregion aus.

- Bei erhaltenem Bewußtsein handelt es sich um *einfache fokale Anfälle,*
- bei gestörtem Bewußtsein und besonderer Ausgestaltung der Anfälle um *komplexe fokale Anfälle.*

Fokale Anfälle können *generalisieren* und z. B. in einen Grand-mal-Anfall übergehen. Bei diesen *sekundär generalisierten Anfällen* ist das Bewußtsein gestört.
Primär fokale Anfälle machen fast die Hälfte aller Epilepsien aus. Sie treten bevorzugt im Erwachsenenalter auf. Primär generalisierte Anfälle

sind etwa ebenso häufig wie fokale Anfälle, sind aber mehr im Kindesalter zu beobachten.

13.2.1 Einfache fokale Anfälle

Symptomatik

Bei erhaltenem Bewußtsein kommt es am häufigsten zu tonisch-klonischen Zuckungen im Bereich der dem erregten Hirnanteil gegenüberliegenden Körperseite. Neben diesen *motorischen Anfällen* treten seltener auch fokal ausgelöste Mißempfindungen (*sensible Anfälle*) auf. Die Patienten klagen plötzlich für einige Sekunden oder Minuten über Kribbeln und Taubheit oder abnorme Temperaturempfindungen in einer Gesichtshälfte, einer Hand oder einem Fuß. Anfallsweise kann ebenso über optische (z. B. Sehen von Lichtern oder Farben) oder akustische Wahrnehmungsstörungen (*sensorische Anfälle*) oder schließlich über seltsame Gefühle (z. B. »aufsteigendes Gefühl in der Magengegend«, Herzjagen, Schweißausbrüche oder Gesichtsrötung - *vegetative Anfälle*) berichtet werden.

Ursachen

Für diese anfallsartigen Erscheinungen müssen - wenn es sich um ein epileptisches Geschehen handeln soll - im EEG über der betroffenen Hirnregion Krampfpotentiale abgeleitet werden. Sie treten nicht selten erst bei einer Ableitung im Schlaf auf. Ursächlich für diese fokalen Anfälle ist eine umschriebene Hirnschädigung zu vermuten; oft handelt es sich um einen Hirntumor oder die Folgen einer traumatischen (auch frühkindlichen) Hirnschädigung. Die sensiblen, sensorischen und vegetativen Anfälle können als *Aura* die komplex-fokalen Anfälle einleiten.

13.2.2 Jackson-Anfall

Die Ausbreitung einer motorischen oder sensiblen epileptischen Reaktion von der Hand über den Arm auf die betroffene Körperseite oder von einer Gesichtshälfte auf den gleichseitigen Arm (von distal nach proximal) wird als Jackson-Anfall (J. H. Jackson, Londoner Neurologe) oder als »march of convulsion« bezeichnet. Die vom epileptischen Geschehen betroffene Extremität kann nach dem Anfall für eine gewisse Zeit gelähmt sein.

13.2.3 Adversiv-Anfall

Die epileptische Reaktion äußert sich darin, daß eine anfallsartige tonische Drehbewegung des Kopfes weg von der betroffenen Hirnseite und ein Anheben des Armes in Fechterstellung auf der entgegengesetzten (adversiven) Seite zu beobachten ist.

13.2.4 Rolando-Epilepsie

Die anfallsartig zwischen dem 2. und 12. Lebensjahr auftretenden halbseitigen Mißempfindungen und klonischen Zuckungen vorwiegend im Gesicht können bei erhaltenem Bewußtsein mit Adversivbewegungen und Sprachstörungen einhergehen. Die vom italienischen Anatomen und Physiologen L. Rolando beschriebene Anfallsform ist gar nicht so selten. Sie ist erblich bedingt, tritt überwiegend im Schlaf und bei Knaben doppelt so häufig wie bei Mädchen auf und hat einen günstigen Verlauf. Die Selbstheilungstendenz ist groß.

13.2.5 Komplexe fokale Anfälle

Symptomatik

Komplexe fokale Anfälle unterscheiden sich von einfachen fokalen Anfällen durch die besondere Ausgestaltung (Komplexhaftigkeit) des Anfallgeschehens und die Bewußtseinsstörung. Die Anfälle treten nicht abrupt auf; sie entwickeln sich häufig aus einem Vorstadium (*Aura*) heraus, das durch besondere Mißempfindungen (u. a. aufsteigendes Gefühl in der Magengegend) und Wahrnehmungsstörungen gekennzeichnet ist. Die Anfälle selbst werden von stereotyp ausgeformten Bewegungsabläufen (z. B. Nesteln, Räuspern oder eigenartigen Handlungen) begleitet.

Häufigkeit und Ursachen

Sie treten mit einer Häufigkeit von etwa einem Viertel aller Epilepsien auf und gehen von verschiedenen Hirnregionen aus, vorwiegend vom Temporallappen. Ursächlich handelt es sich vor allem um Folgezustände von Hirnentzündungen, Gefäßprozessen, Verletzungen oder Tumoren, aber auch um entwicklungsbedingte Störungen, die aufgrund einer gestörten Migration (s. S. 182) zustande gekommen sind.

Temporallappen-Epilepsie

Temporallappen (Schläfenlappen) und limbisches System bilden eine funktionelle Einheit und haben für die Entwicklung der komplexen fokalen Anfälle (psychomotorische Anfälle, Dämmerattacken) eine besondere Bedeutung.

Der Temporallappen gehört entwicklungsgeschichtlich zum ältesten Hirnabschnitt und ist mit seinem *limbischen System* gegenüber Schädigungen besonders anfällig. Das limbische System ist ein übergeordnetes Zentrum für die Ausgestaltung und Steuerung vieler hormonaler, vegetativer und psychischer Funktionen. Die Entstehung und Gestaltung vieler epileptischer Anfälle gehen von Teilen des limbischen Systems aus. Betroffen sind die zur Mitte und tiefer gelegenen Anteile, also die Kerngebiete des Hippokampus und Amygdalums. Kommt es hier zu einem Schwund von Neuronen und nachfolgend zur Atrophie des Hirngewebes, das durch Stütz- oder Gliazellen im Sinne einer Gliose oder Sklerose ersetzt wird, können von diesen mesio-temporalen Anteilen Anfälle ausgehen (*mesio-temporale Sklerose*). Diese das epileptische Geschehen auslösenden strukturellen Veränderungen sind im Kernspintomogramm (MRT) gut, im Computertomogramm weniger gut oder gar nicht nachzuweisen und können operativ entfert werden.
Das Anfallsgeschehen beginnt häufig mit einer Umdämmerung (»dreamy state«) des Kranken, der nicht bewußtlos aber doch derart bewußtseinsgestört ist, daß er verändert, merkwürdig fremd und unheimlich wirkt. In diesem Zustand kann er unberechenbare Äußerungen und Handlungen tun und seltsame Gefühle in der Magengegend sowie Riech- und Geschmackssensationen wahrnehmen. Es können automatisch anmutende, nestelnde oder wischende Bewegungen der Hände und Füße sowie Schmatzbewegungen des Mundes beobachtet werden. Wegen dieser Auffälligkeiten werden diese Anfälle auch als *psychomotorische Anfälle* oder *Dämmerattacken* bezeichnet. Sie dauern durchschnittlich etwa zwei Minuten und können gehäuft, in sogenannten Clustern auftreten. Nicht selten gehen Temporallappen-Anfälle in große generalisierte tonisch-klonische Anfälle über.

Frontallappen-Epilepsie

Die bewußtseinsgestörten Kranken lassen merkwürdig ausfahrende Bewegungen und tonische Haltungsanomalien wie bei der Fechterstellung erkennen. Dieses hysterisch anmutende Anfallsgeschehen darf nicht mit psychogenen Anfällen verwechselt werden.

Parietallappen-Epilepsie

Es kommt vorwiegend an den oberen Extremitäten und im Gesicht zu anfallsweise auftretenden Mißempfindungen prickelnder oder elektrisierender Art. Merkwürdig ist auch ein Gefühl des Fehlens eines Körperteils oder einer Körperhälfte.

Okzipitallappen-Epilepsie

Anfallsweise kommt es zu Sehstörungen i. S. von Gesichtsfeldausfällen, Blitzen oder Wahrnehmung verzerrter Bilder.

13.3 Generalisierte Anfälle

Definition

Generalisierte Anfälle gehen von abnormen elektrischen Entladungen in beiden Großhirnhemisphären aus und treten beiderseits mit motorischen Entäußerungen in Erscheinung. Fast immer ist das Bewußtsein gestört und häufig kommt es zur Pupillenstarre und Atemstörung.

13.3.1 Grand-mal-Anfälle

Definition

Diese häufigste Anfallsform ist auch als großer Krampfanfall, großer generalisierter Anfall oder tonisch-klonischer Anfall bekannt. Etwa 40 % aller Epilepsien treten mit einem Grand-mal-Anfall in Erscheinung. Er ist in jedem Lebensalter zu beobachten. Beim erstmaligen Auftreten in jüngeren Lebensjahren ist häufig eine genetische Veranlagung von Belang (*genuine Epilepsie*), bei älteren Menschen ist zunächst an ein akutes hirnorganisches Geschehen, z. B. an einen Hirntumor oder eine Gefäßerkrankung, zu denken (*symptomatische Epilepsie*).

Symptomatik

Hauptsymptome sind:
Aura
tonische Phase
klonische Phase
Erschöpfungsstadium
Bewußtlosigkeit.

Der *Grand-mal-Anfall* kann sich Stunden oder Tage vorher mit gesteigerter Reizbarkeit, Kopfdruck, Schwindel und Herzklopfen ankündigen. In einigen Fällen kommt es unmittelbar vor dem Anfall zu einer sogenannten *Aura* (Vorgefühl), die nur wenige Sekunden andauert und mit optischen, akustischen und sensiblen Wahrnehmungserscheinungen auftreten kann.

- Der große Anfall beginnt mit einem plötzlichen Bewußtseinsverlust. Gleichzeitig kommt es zum sogenannten *tonischen Stadium*. Es ist ein starrer Streckkrampf, von dem auch die Atem- und Schlundmuskulatur betroffen ist und zum einleitenden Aufschrei (Initialschrei) führt. Die Atmung wird unterbrochen, es tritt eine Zyanose auf.
- Es folgt dann das *klonische Stadium*. Rhythmische Zuckungen an den Extremitäten und dem Gesicht sind erkennbar, die zum Zungenbiß führen können. Das Schlagen der Zunge verursacht die Schaumbildung vor dem Mund. Stuhl und Urin können abgehen.
- Nach Abklingen des Krampfes kommt es zu einem *Erschöpfungsstadium*, das durch einen mehrere Stunden anhaltenden Tiefschlaf eingeleitet wird. Anschließend wird mitunter über Kopfschmerzen und Übelkeit geklagt. Die Kranken haben an das Anfallsgeschehen keine Erinnerung (Amnesie).

Während des tonisch-klonischen Stadiums können die Kranken plötzlich hinstürzen und sich erheblich verletzen. Es kann zu Knochenbrüchen und Schädel-Hirnverletzungen kommen. Die Pupillen sind während des Anfalles weit und lichtstarr.

Nach dem tageszeitlichen Auftreten der Anfälle unterscheidet man
- *Schlafanfälle,* die aus dem Schlaf heraus besonders in den frühen Morgenstunden auftreten,
- *Aufwachanfälle* nach dem Aufwachen,
- *Tagesanfälle,* die nur am Tage in Erscheinung treten und
- *diffuse Anfälle,* die tags und nachts auftreten.

Diese Differenzierung ist für die Medikamentenwahl wichtig.

13.3.2 Blitz-Nick-Salaam-Anfälle (BNS-Krämpfe, West-Syndrom)

Sie treten ausschließlich bei Kleinkindern, vorwiegend zwischen dem 3. und 8. Lebensmonat auf. Bei etwa drei Viertel der Kranken lassen sich frühkindliche Hirnschädigungen i. S. zerebraler Mißbildungen, metabolischer Störungen, Hypoxien und Infektionen nachweisen. Bei den *Blitz-Anfällen* ist ein plötzliches und schnelles Zusammenzucken des ganzen Körpers oder einzelner Körperteile zu beobachten. Bei den *Nick-Anfällen* beschränkt sich das Zusammenzucken auf den Kopf. Bei den *Salaam-Anfällen* erfolgt die Vorwärtsbeugung nicht blitz- und ruckartig, sondern langsam und anhaltend. Diese überwiegend symptomatischen Anfallsformen haben unbehandelt einen sehr ungünstigen Verlauf, es kommt zu einer ausgeprägten psychomotorischen Entwicklungsverzögerung mit schwerer geistiger Behinderung. Im EEG finden sich amplitudenhohe, langsame und stark verformte Potentiale (Hypsarrhythmie). Die idiopathischen Formen haben einen günstigeren Verlauf.

13.3.3 Lennox-Gastaut-Syndrom

Es tritt zwischen dem 3. und 5. Lebensjahr auf und geht überwiegend auf einen Hirnschaden zurück oder entwickelt sich aus den BNS-Krämpfen. Gekennzeichnet ist es durch einen blitzartig eintretenden *Tonusverlust,* der zu heftigen Stürzen führen kann (*Sturzanfälle*). Es sind aber auch wenige Sekunden dauernde rhythmische Zuckungen im Gesicht sowie an den Armen und Schultern (*Myoklonien*) zu beobachten. In dieser Kombination wird auch von *myoklonisch-astatischen Anfällen* gesprochen. Das Bewußtsein ist gestört. Häufig kommt es zu einer geistigen Behinderung. Im EEG finden sich unregelmäßig geformte (irreguläre) Spike- sowie auch Polyspike-Wave-Komplexe. Gerne treten diese Anfälle in Serien oder einem Dauerzustand (Status) auf. Der weitere Verlauf dieser Anfallsform ist ungünstig.

13.3.4 Impulsiv-Petit-mal-Anfälle

Diese Anfälle beginnen in der Pubertät und sind durch vorwiegend in die Arme einschießende kurze, oft bizarr anmutende, unregelmäßige, stoßartige Bewegungen gekennzeichnet. Sie können salvenartig auftreten, wobei dem Anfallskranken Gegenstände aus der Hand geschleudert werden können. Im EEG finden sich bilateral-synchron Polyspike-Wave-Komplexe. Die genetische Veranlagung ist groß.

13.3.5 Absencen

Sie zeigen eine starke genetische Veranlagung und treten im 5. bis 12. Lebensjahr auf, also im Schulalter. Diese Anfälle verlaufen ohne Dramatik. Sie treten mit einer kurzen Bewußtseinsstörung bis zu 10 Sekunden Dauer in Erscheinung. Dabei hat das Kind die Augen geöffnet, sieht starr geradeaus, die Gesichtsmuskulatur wird schlaff, stärkere Zuckungen oder Verkrampfungen fehlen. Das Kind macht einen verträumten Eindruck, so daß diese Anfälle zunächst nicht immer als ein krankhaftes Geschehen erkannt werden. Eine kurze Absence von unter 5 Sekunden bleibt oft unbemerkt.
Im EEG finden sich aber für Absencen ganz typische Veränderungen; es sind drei Spike-Wave-Komplexe pro Sekunde, die über beiden Hirnhälften synchron auftreten. Absencen können aber auch einen fokalen Einschlag haben, wenn sich wiederholende Drehbewegungen insbesondere der Augäpfel, rhythmische Muskelzuckungen oder Einnässen bemerkbar machen (*komplexe Absencen*). Treten die Absencen täglich auf, spricht man von einer *Pyknolepsie*. Gelegentlich steigert sich die Anfallshäufung derart, daß es zu einem Absencestatus kommt. Später kommen nicht selten große generalisierte Anfälle hinzu.

13.4 Unklassifizierbare Anfälle

Es gelingt nicht immer, ein Anfallsgeschehen zu klassifizieren. Entweder ist nicht festzustellen, ob es sich um lokale oder generalisierte Anfälle handelt, oder ob die motorischen und/oder sensibel-sensorischen und vegetativen Entäußerungen epileptisch sind. Es kann sich auch um zentrale Reaktionsformen verschiedener Hirnerkrankungen handeln. Hinzuweisen wäre auf das Anfallsgeschehen von Menschen mit schwerer und schwerster geistiger Behinderung, bei denen gleichzeitig körperliche Behinderungen in Form einer Tetraspastik oder einer choreoathetotischen Bewegungsstörung bestehen. Auch ist die Bewußtseinsstörung nicht immer klar zu beurteilen. Somit erhebt sich die Frage, ob bestimmte Reaktionsformen auch seelische Ursachen haben können. Die Klassifikation wird außerdem nicht selten dadurch erschwert, daß Anfallskranke keine typischen Anfallsbilder erkennen lassen, weil diese unter der Behandlung mit Antiepileptika entstellt werden. Bei geistig behinderten Menschen sind stereotyp anmutende Verhaltensmuster mitunter schwer von epileptischen Reaktionen zu unterscheiden.

13.5 Status epilepticus

Ein Status epilepticus kann bei allen Anfallsformen vorkommen. Es handelt sich um eine Häufung von Anfällen, indem ein Anfall in den folgenden übergeht, ohne daß der Patient zwischendurch das volle Bewußtsein wiedererlangt. Es besteht ein »andauernder epileptischer Zustand«, der lebensbedrohlich werden kann. Wird der Kranke zwischen den Anfällen wieder ansprechbar, handelt es sich um eine weniger gefährliche Häufung von Krampfanfällen.

Bei genuinen Anfällen ist der Grund für einen Status häufig ein abruptes Absetzen der Antiepileptika oder eine akut auftretende, meist fieberhafte Erkrankung. Bei symptomatischen Anfällen sind es die verschiedenen Hirnerkrankungen, die zu einem Status epilepticus führen können, z. B. Hirntumoren, Entzündungen und Verletzungen.

Der Status epilepticus ist ein lebensbedrohlicher Zustand. Während der Anfallshäufung bleibt die Bewußtlosigkeit durchgehend bestehen. Intensivmedizinische Maßnahmen.

Bei einem Absence-Status sind keine motorischen Entäußerungen erkennbar, der Kranke ist aber in seinem Bewußtsein und in seiner Initiative beeinträchtigt, so daß er sich in einem merkwürdigen Dämmerzustand befindet. Bei einem Status epilepticus von komplexen Partialanfällen kann es zu einer allgemeinen Bewegungsunruhe und gestörtem Bewußtsein kommen. Ein Status epilepticus kann bis zu mehrere Tage anhalten. Das EEG ist immer eindeutig pathologisch verändert.

13.6 Psychogene Anfälle

Bei einem Anfallsgeschehen muß es sich nicht immer um eine »echte« Epilepsie handeln. Anfälle können auch psychisch bedingt sein. Sie treten wie »echte« epileptische Anfälle in Erscheinung und sind mitunter schwer von diesen abzugrenzen. Sie werden auch als *pseudoepileptische Anfälle* bezeichnet.

Für einen psychogenen Anfall spricht, daß dieser in einer oft nur schwer erkennbaren Konfliktsituation auftritt und daß Bewußtlosigkeit, Biß am Zungenrand, Pupillenstarre, Zyanose infolge Atemstörung und Verletzungen vermißt werden. Außerdem können psychogene Anfälle auffällig gestaltet werden: Das Becken wird bogenförmig angehoben, der Kopf in den Nacken gebeugt, die Augen werden zugekniffen und es fallen wälzende, strampelnde und rhythmisch-zitternde Bewegungen auf. Während eines solchen psychogenen Anfalls zeigt das EEG keinerlei Krampfaktivität. Es ist aber zu beobachten, daß insbesondere vom Frontal- oder Temporallappen ausgehende epileptische Anfälle den psychogenen Anfällen sehr ähnlich sein können.

Auch können psychogene und epileptische Anfälle zusammen vorkommen. Bei psychogenen Anfällen handelt es sich um ein rein psychodynamisches Geschehen im Sinne einer neurotischen Störung (*Konversionsneurose*). Sie dürfen nicht mit einem psychogen ausgelösten epileptischen Anfall verwechselt werden.

13.7 Psychische Veränderungen bei Epilepsien

Über die Hälfte der Kranken mit Epilepsie unterscheiden sich psychisch nicht von der Durchschnittsbevölkerung. Sie sind trotz ihrer Anfälle beruflich und sozial eingegliedert. Schon dieser Hinweis widerspricht der Vorstellung einer Geisteskrankheit. Nur etwa 40 % der Anfallskranken lassen psychische Auffälligkeiten unterschiedlicher Schweregrade erkennen. Häufig ist es lediglich eine Verstimmung des Kranken als Reaktion auf äußere Schwierigkeiten. Der Kranke kann wegen seiner Anfälle auf eine ablehnende Haltung der Mitmenschen am Arbeitsplatz und in der Familie stoßen, die ihn gereizt, resignierend oder depressiv reagieren läßt. Nur bei Anfällen infolge schwerer Hirnerkrankungen und bei gehäuft auftretenden Anfällen, die ihrerseits zu Hirnschädigungen führen, ist mit deutlichen psychischen Störungen zu rechnen.

Wir unterscheiden drei Arten psychischer Störungen.

- *»Epileptischer« Dämmerzustand.* Dieser setzt plötzlich ein, häufig nach einem vorausgegangenen epileptischen Anfall, kann Stunden, Tage und Wochen anhalten, bildet sich aber immer wieder zurück. In einem solchen Dämmerzustand, an den der Kranke später keine oder nur eine unvollständige Erinnerung hat, sind das Denken und Handeln eingeengt, und es können Unruhezustände und Wahngedanken auftreten. Es kommt vor, daß die Kranken während eines Dämmerzustandes nach außen geordnet wirken, ihr Fahrzeug fahren oder Reisen unternehmen. Nach Abklingen des Dämmerzustandes sind sie erstaunt, daß sie eine Reise von mehreren 100 km bewältigt haben, ohne sich an Einzelheiten erinnern zu können.
- *»Epileptische« Wesensänderung.* Diese ist dauernder Art und beruht auf strukturellen Hirnveränderungen, die ursprünglich zum Anfallsleiden geführt haben, aber auch die Folge gehäufter Anfälle sind. Die Wesensänderung wird im wesentlichen durch die Primärpersönlichkeit des Anfallskranken geprägt. Häufig ist sie gekennzeichnet durch eine Verlangsamung des Denkens, eine Auffassungsstörung, ein Haftenbleiben an gewissen Vorstellungen und Gedanken, eine Eigensinnigkeit und Gewissenhaftigkeit, aber auch durch geschwätziges und distanzloses sowie unterwürfiges und aufdringliches Verhalten.
- *»Epileptische« Demenz.* Diese stellt ein hirnorganisches Abbausyndrom dar und geht mit einem Rückgang der Intelligenz einher. Insbesondere kommt es zu einer Merk- und Erinnerungsschwäche, zur Affekt- und Stimmungslabilität, zu einer verminderten Kritik- und Urteilsfähigkeit, insgesamt zu einem Abbau der Persönlichkeit.

13.8 Diagnostik

Bei einem Anfallsgeschehen ist zunächst die Frage zu klären, ob es sich um einen epileptischen Anfall oder eine andere Störung handelt. Weiter interessiert, ob es der erste epileptische Anfall ist oder ob schon mehrere vorausgegangen sind. Das Anfallgeschehen ist genau zu beobachten und zu beschreiben. Eine wichtige Hilfe bei der Beurteilung des Anfallgeschehens ist das Elektroenzephalogramm (EEG). Ergänzend kommen die neurologische, psychiatrisch-psychologische, internistische und neuroradiologische Untersuchung hinzu.

Anfallsanamnese

- Bei der *Erhebung der Vorgeschichte* ist nach einer frühkindlichen Hirnschädigung oder einer anderen Hirnerkrankung zu fahnden. Wichtig sind Hinweise auf eine erbliche Belastung, auf Fieberkrämpfe, Schlafstörungen oder sonstige anfallsauslösende Faktoren sowie schließlich Hinweise auf den Anfallsbeginn. Wichtig sind die *Anfallsschilderung* durch begleitende Personen, Angaben zur Anfallshäufigkeit und zum tageszeitlichen Auftreten. Ein *Anfallskalender* ist zu führen.

Anfallsbeobachtung eventl. mit Videoaufzeichnung

- Die *Anfallsbeobachtung* ist für begleitende Personen und das Pflegepersonal eine wichtige Aufgabe. In Kapitel 2 (S. 52) wird näher darauf eingegangen. Unterstützt und ergänzt werden kann die Anfallsbeobachtung durch *Videoaufzeichnungen* (videogestützte Anfallsanalyse oder simultane Doppelbildaufzeichnung). Durch die Analyse der Videoaufzeichnung ergeben sich Hinweise auf einen lokalen oder generalisierten Anfallsbeginn und auf bestimmte Anfallsmuster.

EEG

- Das *Elektroenzephalogramm (EEG)* gibt Auskunft über den Entstehungsort, die Ausbreitung und die Art des epileptischen Geschehens. Für die Epilepsie beweisende Hirnpotentiale sind spikes und spike-wave-Komplexe sowie sharp waves bei temporaler Lokalisation (s. Abb. 3.3, S. 64).
  Üblicherweise werden die Hirnpotentiale von der Kopfhaut abgeleitet. Damit werden die von der Hirnrinde gebildeten Potentiale erfaßt. Sie können durch Hyperventilation, Fotostimulation, Schlafentzug und Ableitung während des Schlafs provoziert werden. Elektrische Entladungen aus dem Hirnstamm kommen nicht oder nur verformt an die Hirnoberfläche. Hirnstammpotentiale können mit Elektroden erfaßt werden, die vom Neurochirurgen durch Bohrlöcher in das Gehirn eingeführt werden. Eine solche *invasive Diagnostik* (eindringende Diagnostik) ist für eine exakte Lokalisation des Epilepsieherdes zur Vorbereitung eines neurochirurgischen Eingriffs erforderlich.

Bildgebende Verfahren

- Zur Epilepsiediagnostik gehören weiter *Röntgenaufnahmen des Schädels* sowie *Computertomographie (CT)* und *Kernspintomographie (MRT)*. Insbesondere mit der Kernspintomographie lassen sich Sklerosen im Temporallappen gut nachweisen. Aussagen über die Stoffwechselfunktion bestimmter Hirnareale sind von der *Single-Photon-Emissionscomputertomographie (SPECT)* und von der *Positronen-Emissionstomographie (PET)* zu erwarten.

13.9 Therapie

Es gibt im wesentlichen drei therapeutische Möglichkeiten, das Anfallsleiden zu beseitigen oder zu bessern:

- *ursächliche Therapie:* operative Behandlung eines Hirntumors oder einer Hirnmißbildung, Behandlung von Entzündungen und Durchblutungsstörungen.
- *medikamentöse Therapie:* regelmäßige Einnahme anfallshemmender Medikamente (Antiepileptika) über längere Zeit, in vielen Fällen auch zeitlebens.
- *psychosoziale Therapie:* Beratung zur Lebensführung und Vermeidung anfallsauslösender Faktoren wie Schlafentzug, Alkoholgenuß und Lichtreize.

13.9.1 Medikamentöse Therapie

Antiepileptika nehmen Einfluß auf den Transmitterstoffwechsel der Nervenzellen und die Erregbarkeit der Zellmembran. Wie das im einzelnen passiert, ist noch nicht hinreichend bekannt. Man vermutet aber, daß die Medikamente Diazepam, Clonazepam, Valproinsäure und Phenobarbital die hemmende Wirkung der Gamma-Aminobuttersäure (GABA) verstärken, daß Vigabatrin das GABA-Angebot im Gehirn vermehrt, daß Carbamazepin, Phenytoin und auch Valproinsäure die Erregbarkeit der Nervenzellmembran herabsetzen, und daß schließlich Lamotrigin das erregende Glutamat verringert.

Ein einzeln aufgetretener epileptischer Anfall erfordert keine medikamentöse Therapie. Vorbeugende Maßnahmen.

Bei einem einzelnen epileptischen Anfall, der sich in größerem Abstand über Jahre wiederholen kann, wird keine medikamentöse Therapie begonnen. Wiederholen sich Anfälle aber in kürzeren Abständen (etwa innerhalb von 6 Monaten), ist eine Therapie einzuleiten. Die Wahl des Antiepileptikums richtet sich nach der Art der Anfälle. Ganz grob kann gesagt werden, daß bei fokalen Anfällen in erster Linie Carbamazepin und bei generalisierten Anfällen Valproinsäure zur Anwendung kommen. Bei symptomatischen Anfällen werden Carbamazepin und Phenytoin, bei genuinen Anfällen wird Valproinsäure bevorzugt (s. Tabelle 13.2).

Tab. 13.2 Vereinfachte schematische Therapieübersicht bei Epilepsien, Standardmedikamente

• fokale Anfälle	Carbamazepin
• generalisierte Anfälle	Valproinsäure
• symptomatische Anfälle	Carbamazepin, Phenytoin
• genuine Anfälle	Valproinsäure

Monotherapie

Blutspiegelbestimmung

Grundsätzlich wird zunächst mit nur einem Medikament behandelt, dieses aber hoch genug bis zum Auftreten von Nebenwirkungen dosiert (*Monotherapie*). Die Höhe der Medikamenten-Konzentration im Serum kann durch eine chemische Blutuntersuchung bestimmt werden (*Blutspiegelbestimmung*). Die Bewertung des Blutspiegels ist individuell sehr unterschiedlich. So kann ein niedriger Blutspiegel ausreichend sein, wenn Anfallsfreiheit besteht. Andererseits ist ein sehr hoher Blutspiegel zu tolerieren, wenn keine wesentlichen Nebenwirkungen auftreten und sich die hohe Dosierung für das Anfallsleiden günstig auswirkt. Bei der Blutentnahme zur Spiegelbestimmung muß der Patient nicht nüchtern sein; er kann die Anfallsmittel vorher genommen haben. Dies muß aber wie auch die Angaben zur zeitlichen Einnahme aller Antiepileptika auf dem begleitenden Untersuchungsschein vermerkt werden.

Bei der Monotherapie bringen nicht selten hohe Dosen, die unter Blutspiegelkontrolle erreicht werden können, die erwünschte Wirkung. Erst wenn ein Medikament hinsichtlich der Nebenwirkungen und eines hohen Blutspiegels »ausgereizt« ist und keine befriedigende Besserung der Epilepsie bringt, ist auf ein anderes Medikament umzustellen.

Kombinationsbehandlung

Wenn auch diese Einstellung nicht gelingt, sind zwei Medikamente im Sinne einer *Kombinationsbehandlung* zu geben. Dies ist häufig bei den Epilepsien infolge schwerer Hirnschädigungen, die mit einer geistigen Behinderung einhergehen, erforderlich. Bei der Kombinationsbehandlung ist die gegenseitige Beeinflussung der Medikamente (*Interaktion*) zu beachten. So kann z. B. Barbitursäure den Valproinsäurespiegel senken. Das bedeutet, daß bei einer Herausnahme von Barbitursäure der Spiegel für Valproinsäure ansteigt. Eine Kombination, die sich bewährt hat, ist die von Carbamazepin oder Phenytoin mit Valproinsäure.

Ad-on-Therapie

In den letzten Jahren sind *neue Antiepileptika* in den Handel gekommen. Sie wurden anfangs nur als zusätzliche Therapie zu den bekannten und bewährten Medikamenten zugelassen, werden neuerdings zum Teil auch in Monotherapie eingesetzt. Die Hauptindikation der neuen Antiepileptika sind fokale und sekundär generalisierende tonisch-klonische (Grandmal) Anfälle. Sie sind etwa genauso wirksam wie die herkömmlichen Antiepileptika, sind diesen aber bei bestimmten Anfallsformen und bei einigen bisher schwer oder nicht behandelbaren Anfällen überlegen. Besonders wird die bessere Verträglichkeit der neuen, allerdings sehr teuren Antiepileptika im Vergleich zu den herkömmlichen Antiepileptika hervorgehoben.

Vigabatrin scheint die problemlosere Substanz hinsichtlich Anwendung und Nebenwirkungen zu sein. Wirksamer ist wohl das *Lamotrigin*, das langsam aufdosiert werden muß. Es verbessert nebenbei die kognitive Leistungsfähigkeit und steigert damit die Lebensqualität der Epilepsiekranken. *Felbamat* wirkt gezielt beim Lennox-Gastaut-Syndrom, hat aber in einzelnen Fällen schwerwiegende Nebenwirkungen. Geringere Nebenwirkungen scheint das *Gabapentin* zu haben, das besonders generalisierte Anfälle günstig beeinflußt.

Nebenwirkungen der Antiepileptika

Wichtig ist das Erkennen von *Nebenwirkungen* der Antiepileptika. Sie beeinträchtigen bei etwa der Hälfte der behandelten Patienten die Lebensqualität. Es ist zwischen Überempfindlichkeitsreaktionen und Überdosierungserscheinungen zu unterscheiden.

- *Überempfindlichkeitsreaktionen:* Sie können zu Beginn einer Therapie bei allen Antiepileptika auftreten, am häufigsten beim Carbamazepin und Phenytoin; am wenigsten bei der Valproinsäure. Auf allergischer Basis kann es besonders unter Carbamazepin zu Fieber, Lymphknotenschwellungen, Blutbildveränderungen (Agranulozytose), vor allem aber zu Veränderungen der Mundschleimhaut und zur Blasenbildung der

Haut (Bullöses Exanthem) kommen. Das Medikament muß bei solchen Reaktionen reduziert oder ganz abgesetzt werden. Unter Valproinsäure können bei Kleinkindern Lebererkrankungen auftreten. Zu Beginn einer medikamentösen Epilepsiebehandlung sind deshalb häufige und regelmaßige Kontrollen des Blutbildes und der Leberfunktion sowie eine genaue Beobachtung der Anfallskranken erforderlich. Ist es einmal zu einer Überempfindlichkeitsreaktion gekommen, besteht bei erneuter Einnahme des Medikaments die Gefahr einer lebensbedrohlichen Reaktion.

- *Überdosierungserscheinungen:* Dies sind in der Regel keine bedrohlichen Nebenwirkungen, sie bilden sich nach Reduzierung der Dosis schnell zurück, können aber das Allgemeinbefinden erheblich beeinträchtigen. Alle Antiepileptika beeinflussen bei höherer Dosierung (es muß keine Überdosierung sein) den Leberstoffwechsel, was sich in einer Erhöhung der Leberenzyme bemerkbar macht (γ-GT). Ferner kann die Vitamin-D-Aufnahme beeinträchtigt sein und damit die Osteoporose begünstigen. Unter Phenytoin kommt es relativ häufig zu Wucherungen und Blutungen des Zahnfleisches. Carbamazepin und Phenobarbital können zu Schwindelerscheinungen, Übelkeit, Erbrechen und Nystagmus führen. Verhaltensauffälligkeiten und Gereiztheit werden nicht selten unter Phenobarbital beobachtet. Valproinsäure und Vigabatrin können über einen vermehrten Appetit zu einer Gewichtszunahme führen.

Regelmäßige Medikamenteneinnahme

Eine *regelmäßige Medikamenteneinnahme* zu bestimmten Zeiten ist für eine erfolgreiche Behandlung Voraussetzung. Dies bereitet jüngeren Menschen oft Schwierigkeiten, weil sie gesund und unabhängig sein möchten und die Medikamenteneinnahme vergessen oder verdrängen.

Aber jede Unregelmäßigkeit bei der Medikamenteneinnahme kann zum erneuten Auftreten von Anfällen oder sogar zu einem Status epilepticus führen. Neben dem einfachen Vergessen der Medikamente kann auch eine akute Erkrankung mit Magen-Darmbeschwerden wegen einer Resorptionsstörung oder eine Streßsituation zur Anfallshäufung führen. Deshalb ist gerade bei jungen anfallskranken Menschen eine Beratung und psychologische Betreuung erforderlich.

Zur *schnellen Behandlung gehäufter Anfälle* eignen sich Antileptika in Tablettenform nicht. Einerseits kann der krampfende und bewußtlose Patient die Tablette nicht schlucken, andererseits dauert es zu lange, bis das vom Magen-Darmtrakt aufgenommene Medikament ins Gehirn gelangt, um dort wirksam zu werden. Um ein schnelles Anfluten des Medikamentes im Serum zu erreichen, muß es intravenös gegeben werden. Zur langsamen intravenösen Injektion eignen sich Phenytoin, Diazepam und Clonazepam. Für die ambulante und Heimbetreuung Anfallskranker hat sich bei Anfallshäufung die Diazepam-Rectiole (5 und 10 mg) als Mikroklistier bestens in der Hand von Pflegepersonal und Betreuern bewährt.

In der Regel hört ein epileptischer Anfall von selbst auf. Deshalb ist der Verlauf eines Anfalls zunächst in Ruhe abzuwarten. Geht das Krampfen ständig weiter oder folgt ein Anfall dem anderen, ohne daß der Anfallskranke zwischendurch wieder zu Bewußtsein kommt, handelt es sich um den lebensbedrohlichen Zustand eines *Status epilepticus*. Dieser muß unverzüglich durch langsame intravenöse Injektion von Phenytoin (Phenhydan® 250 mg bis zu 2 Ampullen bei Erwachsenen, 25 mg pro Minute) oder Diazepam (Valium® 10 mg bis zu 2 Ampullen bei Erwachsenen, 2 mg pro Minute) unterbrochen werden. Kann eine intravenöse Injektion nicht vorgenommen werden, ist Diazepam auch als Rektiole in gleicher Dosis zu geben. Intramuskuläre Injektionen sind wegen der verzögerten Resorption nicht geeignet. Auf Phenobarbital (Luminal®) ist wegen der narkotischen und atemdepressiven Wirkung zu verzichten. Die weitere Versorgung eines Status epilepticus erfolgt auf einer Intensivstation.

Beendigung der Therapie

Eine *Beendigung der Therapie* kann erwogen werden, wenn der Anfallskranke glaubhaft mindestens zwei Jahre anfallsfrei ist. Auch sollte im EEG keine Anfallsbereitschaft zu beobachten sein. Das Reduzieren der Antiepileptika geschieht sehr langsam über Monate. Zurückhaltender ist man mit der Beendigung der Therapie, wenn verschiedene Anfallsformen gleichzeitig bestehen.

13.9.2 Epilepsiechirurgie

Gelingt es nicht, durch eine differenzierte und intensive medikamentöse Therapie das Anfallsleiden zu bessern, kann die operative Entfernung des epilepsieauslösenden Herdes im Gehirn oder die Unterbrechung von Leitungsbahnen, die für die Ausbreitung der epileptischen Erregung verantwortlich sind, erwogen werden. Es kann sich bei den Herden um eine Hirnnarbe, eine kleine Gefäßmißbildung oder einen kleinen Tumor handeln. Durch eine aufwendige präoperative Diagnostik wird der Epilepsieherd lokalisiert und das strategische Vorgehen der Operation festgelegt. Es wird über sehr gute Erfolge berichtet.

13.10 Pflege

Plötzliches Auftreten eines epileptischen Anfalls

Bei der Pflege und Betreuung anfallskranker Menschen muß jederzeit damit gerechnet werden, daß es plötzlich aus scheinbarem Wohlbefinden heraus zu einem epileptischen Anfall kommt. Der Kranke kann unvermittelt hinstürzen und sich selbst ernsthaft verletzen oder sich zum Beispiel beim Schwimmen oder im Straßenverkehr in akute Lebensgefahr bringen. Pflegepersonen, Betreuer und Angehörige müssen ständig mit einem solchen Ereignis rechnen und sofort erste Hilfe leisten. Verletzungen sind zu vermeiden. Der noch krampfende und bewußtlose Patient ist in die stabile Seitenlage zu bringen, damit die Atmung nicht behindert wird und es durch Verschlucken von Speiseresten nicht zu einer Aspiration kommt. Beim Krampfen sollte die Zunge nicht zwischen die Zähne gelangen. Das Einschieben eines Taschentuchs oder Kleidungsstücks in den Mund ist zu versuchen. Das Einbringen eines festen Gegenstandes oder eines Gummikeils in den Mund ist nicht ratsam, weil dies zum Ausbrechen von Zähnen führen kann.

Beobachtung der Anfälle

Die *Beobachtung der Anfälle* ist eine wichtige Aufgabe für das Pflegepersonal, weil dieses bei einem Anfall häufig zuerst beim Kranken ist und diesen über längere Zeit auf der Station begleitet.

- Genau sind Datum, Uhrzeit, Ablauf und Dauer des Anfalls zu beschreiben.
- Besonders zu achten ist auf die Weite der Pupillen und deren Reaktion auf Licht, auf den Bewußtseinszustand sowie auf begleitende vegetative Störungen wie Einnässen, Einkoten, Gesichtsfarbe, Speichelfluß und Atmung.
- Bei den motorischen Entäußerungen ist zu beschreiben, wie und wo diese schwerpunktmäßig ablaufen, das heißt, ob sie im Gesicht und/ oder an den Extremitäten auftreten und welche Seite betont ist.

Nach dem Anfall kann sich der Kranke in einem Dämmerzustand befinden, in welchem er nicht voll ansprechbar ist und zu unkontrollierten und uneinsichtigen Reaktionen und Verhaltensweisen neigen kann.
In einer solchen Situation darf der Anfallskranke nicht ermahnt oder zurechtgewiesen werden. In Kenntnis der Verhaltensstörung muß die Pflegeperson mit dem Kranken klar, konsequent und freundlich, aber nicht fordernd oder gar ungeduldig umgehen. Dem Kranken muß eine gut strukturierte Hilfe angeboten werden.

Absichtlich vorgetäuschte Anfälle

Schwierig ist es, *psychogene Anfälle,* die mehr oder weniger absichtlich vorgetäuscht werden, von echten epileptischen Anfällen zu unterscheiden. Nach dem Erscheinungsbild sind sich beide Anfallsformen sehr ähnlich. Ein wichtiger Hinweis ist, daß geschlossene Augen während des Anfallsgeschehens eher für psychogene Anfälle sprechen. Für echte epileptische Anfälle sprechen stereotype Bewegungen, eine kurze Anfallsdauer, das nächtliche Auftreten und ein Biß am Zungenrand. Ein Biß an der Zungenspitze dagegen wird häufiger bei psychogenen Anfällen beobachtet. Zur sicheren Unterscheidung sind EEG-Ableitungen während des Anfalls erforderlich, am besten zusammen mit einer Videoaufzeichnung, sowie blutchemische Bestimmungen von Prolaktin und Kreatinin-Kinase, die nach einem epileptischen Anfall erhöht sind.

Beratung zur Lebensführung

Außerhalb des Anfallsgeschehens ist dem Anfallskranken *Beratung zur Lebensführung* anzubieten. Er darf auf keinen Fall die Medikamente eigenmächtig verändern oder weglassen, auch wenn die Anfälle seltener geworden sind oder nicht mehr auftreten. Dadurch entstünde die Gefahr einer Anfallshäufung oder eines Status epilepticus. Der Anfallskranke muß mitunter an die regelmäßige Einnahme der Medikamente erinnert werden. Über Art, Häufigkeit und zeitliches Auftreten der Anfälle ist ein *Anfallskalender* zu führen, damit die Medikation entsprechend abgestimmt werden kann. Der Tagesablauf sollte in einer gewissen Ordnung und Regelmäßigkeit erfolgen. Dabei ist auf eine ausreichende Nachtruhe zu achten. Alkohol, starke Sonneneinstrahlung, intensive Lichtreize sowie Streß sind zu vermeiden.

Heilpädagogische Betreuung

Anfallskranke mit einer geistigen Behinderung müssen neben der medizinischen Versorgung heilpädagogisch betreut werden. Vom Grad der Behinderung hängt es ab, wieviel Hilfe sie im lebenspraktischen Bereich benötigen. Ziel der Betreuung und Förderung ist es, die chronischen Anfallskranken so selbständig wie möglich in unserer Gesellschaft leben zu lassen. Schulische Ausbildung und Beschäftigung in Werkstätten oder anderen Dienstleistungsbetrieben gehören wie bei jedem anderen Menschen zum Leben.

13.11 Sozialmedizinische Gesichtspunkte

Soziale und berufliche Eingliederung

Der Anfallskranke sollte sein Leben so normal wie möglich gestalten; er hat Anrecht auf volle soziale und berufliche Eingliederung. Er ist eigentlich nicht krank, sondern in seinen Lebensmöglichkeiten mehr oder weniger eingeschränkt und damit als bedingt gesund zu bezeichnen. Wenn Anfälle häufiger auftreten, besteht die Gefahr, daß der Anfallskranke zu sehr überwacht und beobachtet und dadurch immer mehr vom gesellschaftlichen Leben ausgeschlossen und unselbständig wird. Gewisse Risiken, daß es einmal zu einer Verletzung oder einem Anfall zum Beispiel während einer öffentlichen Veranstaltung oder in einem Kaufhaus kommen kann, müssen in Kauf genommen werden, ohne gleich fahrlässig zu handeln. Gerade bei Kindern ist ein gesunder Kompromiß zwischen Aufsicht und Gewährenlassen zu finden.

Heirat und Schwangerschaft

Anfallskranke können heiraten, wenn sie oder der Arzt den Ehepartner vor der Heirat über das bestehende Leiden aufklären und wenn sie sich auf ein möglicherweise erschwertes Zusammenleben einrichten. Sexuelle Einschränkungen gibt es nicht. Es ist aber zu überlegen, ob ein Kind aufgezogen werden kann. Problematisch ist die Einnahme von Antiepileptika kurz vor Beginn und zum Anfang einer Schwangerschaft, weil mit einem erhöhten Auftreten von Fehlbildungen bei den Kindern zu rechnen ist.
Deshalb sollte zu Beginn einer zu erwartenden Schwangerschaft die Anfallsmedikation versuchsweise reduziert und auf mehrere kleine Einzeldosen verteilt werden. Ein Weglassen der Medikamente kann zu einem lebensbedrohlichen Status epilepticus führen. Die Schwangerschaft selbst verschlimmert die Anfallsleiden nicht.
Obgleich die Epilepsie keine Erbkrankheit ist, ist damit zu rechnen, daß etwa 5 % aller Kinder, von denen ein Elternteil eine Epilepsie hat, ebenfalls an Epilepsie erkranken. Die genetische Bereitschaft, die teilweise im EEG durch auffällige Hirnpotentiale nachgewiesen werden kann, ist bei genuinen Epilepsien höher als bei symptomatischen.

Berufswahl

Bei der Berufswahl und Berufsausübung ist zu beachten, daß Tätigkeiten auf Leitern, Gerüsten, Plattformen und an ungeschützten Maschinen nicht ausgeübt werden können. Auch Tätigkeiten, die mit einer ständigen Steuerung von Anlagen verbunden sind, eignen sich nicht. Die Arbeitsämter sind bei der Berufsfindung und Umschulung Anfallskranker sehr erfahren und können Hinweise und Hilfen geben.

Führen von Kraftfahrzeugen

Das Führen von Kraftfahrzeugen ist Anfallskranken im allgemeinen untersagt. Wenn aber bezüglich der Therapie, der Anfallsfreiheit und der EEG-Befunde bestimmte Kriterien erfüllt sind, kann unter besonderen Auflagen die Fahrerlaubnis erteilt werden.

Sportliche Aktivität

Sportliche Betätigung wirkt sich nicht nachteilig auf ein Anfallsleiden aus. Gewisse Vorsichtsmaßnahmen sind für den Fall zu treffen, daß es plötzlich zu einem Anfall kommt. Schwimmen ohne Begleitung und ohne absichernde Maßnahmen (z. B. Schwimmweste) ist nicht erlaubt.

Ergebnisse der Anfallsbehandlung

Der Erfolg einer Anfallsbehandlung läßt sich an der Reduzierung der Anfallshäufigkeit und an der Anfallsfreiheit erkennen. Die verschiedenen Formen der Epilepsie sprechen unterschiedlich auf die Behandlung an. Immerhin kann etwa die Hälfte aller Anfallskranken unter einer geeigneten Therapie anfallsfrei werden; sie sind unter gewissen Einschränkungen als geheilt zu bezeichnen. Bei etwa 30 % der Anfallskranken kommt es zu einer deutlichen Verminderung der Anfallshäufigkeit und zu einer günstigen Beeinflussung psychischer Störungen. Nur bei etwa 10 % ist das Leiden schwer zu beeinflussen, so daß viele von diesen schwer einstellbaren Anfallskranken vorübergehend oder dauernd in einer Spezialeinrichtung für Anfallskranke oder in einem entsprechenden Heim leben müssen. Dort werden sie intensiv behandelt und in der Entwicklung ihrer geistigen, körperlichen und sozialen Fähigkeiten gefördert.

Zusammenfassung

Unter **Epilepsie** (Fallsucht) wird das wiederholte Auftreten epileptischer Anfälle verstanden. Ein epileptischer Anfall ist Ausdruck einer krankhaft gesteigerten hirnelektrischen Entladung, die entweder von einer umschriebenen Hirnregion (fokale Epilepsie) oder vom ganzen Gehirn (generalisierte Epilepsie) ausgeht. Als Ursache einer gestörten hirnelektrischen Entladung kommen Schädigungen des Gehirns als Folge verschiedener Erkrankungen (z. B. frühkindlicher Hirnschaden, Hirnverletzung, Tumor, Intoxikation – symptomatische Epilepsie) und eine mehr oder weniger stark ausgeprägte angeborene Veranlagung zu epileptischen Anfällen in Frage. Ist eine Ursache nicht nachzuweisen, wird von einer genuinen Epilepsie gesprochen. Abhängig vom Reifungsgrad des Gehirns, von Art und Lokalisation der verursachenden Hirnstörung und von genetischen Bedingungen treten epileptische Anfälle in verschiedenen Formen in Erscheinung. Die Diagnostik stützt sich auf die Anfallsbeobachtung, das EEG (häufig zusammen mit eine Videoaufzeichnung) sowie die bildgebenden Verfahren der Computer- und Kernspintomographie. Die Ergebnisse der Epilepsiebehandlung sind beachtlich. Gut 60 % der Epilepsiekranken werden anfallsfrei. Grundlage der Epilepsiebehandlung sind eine geregelte Lebensführung und die regelmäßige Einnahme anfallshemmender Medikamente, deren Wirkspiegel im Serum bestimmt werden kann. Dabei wirkt Carbamazepin vorwiegend bei fokaler und symptomatischer Epilepsie, Valproinsäure bei generalisierter und genuiner Epilepsie.

14. Erkrankungen des Rückenmarks

Allgemeines

Das Rückenmark gehört mit dem Gehirn zum zentralen Nervensystem. Es ist der entwicklungsgeschichtlich ältere Teil und besteht aus der schmetterlingsförmigen *grauen Substanz*, die überwiegend Nervenzellen enthält, und aus der *weißen Substanz* oder *Marksubstanz*, in der die myelinumscheideten auf- und absteigenden Nervenfasern in verschiedenen Bahnen verlaufen (s. S. 212, Abb. 14.4).
Rückenmarkserkrankungen sind seltener als Gehirnerkrankungen. Überwiegend handelt es sich um degenerative Prozesse, die vielfach erblich oder erblich mitbedingt sind. Außerdem kommt es wie im Gehirn zu gefäßabhängigen, raumfordernden, traumatischen, entzündlichen, toxischen, stoffwechsel- und entwicklungsbedingten Schädigungen.

Anatomie

Als Teil des zentralen Nervensystems schließt sich das Rückenmark an die Medulla oblongata an und erstreckt sich – vom Wirbelkanal umschlossen – bis in die Höhe des ersten oder zweiten Lendenwirbelkörpers. Das untere Ende ist der *Conus medullans,* der in die *Cauda equina* übergeht. Der Wirbelkanal wird vorne (ventral) von den Wirbelkörpern sowie seitlich und hinten (lateral und dorsal) von den Wirbelbögen gebildet.
Das Rückenmark ist funktionell in Segmente eingeteilt, die jeweils bestimmte Muskelgruppen (Myotome) und Hautbereiche (Dermatome) versorgen. Bis zum dritten Lebensmonat entsprechen die Rückenmarksegmente den Wirbelkörpersegmenten. Dann bleibt das Wachstum des Rückenmarks hinter dem der Wirbelsäule zurück. Da die Nervenwurzeln der Rückenmarksegmente aber weiterhin den Wirbelbogensegmenten zugeordnet bleiben, müssen die unteren thorakalen und besonders die lumbalen Wurzeln eine immer längere Strecke im Rückenmarkkanal zurücklegen (Abb. 14.1, S. 201). Deshalb wird der untere Abschnitt des Rückenmarkkanals, der *lumbale Duralsack,* nicht mehr vom Rückenmark selbst, sondern nur noch von den Nervenwurzeln ausgefüllt, die gewissermaßen einen Schweif bilden, die *Cauda equina.* Lumbalpunktionen finden unterhalb des Conus medullaris zwischen dem dritten und vierten Lendenwirbelkörper im lumbalen Duralsack statt, wo das Rückenmark nicht mehr verletzt werden kann.
Das Rückenmark gliedert sich in die in der Mitte liegende H- oder schmetterlingsförmige *graue Substanz* aus Nervenzellen und aus der diese umgebenden *weißen Substanz,* die aus myelinhaltigen Nervenfasern besteht, welche die Nervenbahnen bilden.

Pathophysiologie

Diffuse pathologische Prozesse führen im Rückenmark zu Ausfällen verschiedener Bahnsysteme mit unterschiedlichem Verteilungsmuster, wäh-

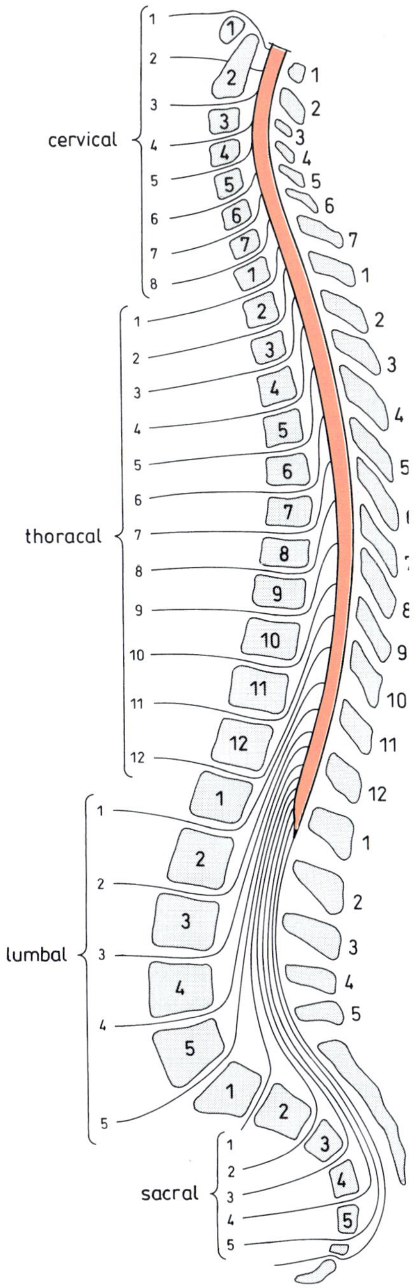

Abb. 14.1 Beziehungen des Rückenmarks und seiner Wurzeln zur Wirbelsäule

rend es bei umschriebenen Rückenmarkschädigungen zu Querschnittsbildern kommt. Die Ausfälle richten sich nach der Höhe der Schädigungsstelle im Rückenmark.

Spinaler Schock

Das *akute Querschnitts-Syndrom* führt anfangs zu einem *spinalen Schock* mit schlaffer Lähmung und komplettem Ausfall der sensiblen und vegetativen Funktionen unterhalb der Schädigungsstelle. Mit der Zeit gewinnt das Rückenmark wieder an Eigenständigkeit, und es kommt zur Ausbildung einer Spastik bei Fortbestand der sensiblen Störungen und zu einer reflektorischen Stabilisierung der vegetativen Funktionen.

Querschnittssyndrome

Befindet sich die Rückenmarksschädigung oberhalb des vierten Halswirbels, handelt es sich um einen *hohen Querschnitt,* der mit einer Tetraparese und Ausfall der Atemmuskulatur einhergeht. Bei etwas tieferer Schädigung im Halsmarkbereich ist die Atmung mehr oder weniger stark beeinträchtigt, die Überlebenschancen sind größer. Bei einem Querschnitt im Thorakalbereich sind die Arme frei, die Beine aber beiderseits spastisch gelähmt. Schädigungen im Lumbalbereich treffen nur noch den Conus medullaris oder die Cauda equina. Die Lähmungen werden nicht mehr spastisch, sie bleiben schlaff. Es kommt außerdem zu Blasen-Mastdarm-Störungen und Beeinträchtigungen der Sensibilität.

Kommt es bei Durchblutungsstörungen, Entzündungen oder Tumoren nur zu einer halbseitigen Störung des Rückenmarks, so finden sich in Höhe der Schädigung eine verminderte Empfindungsstörung und unterhalb davon auf der Seite der Schädigung eine spastische Lähmung und eine Störung der Tiefensensibilität. Auf der Gegenseite sind Temperatur- und Schmerzempfindung ausgefallen, die Berührungsempfindung ist dagegen erhalten. Dies wird als *dissoziierte Empfindungsstörung* bezeichnet, die mit dem gekreuzten Verlauf der entsprechenden sensiblen Bahnen zusammenhängt. Isoliert können sich Krankheitsprozesse auch um den Zentralkanal des Rückenmarks wie bei der Syringomyelie, bei der es ebenfalls zu dissoziierten Empfindungsstörungen kommt, oder in den verschiedenen Bahnsystemen mit den für diese typischen Ausfallerscheinungen bemerkbar machen.

Dissoziierte Empfindungsstörung

Pflege

Beobachtung

Rückenmarkserkrankungen sind fast immer von Lähmungen beider Beine oder aller vier Extremitäten begleitet. In akuten Fällen kann bei Blutungen, Tumoren oder Verletzungen zur Entlastung des Rückenmarks die sofortige Operation erforderlich werden. Je länger eine Parese besteht, desto unwahrscheinlicher wird eine befriedigende Rückbildung, so daß ein Leben im Rollstuhl droht. Deshalb ist beim akuten Auftreten einer Parese auch vom Pflegepersonal genau zu beobachten und zu dokumentieren, wie sich diese Parese entwickelt. Jede Verschlimmerung ist sofort dem Arzt zu melden. Genauso wichtig ist die Überprüfung des Wasserlassens; jeder Harnverhalt weist auf eine eingreifende Störung der Rückenmarksfunktion hin.

Lagerung

Patienten mit Lähmungen infolge einer Rückenmarksstörung sind sorgfältig zu lagern. Neben einer flachen und festen Unterlage ist bei Halsmarkprozessen auf eine *fixierende Lagerung des Kopfes* eventuell mit Sandsäcken und einem kleinen flachen Kissen im Nacken zur Erhaltung der normalen Krümmung der Halswirbelsäule zu achten. Gleichzeitig sind Druckstellen der Haut unbedingt zu vermeiden. Bei Lähmungen aller vier Extremitäten hat sich auch die Bauchlagerung bewährt. Dabei liegen der Kopf und eventuell der Bauch auf einem flachen Kissen und die Zehen auf einem dickeren Fußkissen. Diese Lagerung dient besonders der Kontrakturprophylaxe der Hüftgelenke und erleichtert die Sekretabsonderung aus den Bronchien. Jede Lagerungsposition ist nach etwa zwei Stunden zu ändern. Dabei wird die Haut immer wieder auf gerötete und rissige Stellen kontrolliert. Wenn ein gesunder Mensch in einer bestimmten Position längere Zeit liegen muß, verlagert er ständig und kaum merkbar sein Körpergewicht, um Druckstellen zu vermeiden. Der gelähmte Patient kann dies nicht. Er ist auf fremde Hilfe angewiesen.

Psychische Aktivierung

Wichtig ist die psychische Aktivierung der gelähmten und mutlos gewordenen Patienten. Früh müssen sie angehalten werden, so viel wie möglich selbst zu tun. Das setzt eine besondere Aufmerksamkeit und ein Mitdenken des Pflegepersonals voraus. Die Rehabilitation beginnt praktisch schon mit dem Auftreten der Lähmungserscheinungen. Ebenso aufmerksam wird Komplikationen vorgebeugt.

14.1 Durchblutungsstörungen des Rückenmarks

Anatomie

Die Blutversorgung des Rückenmarks erfolgt überwiegend aus drei Arterien, die aus den beiden Vertebralarterien stammen (Abb. 4.1, S. 82) und am Rückenmark abwärts ziehen. Die einzeln angelegte *A. spinalis anterior* verläuft in der vorderen Furche des Rückenmarks, die beiden *Aa. spinales posteriores* befinden sich neben den hinteren Nervenwurzeln (Abb. 14.2). Das Rückenmark erhält außerdem Blut über die *Radikulararterien* direkt aus der Aorta. Alle Blutleiter sind miteinander über Kolateralarterien verbunden und bilden die sogenannte *Vasokorona.*

Pathophysiologie

Durchblutungsstörungen des Rückenmarks machen nur etwa 5 % der Durchblutungsstörungen des zentralen Nervensystems aus. Dabei geht die Mangeldurchblutung weniger auf örtliche Veränderungen der Rückenmarksarterien zurück, als vielmehr auf außerhalb des Rückenmarks zurückgehende Schädigungen, die dann hämodynamisch auf das Rückenmark einwirken. Zu nennen sind Herzinsuffizienz, schwere Arteriosklerose der Aorta, Thrombose in den zuführenden Rückenmarksarterien sowie Gefäßeinengungen durch Wirbelsäulenleiden oder tumoröse Prozesse.

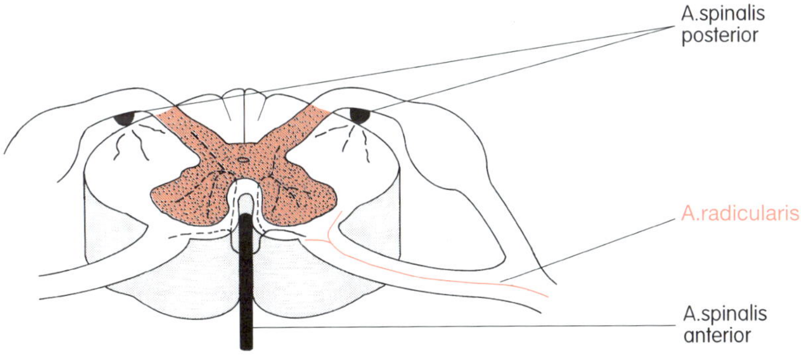

Abb. 14.2 Blutversorgung des Rückenmarks durch die A. spinalis anterior, die beiden Aa. spinales posteriores und die A. radicularis aus der Aorta. Ansicht von vorn.

Symptomatik
Spinalis anterior-Syndrom

Am häufigsten kommt es zu einer Mangeldurchblutung in der A. spinalis anterior, die zum *Spinalis anterior-Syndrom* führt. Es kommt neben einer Paraspastik der Beine zu *dissoziierten Empfindungsstörungen.* Diese sind dadurch gekennzeichnet, daß unterhalb der Schädigungsstelle Berührungs-, Bewegungs-, Lage- und Vibrationssinn erhalten, Schmerz- und Temperaturempfindungen aber gestört sind.

Inkomplettes Querschnittssyndrom

Es kann auch zu *Blutungen* im Rückenmark kommen. *Spinale Subarachnoidalblutungen* können bei Gefäßmißbildungen (Angiomen) der Rindenmarksgefäße auftreten und mit heftigen Rückenschmerzen in Erscheinung treten. Selten sind *spinale epidurale* und *intraspinale Hämatome* bei traumatischen Verletzungen und Blutgerinnungsstörungen (z. B. unter Marcumar® -Behandlung).

14.2 Rückenmarkstumoren

Häufigkeit

Vom Rückenmark ausgehende Tumoren sind deutlich seltener als Hirntumoren (1 : 6). Man rechnet mit etwa einer Neuerkrankung im Jahr bei 100 000 Einwohnern.

Pathophysiologie

Rückenmarkstumoren sind überwiegend gutartig (Meningeome und Neurinome). Sie finden sich zur Hälfte im Bereich des Brustmarks, zu je einem Viertel im Hals- und Lumbosakralbereich.
Die Tumoren können im Rückenmark (*intramedullär*), außerhalb des Rückenmarks aber innerhalb der Dura (*extramedullär*) und außerhalb der Dura (*extradural*) liegen.

- *Intramedulläre Tumoren* sind selten. Es handelt sich vorwiegend um die eher gutartigen Ependymome und die bösartigen Gliome.
- *Extramedulläre Tumoren* sind vor allem die gutartigen Meningeome und Neurinome.
- *Extradurale Tumoren* sind fast ausschließlich Metastasen (z. B. des Bronchial- und Prostatakarzinoms).

Symptomatik

Die Symptomatik der Rückenmarkstumoren entwickelt sich langsam und ist einerseits durch direkte Kompression des Rückenmarks bedingt, andererseits auf Durchblutungsstörungen zurückzuführen, die durch die Tumorkompression hervorgerufen werden. Zunächst wird über gürtelförmige Schmerzen geklagt, die sich beim Husten oder Pressen verstärken können. Dann kommen Sensibilitätsstörungen (besonders Mißempfindungen) und Lähmungen sowie Blasen- und Mastdarmstörungen hinzu, bis das Bild einer *Querschnittssymptomatik* mit Para- oder Tetraspastik entsteht.

Inkomplettes Querschnittssyndrom
Konus-Kauda-Syndrom

Bei *Tumoren im Sakralbereich* (Konus bzw. Kauda-Syndrom) finden sich schlaffe Lähmungen, keine oder deutlich abgeschwächte Muskeleigenreflexe, Sensiblitätsstörungen im sogenannten Reithosenbereich (s. Abb. 2.5, S. 43) sowie Blasen- und Mastdarmstörungen.

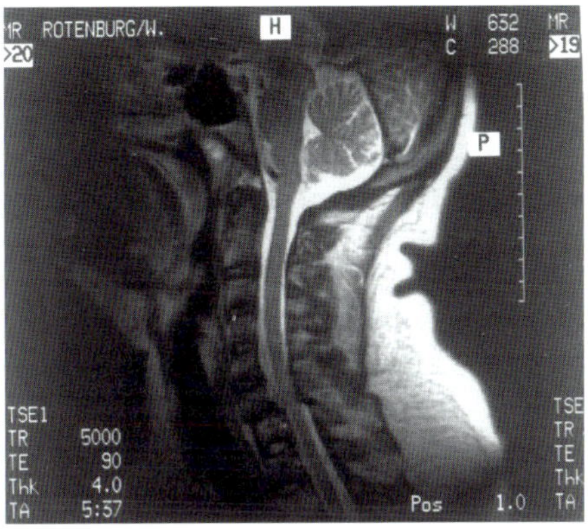

Abb. 14.3 Kernspintomographie in T2-Signalgewichtung einer traumatischen Einklemmung des Rückenmarks bei gedehnter Segmentinstabilität C6/7 mit Begleitdiskopathie im sagittalen Schnitt.

Verlauf

Der Verlauf eines Rückenmarkstumors ist langsam fortschreitend. Er führt ohne Operation immer zur Querschnittslähmung.

Diagnose

Diagnostisch gelingt die Lokalisation der Schädigung sehr gut durch die neurologische Untersuchung. Ist die Höhe der Rückenmarksschädigung festgestellt, ergänzen *neuroradiologische Methoden* die Untersuchung. Einen Überblick geben Röntgenaufnahmen der Wirbelsäule. Ergänzend kommen die Kernspintomographie (MRT), die auch eine seitliche Darstellung der Wirbelsäule ermöglicht, und die Computertomographie (CT) hinzu, die nur horizontale Schichtbilder zeigt. Mit der früher ausschließlich angewandten *Myelographie* kann zwar der gesamte Wirbelkanal untersucht werden, doch sind die Aussagen hinsichtlich des Umfangs und der Art des Tumors begrenzt. Deshalb werden heute MRT und CT bevorzugt. Im *Liquor* findet sich unterhalb des Tumors, der durch seine Raumforderung die Liquorzirkulation unterbricht, eine starke Eiweißvermehrung.

Wichtigste technische Untersuchungsmethode ist die Kernspintomographie (MRT).

Therapie

Die Therapie besteht insbesondere bei den gutartigen Tumoren in der Operation. Bei intramedullären Tumoren ist diese technisch sehr viel schwieriger und nicht immer durchzuführen. Bei den bösartigen und nicht operablen Tumoren ist eine Strahlentherapie erforderlich. Die Operation muß frühzeitig durchgeführt werden, bevor es zu stärkeren, nicht mehr rückbildungsfähigen neurologischen Ausfällen kommt.

14.3 Rückenmarksverletzungen

Rückenmarksverletzungen erfolgen in der Mehrzahl indirekt oder »gedeckt« durch Stauchung oder extreme Beugung der Wirbelsäule (Abb. 14.3), aber auch direkt nach Zerreißen der Dura vor allem bei Stich- und Schußverletzungen.

Häufigkeit

Bei 100 000 Einwohnern rechnet man mit etwa 50 Rückenmarksverletzten mit neurologischen Ausfällen oder jährlich bei 100 000 Einwohnern mit etwa drei neuen Rückenmarksverletzungen.

Weitaus am häufigsten sind Verkehrsunfälle, teilweise unter Alkoholeinfluß. Aber auch Hausunfälle mit Leiter- und Treppenstürzen sind nicht selten.

14.3.1 Rückenmarksprellung (Commotio spinalis)

Durch eine Erschütterung oder Stauchung des Rückenmarks kommt es für einige Minuten, Stunden oder auch Tage zu vorübergehenden sensiblen Störungen und Reflexdifferenzen, die sich vollkommen zurückbilden.

14.3.2 Schleudertrauma der Halswirbelsäule

Eine besondere Irritation des Halsmarks erfolgt beim sogenannten Schleudertrauma der Halswirbelsäule, wenn z. B. der Verletzte ohne Nackenstütze in einem PKW sitzt, der von hinten angefahren wird. Dann wird der Körper des Verletzten ruckartig nach vorne geschleudert und der Kopf nach hinten gebeugt. Dabei kommt es nicht nur zu zerebralen Störungen in Form von Benommenheit, Übelkeit, Schwindel und Kopfschmerzen, sondern auch zu radikulären Reizerscheinungen im Bereich des Nackens, der Schultern und der Arme. Begleitet werden diese Störungen von vegetativen Symptomen. Die Beschwerden können viele Monate bestehen und sich nur langsam zurückbilden.

14.3.3 Traumatische Querschnittslähmung (Contusio spinalis)

Eine traumatische Querschnittslähmung entwickelt sich nicht nur nach einer direkten Verletzung des Rückenmarks, sondern auch durch eine kurzfristige maximale Überdehnung. Die Verletzung des Rückenmarks geht mit einer Blutung und Ödembildung einher, die ihrerseits die Durchblutungsverhältnisse beeinträchtigen. Die akute Rückenmarksschädigung wird von einem *spinalen Schock* begleitet, der zunächst zu einer schlaffen Lähmung und meist bleibenden Sensibilitätsstörung unterhalb der Schädigungsstelle sowie zu Störungen der Blasen-Mastdarm- und Sexualfunktion führt. Nach mehreren Wochen wird der spinale Schock überwunden, die Muskeleigenreflexe kehren zurück und werden sehr lebhaft bis gesteigert. Gleichzeitig treten Pyramidenbahnzeichen auf. Durch die Spastik erhalten die Extremitäten eine gewisse Stabilität, so daß die Lähmungen nicht mehr so ausgeprägt sind. Auch die Blasen- und Mastdarmfunktion reguliert sich auf eine reflektorische Reaktion ein. Die Sensibilität bleibt aber weiterhin bestehen.

Spinaler Schock

Eine *Rückenmarkschädigung oberhalb des vierten Halswirbels* wird selten überlebt, weil die für die Lebensfunktion wichtigen Zentren in der Medulla oblongata (Atmung, Kreislauf) nachhaltig geschädigt werden.

Erfolgt die *Rückenmarkschädigung unterhalb des vierten Halswirbels*, ist der Verlauf günstiger. Es bestehen zwar eine vollständige Tetraplegie und deutliche vegetative Störungen; diese Funktionen stabilisieren sich aber mit der Zeit. Der betroffene Patient jedoch ist vollständig hilfsbedürftig und auf den Rollstuhl angewiesen. Die gestörte Temperaturregulation äußert sich darin, daß er schon bei leichten Temperaturrückgängen friert und bei höheren Temperaturen überhitzt ist, weil er keinen Schweiß zum Verdunsten produziert. Die Atmung ist durch den Ausfall der Atemmus-

Die Symptomatik der Querschnittslähmung ergibt sich aus der Höhe und der Ausdehnung der Rückenmarksschädigung.

kulatur erheblich beeinträchtigt, so daß der Patient auf die Atemhilfsmuskulatur, die auch geschwächt ist, angewiesen ist. Er kann nicht durchatmen und abhusten; er verschleimt schnell und ist von Infektionen der Atemwege bedroht. Die anfangs gelähmte Blasen- und Mastdarmfunktion reguliert sich auf einem reflektorischen Niveau ein.
Bei *Rückenmarksschädigungen unterhalb des ersten Brustwirbels* bleiben die Arme verschont. Zur Fortbewegung benötigt der Patient wegen der Paraplegie der Beine aber einen Rollstuhl oder Gehhilfen. Das Autofahren ist möglich. Außerdem bestehen die beschriebenen Störungen der Blasen- und Mastdarmfunktion.
Rückenmarksschädigungen im unteren Abschnitt z. B. in Höhe des ersten Lendenwirbels sind äußerst selten; sie führen zum Konussyndrom, das durch schlaffe Paresen der Beine, eine »Reithosen«-Sensibilitätsstörung und eine Blasen-Mastdarmstörung gekennzeichnet ist.

Therapie

Die Therapie beginnt am Unfallort.

Die *Erste Hilfe* besteht darin, daß der Verletzte nicht bewegt werden darf. Es muß in waagerechter Haltung von drei bis fünf Helfern vorsichtig unterstützt und getragen werden, damit die Wirbelsäule sich nicht stärker durchbiegen kann. Die Lagerung erfolgt auf dem Rücken. Bei Verdacht auf eine Wirbelfraktur im Halsbereich sollte ein Helfer den Kopf unter leichtem Zug halten. Der Kopf darf dabei nicht nach vorne geneigt werden. Der Transport hat auf einer harten Unterlage zu erfolgen und sollte behutsam und vorsichtig durchgeführt werden. Intravenös wird zur Ödembehandlung Kortison in hoher Dosierung gegeben.
Rückenmarksverletzte sind nach Möglichkeit in eine Spezialabteilung einzuweisen oder zu verlegen. Dort werden sie auf einem Spezialbett gelagert, das aus einer harten Unterlage und einer dicken Schaumstoffmatratze besteht. Diese hat zur Trockenhaltung der Haut eine saugfähige Auflage. Häufig ist eine Extensionsbehandlung z. B. mit der Crutchfieldklammer oder dem Halofixateur extern erforderlich.

Besonders wichtig sind Lagerung, frühzeitige Physiotherapie sowie psychische Betreuung und Führung.

Bei jeder Rückenmarksverletzung, insbesondere wenn sie mit einer Querschnittssymptomatik einhergeht, muß sofort eine *diagnostische Abklärung* mit Röntgenaufnahmen der Wirbelsäule (eventuell Schichtaufnahmen) und Computertomographie erfolgen, damit schnell behandelt werden kann, um den neurologischen Schaden zu begrenzen. Bei einer Fraktur ist zu entscheiden, ob die Behandlung chirurgisch oder konservativ (erhaltend, ohne chirurgischen Eingriff) sein wird.

Pflege

Die Behandlung von Menschen mit Rückenmarksverletzungen ist eng mit Pflegemaßnahmen und der damit verbundenen psychischen Betreuung und Führung verbunden.
Zu Beginn einer akuten Rückenmarksverletzung besteht ein *spinaler Schock* mit schlaffen Lähmungen und Sensibilitätsstörungen unterhalb der Schädigungsstelle sowie Lähmung der Blasen- und Mastdarmfunktion. Mit der Zeit entwickelt sich eine Spastik, die häufig zu schmerzhaften Kontrakturen führt.
Der spinale Schock führt aber auch zu einer Irritation des vegetativen Nervensystems, die sich in einem Blutdruckabfall oder einem Streßulkus des Magens äußern kann. Es ist deshalb auf Teerstühle (Stuhl, der mit chemisch verändertem Blut aus dem Magen vermischt ist), blasses Aussehen durch akuten Blutverlust und Bauchschmerzen zu achten.

Blasen- und Darmtätigkeit
Suprapubischer Katheter

Häufig kommt es infolge des spinalen Schocks zu einer *Entleerungsstörung der Blase*. Versagt das Blasentraining, muß ein suprapubischer Katheter (s. S. 277) gelegt werden. Das mehrmalige Katheterisieren der Blase durch die Harnröhre sollte vermieden werden; es ist für den Patienten unangenehm, für die Pflegeperson aufwendig, und es erhöht die Blaseninfektion.
Die Darmtätigkeit ist *ständig* zu überprüfen, damit ein *paralytischer Ileus* (Darmlähmung) rechtzeitig erkannt wird. Die Darmentleerung kann derart beeinträchtigt sein, daß der Mastdarm mit der Hand ausgeräumt werden muß. Vorbeugend wirken reichlich Flüssigkeit und Schlackenstoffe in der Nahrung. Als leichtes Abführmittel haben sich bei längerem Gebrauch Leinsamen und Lactulose (z. B. Bifiteral®) bewährt.

Thromboseprophylaxe

Wegen erhöhter *Thrombose- und Emboliegefahr* bei querschnittsgelähmten Patienten muß eine Low-dose-Heparinisierung durchgeführt werden.

Dekubitusprophylaxe

Zur *Dekubitusprophylaxe* ist auf eine gute Lagerung auf trockener und faltenloser Unterlage, Hautpflege, Bewegungsübungen und zweistündliches Umlagern zu achten.

Spastik

Der *Spastik* ist mit frühzeitig zu beginnender Physiotherapie zu begegnen. Medikamentös kann Baclofen (Lioresal®) gegeben werden.

Vitalfunktionen

Alle lebenswichtigen Funktionen sind wenigstens in der Akutphase der Verletzung regelmäßig zu beobachten, zu prüfen, zu messen und zu protokollieren.

Psychische Betreuung und Führung

Besonders zu berücksichtigen ist, daß die Verletzten bei Bewußtsein sind und mit ängstlichem Blick fragen, welche Aussichten bei der Rückbildung der Lähmungen bestehen. Das Behandlungsteam muß sich bezüglich einer Prognose festlegen und den Verletzten entsprechend informieren. Immer muß er die Gewißheit haben, daß alles zur Wiederherstellung getan wird. Die Aussichten sind hoffnungsvoll, wenn kleine Bewegungen oder geringe Empfindungen nach einer vollständigen Lähmung wahrgenommen werden. Das ist vom Pflege- und Betreuungspersonal positiv aufzunehmen und zu verstärken. Diese Besserungen sind häufig bei der Rückbildung des spinalen Schocks und des Ödems zu beobachten.

Physiotherapie

Frühzeitig werden Maßnahmen ergriffen, um das Auftreten von Komplikationen wie Pneumonie, Thrombose, Dekubitus, Gelenkkontrakturen und Harnwegsinfektionen zu verhindern. Die Patienten werden vorsichtig unter langsamer Dehnung der Muskeln durchbewegt und umgelagert.

Mobilisation

Die weitere Mobilisation erfolgt, sobald die Vitalfunktionen einen stabilen Zustand erreicht haben. In der Anfangsphase kann dies das Sitzen im Rollstuhl für 10 Minuten bedeuten. Es folgt das Aufstellen am Stehbrett. Zur Reduzierung der Spastizität ist darauf zu achten, daß schädigende Druck- und Lagerungsreize ferngehalten werden. Die beste Hemmung der Spastizität geschieht durch Bewegung.

Rehabilitation

Im Laufe der Rehabilitation lernt der Patient durch gezieltes Training der verbliebenen Muskeln und durch Erarbeiten von neuen Bewegungsübergängen (z. B. vom Bett in den Rollstuhl und umgekehrt), sich auf ein Leben im und mit dem Rollstuhl einzurichten. Es ist mitunter erstaunlich, was querschnittsgelähmte Patienten leisten können, und wie sie sich in das gesellschaftliche Leben integrieren.

Ergotherapie

Übung der Verrichtungen des täglichen Lebens.

Die Bemühungen der Physiotherapie werden durch die Ergotherapie ergänzt. Die Restfunktionen werden trainiert und Ersatzbewegungen entwickelt, damit eine selbständige Versorgung so vollständig wie möglich erreicht wird. Besonders werden die Verrichtungen des täglichen Lebens, der Transfer vom Rollstuhl ins Bett und umgekehrt sowie verschiedene Funktionen der Haushaltsführung geübt. In Zusammenarbeit mit der Physiotherapie findet eine Hilfsmittelversorgung statt.

14.4 Rückenmarksentzündungen

Rückenmarksentzündungen sind selten. *Bakterielle Infektionen* treten überwiegend umschrieben in unmittelbarer Nachbarschaft der Rückenmarkshäute (Dura) als epi- oder subduraler *Abszeß* auf. *Virusinfektionen* verteilen sich diffus im Rückenmark und können in schweren Fällen zu einer *Querschnittsmyelitis* führen.

14.4.1 Rückenmarksabszeß

Beim häufigeren *epiduralen Abszeß* handelt es sich um eine umschriebene eitrige Entzündung der Dura, die mit Fieber, schwerer körperlicher Beeinträchtigung, Leukozytose und stark beschleunigter Blutkörperchensenkungsgeschwindigkeit (BSG) einhergeht und sich raumfordernd auf das Rückenmark auswirkt. Neben hohen Antibiotikagaben ist zur Druckentlastung die sofortige Operation angezeigt.

14.4.2 Myelitis

Das Rückenmark wird durch verschiedene Viren entweder direkt infiziert, oder es ist an einer generalisierten viralen Infektion des zentralen Nervensystems bzw. als Begleiterkrankung einer allgemeinen Infektionskrankheit beteiligt. Es kommt nicht selten nach einem Katarrh zu gürtelförmigen Schmerzen, Paresen mit Gangstörungen sowie zu Störungen der Sensibilität und der Blasen-Mastdarm-Funktion. Die zumeist viralen Erkrankungen werden mit Kortikosteroiden, Immunsupressiva und Interferon behandelt.

14.4.3 Poliomyelitis

Definition

Die Poliomyelitis ist eine vorwiegend epidemisch auftretende Virusinfektion bevorzugt der Vorderhornzellen des Rückenmarks, die mit schlaffen Lähmungen und deutlichen Muskelatrophien einhergeht.

Erreger

Die Polio-Erreger gehören zur Gruppe der Enteroviren, unterteilt in drei Typen:

- Typ I (Brunhild), häufigster Erreger
- Typ II (Lansing)
- Typ III (Leon)

Die Erkrankungshäufigkeit ist in Europa und Nordamerika seit Beginn der Schluckimpfung deutlich zurückgegangen. Davor starben bei der vorwiegend im Kindesalter auftretenden Infektion 10 % der Erkrankten und viele behielten ausgeprägte Lähmungen, Wachstumsstörungen und Skelettveränderungen zurück.

Übertragung und Verlauf

Die Poliomyelitis-Viren werden vorwiegend durch Schmutz- und Schmierinfektionen übertragen und befallen die Schleimhäute des Verdauungstraktes.

Die Erkrankung verläuft wie andere Viruserkrankungen »zweigipflig«.

- Der *erste Gipfel* tritt etwa am 5. Tag der Infektion auf, dauert einige Tage und stellt die *Phase der Virämie* (Aussaat der Viren im Blut) dar. Es kommt zum Temperaturanstieg und zu einem leichten Krankheitsgefühl mit Schnupfen, Husten, Kopf- und Gliederschmerzen. Damit kann sich die Infektion in den meisten Fällen schon erschöpfen.
- Ist dies nicht der Fall, kommt es etwa 10 Tage nach Krankheitsbeginn nach einem symptomfreien Intervall zu einem *zweiten Gipfel*. Erneut treten Fieber, Abgeschlagenheit, Kopfdruck, Rückenschmerzen, Mißempfindungen, Schlafstörungen und eine Neigung zum Schwitzen auf. Auch jetzt kann die Erkrankung noch ohne ernsthafte Folgen abklingen. In etwa 1 bis 2 % der Fälle stellen sich aber neurologische Störungen ein, die während des abklingenden Fiebers auftreten und durch asymmetrisch ausgeprägte schlaffe Paresen vorwiegend im Bereich der proximalen Extremitäten gekennzeichnet sind (*Phase der neurologischen Ausfälle*).

Etwa 10 Tage nach einer grippeähnlichen Erkrankung erneut Fieber und Auftreten schlaffer Paresen.

Symptomatik

Da die Erkrankung in den Vorderhornzellen lokalisiert ist, kommt es nicht zu einer Beteiligung des ersten motorischen Neurons und damit auch nicht zu spastischen Zeichen. Die Lähmungen bleiben also schlaff und gehen, weil die Zellkörper der zweiten motorischen Neurone geschädigt sind, mit ausgeprägten Muskelatrophien einher. Sensible Störungen werden nicht beobachtet.
Die Lähmungen bilden sich bald wieder zurück. Häufig bleiben aber Resterscheinungen bestehen, die als atrophische Lähmungen und – wenn das Wachstum noch nicht abgeschlossen ist –, auch als verkürzte Extremitäten zu beobachten sind.
Ist der obere Hirnstamm betroffen, kommt es infolge einer Beeinträchtigung des Atem- und Kreislaufzentrums zu einem lebensbedrohlichen Zustand.

Diagnostik

Im Liquor sind einige 100/3 Zellen nachzuweisen, anfangs mehr Leukozyten, später Lymphozyten. Der Virusnachweis kann im Stuhl gelingen. Im *Serum* steigen die Antikörper-Titer an und die Komplementbindungsreaktionen (KBR) sind positiv.

Eine ursächliche Behandlung ist nicht bekannt. Zur Abschwächung der immunologischen Reaktion werden Gamma-Globuline gegeben. Die Vorbeugung geschieht durch aktive Immunisierung aller Kinder mit der abgeschwächten Lebendvakzine nach Sabin (Schluckimpfung mit allen drei Typen). Auffrischungsimpfungen sind notwendig.

Therapie und Vorbeugung

14.5 Degenerative Rückenmarkserkrankungen

Die Rückenmarksdegeneration ist durch einen ursächlich nicht geklärten Untergang von Nervenzellen mit Achsenzylindern und Markscheiden gekennzeichnet. Der degenerative Prozeß ist häufig genetisch bedingt. Es gibt viele Krankheitsformen, die im unterschiedlichen Lebensalter mit meist langsam fortschreitender Verschlechterung auftreten.
Eine ursächliche Therapie ist nicht bekannt. Durch physiotherapeutische Maßnahmen müssen die Spastik gelockert und die Muskelschwäche aufgehalten werden.

Zwei größere Gruppen degenerativer Rückenmarkserkrankungen können unterschieden werden:

- Die Degeneration ist auf die motorischen Bahnen (Pyramidenbahnen) einschließlich der motorischen Vorderhornzellen der grauen Substanz des Rückenmarks und der Kerngebiete der motorischen Hirnnerven begrenzt. Leitsymptom: *Muskelatrophie.*
- Von der Degeneration sind verschiedene Bahnsysteme des Rückenmarks und in unterschiedlicher Ausprägung auch des Kleinhirns betroffen. Leitsymptom: *Ataxie.*

14.5.1 Degeneration des motorischen Bahnsystems

Spastische Spinalparalyse

Die im jüngeren Lebensalter einsetzende Degeneration des ersten motorischen Neurons (Pyramidenbahn vom Gyrus praecentralis der Großhirnrinde bis zur Vorderhornzelle im Rückenmark) führt zu einer meist beidseitigen Spastik vorwiegend der Beine (**1**, Abb. 14.4, S. 212). Lähmungen sind nicht so ausgeprägt. Charakteristisch ist das *spastische Gangbild:* die Beine werden steif, leicht nach innen rotiert und im Oberschenkelbereich aneinandergepreßt in kleinen Schritten nach vorne bewegt.

Spinale Muskelatrophie

Im Kindes- und Erwachsenenalter kommt es zu einer Degeneration des zweiten motorischen Neurons in den Vorderhornzellen des Rückenmarks (**2**, Abb. 14.4) und damit zu einer deutlichen *Muskelatrophie* bevorzugt an den kleinen Handmuskeln und den Unterschenkeln. Spastische Zeichen und Sensibilitätsstörungen fehlen. Als Ausdruck der geschädigten Vorderhornzellen ist an den Extremitäten ein unregelmäßiges, an Zuckungen erinnerndes Muskelwogen, das als *Faszikulieren* bezeichnet wird, zu beobachten.

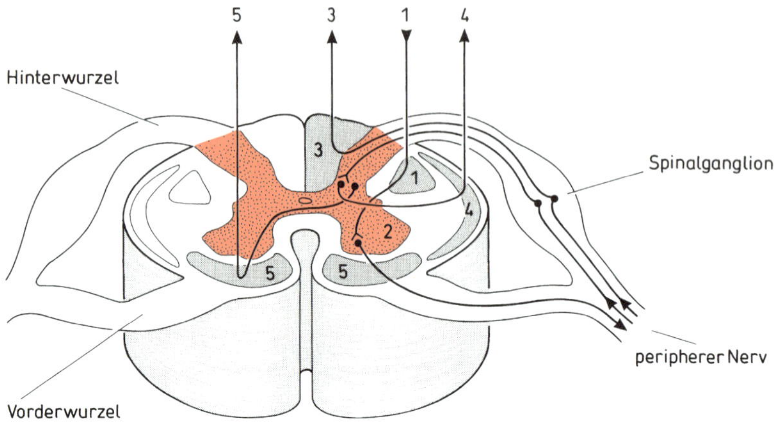

Abb. 14.4 Schematischer Rückenmarksquerschnitt mit schematischer Darstellung wichtiger Strangsysteme (in Anlehnung an BROSER, F.: Topische und klinische Diagnostik neurologischer Krankheitsbilder. Verlag Urban & Schwarzenberg 1975)
1. Pyramidenbahn (Tractus corticospinalis lateralis)
2. Vorderhornganglienzelle
3. Hinterstrang (Tractus longitudinalis dorsalis)
4. Kleinhirnseitenstrang (Tractus spinocerebellaris)
5. Vorderseitenstrang (Tractus spinothalamicus)

Progressive Bulbärparalyse

Der degenerative Prozeß spielt sich vorwiegend oder ausschließlich im Kerngebiet der unteren Hirnnerven ab und führt zu Lähmungen und Atrophien der Zungen-, Schlund- und Kehlkopfmuskulatur. Besonders deutlich wird das an der Zunge, die nicht mehr hervorgestreckt werden kann und infolge der Atrophie und der Faszikulationen wie ein schlaffer Sack mit sich ständig bewegenden Würmern im Mund liegt. Das Schlucken ist erschwert oder gar nicht möglich und die Sprache ist verwaschen und kaum zu verstehen. Es besteht die Gefahr der Aspiration. Die progressive Bulbärparalyse schreitet schnell fort und ist nicht selten mit der amyotrophen Lateralsklerose kombiniert.

Amyotrophe Lateralsklerose (ALS)

Symptomatik

Diese häufigste Form der degenerativen Rückenmarkserkrankungen ist eine Kombination der spinalen Muskelatrophie und der spastischen Spinalparalyse (**2 + 1**, Abb. 14.4) und nicht selten auch mit der progressiven Bulbärparalyse. Sie kommt bei etwa 5 von 100 000 Einwohnern vor, beginnt zwischen dem 40. und 60. Lebensjahr und schreitet mitunter rasch fort.

Die Krankheit beginnt schleichend, oft mit einer Schwere in den Händen und krampfartigen Muskelverspannungen. Später kommen *Atrophien* der kleinen Handmuskeln oder der Unterschenkelmuskulatur mit *Faszikulationen* und eventuell auch bulbären Symptomen hinzu.

Neurologisch sind Reflexsteigerungen und pathologische Reflexe (z. B. Babinskisches Zeichen) nachzuweisen. Sensibilitätsstörungen fehlen.

Bei der *elektromyographischen Untersuchung (EMG)* sind Denervationspotentiale und vergrößerte Einzelpotentiale, sogenannte Riesenpotentiale, nachzuweisen. Der *Liquor* ist unauffällig.

Der Endzustand kann insbesondere bei der bulbären Form sehr quälend sein, weil die Kranken bei Bewußtsein sind und merken, daß sie immer weniger sprechen und schlucken können, schließlich über die Sonde ernährt werden müssen und immer hinfälliger werden. Die Kranken können sich dann nur noch schriftlich äußern, indem sie ihre Wünsche auf eine Tafel oder ein Blatt Papier schreiben, wenn die Paresen im Bereich der Hand noch nicht zu ausgeprägt sind.

Therapie und Pflege

Da es keine ursächliche Therapie gibt und man das Krankheitsbild nicht aufhalten kann, muß das Pflegepersonal und müssen die Angehörigen das von den Kranken bewußt erlebte Siechtum mittragen. Es kommt hier auf eine besonders geschickte, anteilnehmende Pflege an. Die Wünsche des Kranken müssen erraten und nach Möglichkeit auch erfüllt werden. Es ist zu überlegen, wie die Kranken am alltäglichen Leben teilnehmen, wie sie Zeitung oder Bücher lesen, wie sie fernsehen und Radio oder Platten bzw. Kassetten hören können. Häufig können die Kranken mit einer Bulbärparalyse noch laufen, so daß man ihnen hier alle erdenkbare Abwechslung anbieten sollte. Wir haben es bei diesen Kranken mit einer ganz anderen psychischen Situation zu tun als etwa bei einem wesensgeänderten oder gar bewußtseinsgestörten Schlaganfallspatienten, Hirntumorkranken oder einem euphorisch veränderten Patienten mit eine Enzephalomyelitis disseminata.

Psychologische Führung und Betreuung

14.5.2 Degeneration verschiedener Bahnsysteme mit Kleinhirnbeteiligung (Spinozerebellare Heredoataxie)

Spinale Heredoataxie (Friedreich-Krankheit)

Der Heidelberger Kliniker N. Friedreich beschrieb eine im Jugendalter beginnende, familiär gehäuft auftretende degenerative Erkrankung der Hinterstränge (**3**) und der Kleinhirnstränge (**4**, Abb. 14.4). Es fallen eine zunehmende Gangunsicherheit (*Ataxie*), Ungeschicklichkeit der Hände, Beeinträchtigung der Artikulation beim Sprechen und schließlich eine Hohlfußbildung mit Krallenstellung der Zehen (*Friedreichfuß*) auf. Die Hirnnerven und das sensible System sind nicht beteiligt.

Zerebellare Heredoataxie (Nonne-Marie-Krankheit)

Bei der nach den beiden Neurologen M. Nonne aus Hamburg und E. Marie aus Paris bekannten und im Erwachsenenalter auftretenden Erkrankung stehen Degenerationen des Kleinhirns neben leichteren Degenerationen der Großhirnrinde sowie der Hinterstränge (**3**) und Pyramidenbahnen (**1**, Abb. 14.4) im Vordergrund. Es kommt zu einer schweren *Ataxie* mit deutlichen Sprachstörungen und schließlich zu *spastischen Lähmungen* und einer *Demenz.* Selten sind auch Hirnnerven- und Sensibilitätsstörungen zu beobachten.

14.6 Stoffwechselstörungen des Rückenmarks

Stoffwechselstörungen können nicht nur im Gehirn und in den peripheren Nerven, sondern auch im Rückenmark zu degenerativen Veränderungen führen. Am häufigsten ist die Funikuläre Spinalerkrankung anzutreffen.

14.6.1 Funikuläre Spinalerkrankung

Definition

Ein chronischer *Mangel an Vitamin B12* führt zu einem langsam fortschreitenden Untergang der Markscheiden der Hinterstränge (**3**) und der Pyramidenseitenstränge (**1**, Abb. 14.4). Im Vordergrund der Beschwerden stehen Mißempfindungen und eine ataktische Gangstörung. In über der Hälfte der Fälle besteht auch eine *perniziöse Anämie*.

Häufigkeit

Die Funikuläre Spinalerkrankung tritt im mittleren und höheren Lebensalter auf. Mit Verbesserung der allgemeinmedizinischen Versorgung und einer frühzeitigen Behandlung der perniziösen Anämie ist die Funikuläre Spinalerkrankung seltener geworden.

Ursachen

Vitamin B12-Mangel führt zur Degeneration bestimmter Bahn- bzw. Leitungssysteme im Rückenmark.

Vitamin B12 hat im Stoffwechsel die Funktion eines Enzyms, das die chemische Stoffwechselreaktion nur beeinflußt, ohne in diese direkt eingebunden zu werden.

Für den *Vitamin B12-Mangel* kommen verschiedene Möglichkeiten in Frage:

- *Verminderte Zufuhr* z. B. bei Magersucht, Fehlernährung (ausschließlich vegetarisch).
- *Gestörte Resorption.* Vitamin B12 wird als »Extrinsic-Faktor« mit der Nahrung aufgenommen und gelangt nur dann in den Organismus, wenn es im Magen eine Verbindung mit dem von der Magenschleimhaut produzierten »Intrinsic-Faktor« eingeht. Dieser Vorgang kann in folgenden Situationen gestört sein:
  - chronische Magenschleimhautentzündung
  - resezierter Magen oder Darm
  - chronischer Alkoholismus
  - Intrinsicfaktor-Mangel
- *Gesteigerter Bedarf* z. B. während der Schwangerschaft oder bei einer bestehenden perniziösen Anämie.

Symptomatik

Charakteristische Symptome sind Mißempfindungen, spinale Ataxie und Anämie.

Bei schleichendem Beginn der Krankheitserscheinungen wird zunächst über eine Mattigkeit, allgemeine Schwäche, Mißempfindungen, Kribbeln in den Füßen und Händen, eine vermehrte Kälteempfindung sowie eine Unsicherheit beim Gehen (spinale Ataxie) geklagt. Später kommen Lähmungen insbesondere der Beine, deutliche Sensibilitätsstörungen sowie auch vegetative Störungen (Blasenentleerungsstörungen, Obstipation) hinzu.

Diagnostik

Der Nachweis des Vitamin B12-Mangels geschieht am besten durch die *Bestimmung der Vitamin B12-Menge im Serum.* Unzuverlässiger ist der *Resorptionstest nach Schilling* (V. Schilling, Hämatologe in Rostock). Im *Liquor* kann eine leichte Eiweißvermehrung nachgewiesen werden.

Therapie

Sie besteht in einer Substitution des Vitamin B12-Mangels, indem dieses Vitamin nicht über den Magen und Darm zugeführt wird, sondern direkt über das Blut durch i. v.- oder i. m.-Gaben. Diese Vitamin B12-Injektionen müssen zeitlebens in regelmäßigen Abständen wiederholt werden. Mit der Vitamin B12-Therapie gelingt es, eine gewisse Besserung zu erzielen und ein Fortschreiten des Krankheitsbildes aufzuhalten. Eine völlige Rückbildung ist nicht möglich, da die geschädigten Markscheiden nicht wiederhergestellt werden. Sehr wichtig ist eine intensive und fortgesetzte Physiotherapie.

14.7 Fehlbildungen des Rückenmarks

Die Entwicklung des zentralen Nervensystems kann beispielsweise durch einen mangelhaften oder fehlenden Schluß des Neuralrohres zu Beginn einer Schwangerschaft gestört sein. Da es also gewissermaßen zu einer Naht (= raphe)-Störung kommt, werden diese Entwicklungsstörungen als *Dysraphische Syndrome* bezeichnet. Am bekanntesten ist die *Spina bifida,* bei der Rückenmarksgewebe freiliegt oder mit einer zystischen Haut überdeckt ist (s. S. 261). Spina bifida

Eine besondere Form ist eine Höhlenbildung in der grauen Substanz des Rückenmarks, die *Syringomyelie.*

14.7.1 Syringomyelie

Definition

Die Höhlenbildung erfolgt im Zentrum der grauen Substanz. Sie ist eine Erweiterung des Zentralkanals und reicht von der Medulla oblongata bis ins obere Brustmark. Die hintere Wand der längsverlaufenden Höhle zeigt eine verdickte Ansammlung von Nervenzellen in Form einer Flöte (= syrinx).

Symptomatik

Liquorzirkulationsstörungen führen mit der Zeit zu einer Vergrößerung der Höhle, die einen Druck auf die Rückenmarksbahnen ausübt, besonders auf den vor dem erweiterten Zentralkanal verlaufenden Vorderseitenstrang (5, Abb. 14.4). Da in diesem Strang vorwiegend Schmerz- und Temperaturwahrnehmung geleitet werden, werden diese Empfindungsqualitäten zuerst gestört, während Berührungs-, Lage- und Vibrationsempfindung noch gut wahrgenommen werden. Zu dieser für die Syringomyelie charakteristischen *dissoziierten Empfindungsstörung* kommen später *spastische Paresen* (Pyramidenbahnschädigung) und *Muskelatrophien* (Schädigung der Vorderhornzellen) hinzu. Die Kranken können sich wegen der Schmerzunempfindlichkeit leicht verletzen und verbrennen.

Die Symptomatik entwickelt sich vom dritten Lebensjahrzehnt an und schreitet langsam fort. Mitunter ist die Höhle durch wachsendes Gliagewebe ausgefüllt, so daß ein *Gliastift* entsteht. Häufig finden sich noch weitere Fehlbildungen wie Trichterbrust, Kyphoskoliose und Fußdeformitäten.

Diagnostik

Der *diagnostische Nachweis* gelingt mit seitlichen Aufnahmen der Kernspintomographie (MRT).

Therapie

Eine ursächliche *Therapie* ist wie bei den anderen degenerativen Nervenleiden nicht möglich. Neurochirurgisch kann die Höhle durch einen Liquorabfluß in den Subarachnoidalraum (Syringo-subarachnoidaler Shunt) entlastet und der Druck auf die umliegenden Nervenbahnen verhindert werden.

Zusammenfassung

Erkrankungen des Rückenmarks gehen häufig auf eine erblich mitbedingte Entartung zellulärer Strukturen oder Funktionen zurück. Beispiele sind die Degeneration motorischer Bahnsysteme (z. B. Spastische Spinalparalyse, Spinale Muskelatrophie, Amyotrophe Lateralsklerose) und die Spinozerebellare Heredoataxie, bei der auch das Kleinhirn in den degenerativen Prozeß einbezogen ist. Eine besondere Gruppe sind die Fehlbildungen des Rückenmarks (z. B. Spina bifida und Syringomyelie).

Ansonsten kann das Rückenmark wie das Gehirn von Durchblutungsstörungen, Tumoren, Verletzungen und Entzündungen beeinträchtigt werden. Häufigstes Symptom dieser nichtdegenerativen Rückenmarkserkrankungen ist die Querschnittslähmung mit Entleerungsstörung von Darm und Blase sowie der Dekubitus und die Thrombosegefahr.

15 Spinale Wurzelkompressionen (Radikuläre Syndrome)

Definition

Die motorischen und sensiblen Wurzeln der Rückenmarksnerven werden vor allem durch Bandscheibenvorfälle gereizt (irritiert) oder zusammengedrückt (komprimiert). Es kommt zu Schmerzen, Sensibilitätsstörungen und Lähmungen im Versorgungsbereich der geschädigten Nervenwurzeln.

Anatomie

Die Austrittsstelle der motorischen Nervenfasern aus dem Rückenmark ist die *vordere Nervenwurzel*, die Eintrittsstelle der sensiblen Nervenfasern in das Rückenmark die *hintere Nervenwurzel* (Abb. 15.1).
Vordere und hintere Nervenwurzeln verlaufen innerhalb des Spinalkanals zunächst getrennt. Sie vereinigen sich beim Verlassen des Spinalkanals seitlich im Foramen intervertebrale, einer Öffnung zwischen zwei übereinanderliegenden Wirbelbögen. Nach Verlassen der Wirbelsäule bilden mehrere Nervenwurzeln aus benachbarten Rückenmarkssegmenten ein Nervengeflecht, den *Nervenplexus*. Der Nervenplexus enthält motorische, sensible und auch vegetative Nervenfasern aus unterschiedlichen Rückenmarkssegmenten. Im weiteren peripheren Abschnitt bilden sich aus dem Nervenplexus die verschiedenen peripheren Nerven mit ihren motorischen, sensiblen und vegetativen Anteilen.
Die Nervenwurzeln verlaufen in unmittelbarer Nachbarschaft der Wir-

Nervenwurzeln können komprimiert werden durch Bandscheibenvorwölbungen, Bandscheibenvorfälle, degenerative Veränderungen der Wirbelgelenke, engen Spinalkanal, Tumoren der Wirbelkörper.

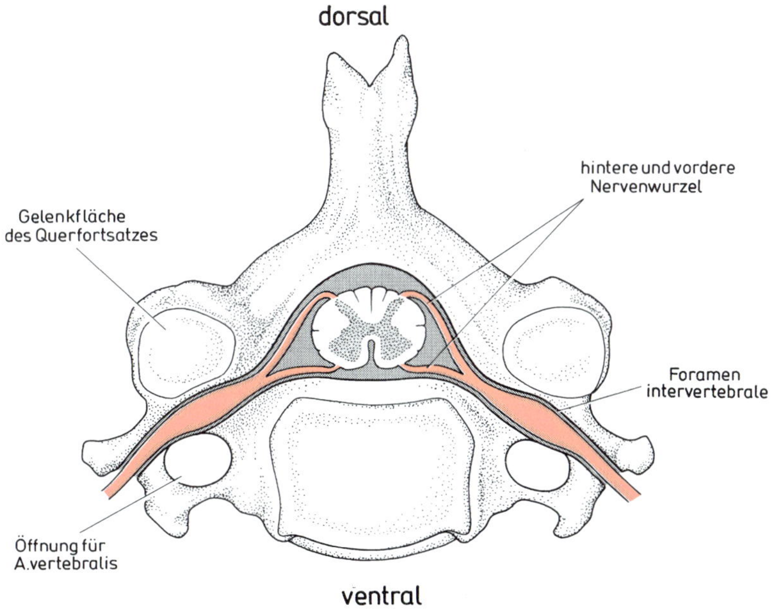

Abb. 15.1 Rückenmark mit Nervenwurzeln im zervikalen Rückenmarkskanal

belkörper, der Zwischenwirbelscheiben (Bandscheiben) und der seitlich gelegenen Zwischenwirbelgelenke. Bandscheibenvorwölbungen und Bandscheibenvorfälle sowie degenerative Veränderungen an den Wirbelbogengelenken (Osteochondrose) und eine anlagebedingte Einengung des Spinalkanals können die Nervenwurzeln irritieren oder zusammendrücken, so daß es zu neurologischen Reiz- und/oder Ausfallserscheinungen kommt. Neben diesen weitaus am häufigsten degenerativen Veränderungen können Wurzelschädigungen auch durch Verletzungen, Tumoren und Infektionen der Wirbelsäule bzw. der Nervenwurzeln bedingt sein. Ist die Schädigung nur leicht und/oder kurzfristig, kommt es lediglich zu einer vorübergehenden Markschädigung (Demyelinisierung) mit funktionellem Leitungsblock (Grad-I-Schädigung, Neurapraxie), der sich schnell wieder zurückbildet. Dauert die Schädigung länger und ist sie schwerwiegender, wird der Achsenzylinder der Nerven beeinträchtigt und kann degenerieren (Grad-II-Schädigung, Axonotmesis); es bleiben neurologische Ausfälle meist als Muskelschwächen (Paresen) bestehen.
Die Zervikalwurzeln C 1 bis C 7 treten oberhalb der Halswirbel 1 bis 7 aus. Die Wurzel C 8 tritt zwischen dem siebten Halswirbel und dem ersten Brustwirbel aus. Die darunterliegenden Brust- und Lendenwurzeln verlassen das Rückenmark unterhalb der entsprechenden Wirbel (Abb. 14.1, S. 201).

Ursachen und Entstehungsbedingungen

Die weitaus häufigste Ursache einer spinalen Wurzelkompression ist die Bandscheibendegeneration (Osteochondrosis intervertebralis), die zum Bandscheibenvorfall führen kann. Zu wenig Beachtung findet der enge Spinalkanal.

Das »Altern« der Bandscheibe.

- *Bandscheibendegeneration.* Die Bandscheibe befindet sich als Puffer und Verbindungsstück zwischen zwei Wirbelkörpern (Zwischenwirbelscheibe). Sie besteht aus einem bindegewebigen und knorpeligen Ring (Anulus fibrosus) und in der Mitte aus einem prallelastischen Gallertkern (Nucleus pulposus). Der degenerative Prozeß der Bandscheibe beginnt im dritten Lebensjahrzehnt durch Abnahme des Wassergehalts. Die Bandscheibenhöhe nimmt ab und der Faserring wird rissig. Beglei-

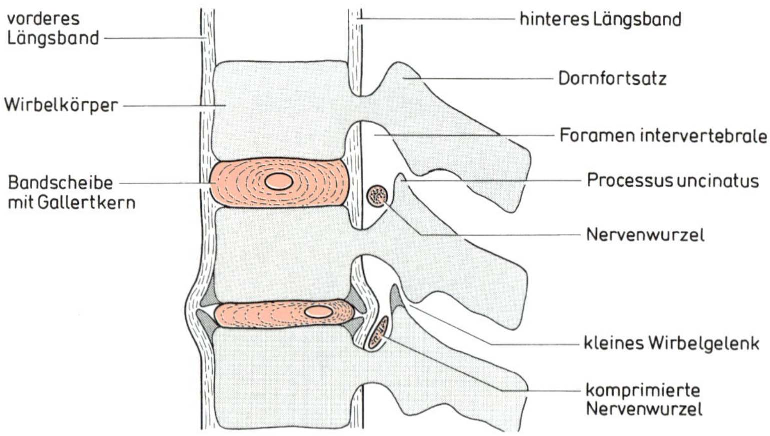

Abb. 15.2 Seitliche Ansicht der Wirbelkörper im Längsschnitt. Oben gesunder, unten degenerativ veränderter Bandscheibenraum

tend kommt es an den Wirbelkörperdeckplatten und an den kleinen Wirbelgelenken zu knöchernen Randzackenbildungen in Form von Spangen und Höckern (Abb. 15.2). Diese können zu Irritationen der in unmittelbarer Nachbarschaft verlaufenden Nervenwurzeln führen.

- *Bandscheibenvorfall.* Schon bei geringer Belastung oder abrupter Bewegung der Wirbelsäule kann der Gallertkern von dem degenerierten und rissigen Faserring nicht mehr in der Mitte gehalten werden. Er wandert nach dorsal in medialer oder lateraler Richtung und wölbt die Bandscheibe in den Wirbelkanal vor (*Protusion* Abb. 15.3). Reißt dabei das hintere Längsband ein, fällt das Bandscheibengewebe in den Wirbelkanal vor (*Prolaps*). Macht sich der vorgefallene Bandscheibenanteil im Wirbelkanal selbständig, löst er sich also von der Bandscheibe, schwebt er wie ein Fremdkörper frei im Wirbelkanal (*sequestrierter Prolaps* Abb. 15.3).
  Ein *lateraler Bandscheibenprolaps* komprimiert direkt eine oder bei größerer Ausdehnung auch zwei Nervenwurzeln.

Hauptsymptome sind Schmerzen und Lähmungen.

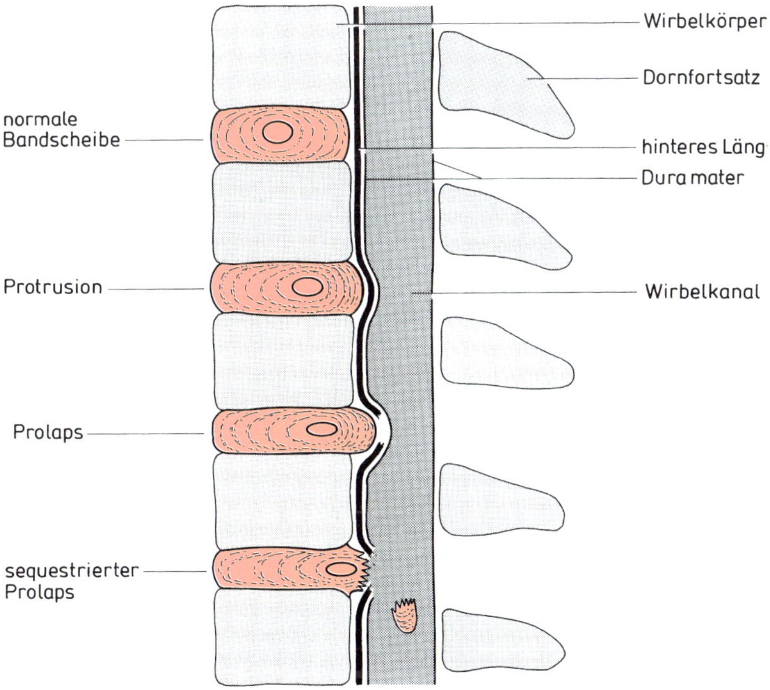

Abb. 15.3 Einteilung der Bandscheibenschädigungen

Ein *medialer Bandscheibenprolaps* komprimiert direkt das Rückenmark, so daß es zu einer Querschnittssymptomatik oder im unteren Lumbalbereich zu einem Kaudasyndrom (s. S. 200) kommen kann.

- *Enger Spinalkanal.* Kommen bei einem angeborenen engen Spinalkanal durch degenerative Wirbelsäulen- und Bandscheibenveränderungen weitere einengende Faktoren hinzu, können Rückenmark und/oder Nervenwurzeln irritiert oder komprimiert werden. Dabei ist beim Bergaufgehen der Kreuzschmerz deutlich geringer als beim Bergabgehen, weil die Wirbelsäule dann in eine verstärkte Lendenlordose gerät.

Häufigkeit

Wirbelsäulenbeschwerden sind häufig anzutreffen. Sie sind aber nicht immer auf einen Bandscheibenschaden zurückzuführen. Es kann sich auch um Erkrankungen der Wirbelsäule selbst (z. B. Osteoporose), um eine Druckschädigung z. B. des N. ulnaris oder N. medianus, eine Meningitis oder eine seelisch bedingte Störung handeln. Die Häufigkeit von Erkrankungen infolge eines Bandscheibenvorfalles wird mit etwa 160 pro Jahr bei 100 000 Einwohnern angegeben. Lumbale Bandscheibenvorfälle, die bevorzugt im unteren Abschnitt der Lendenwirbelsäule auftreten, sind etwa zehnmal häufiger als zervikale Bandscheibenvorfälle.

Diagnostik

Kennmuskel

Paresen und segmental begrenzte Sensibilitätsstörungen und Schmerzprojektionen bei der neurologischen sowie Denervierungszeichen bei der elektromyographischen Untersuchung (EMG) weisen auf die geschädigte Nervenwurzel hin. Innerhalb einer Muskelgruppe ist der Funktionsausfall an einem bestimmten Muskel besonders gut erkennbar. Dieser wird *Kennmuskel* genannt. *Tabelle 15.1, S. 221* gibt eine Zuordnung neurologischer Auffälligkeiten für die am häufigsten betroffenen Wurzeln C 5 bis C 8 und L 4 bis S 1 (Abb. 15.4 und 15.6).
Röntgenaufnahmen der Wirbelsäule in zwei Ebenen und Schrägaufnahmen sowie Computertomographie (CT) und insbesondere Kernspintomographie (MRT) (Abb. 15.5, S. 221) ergänzen und bestätigen die Untersuchung. Die *Myelographie* hat an Bedeutung verloren.

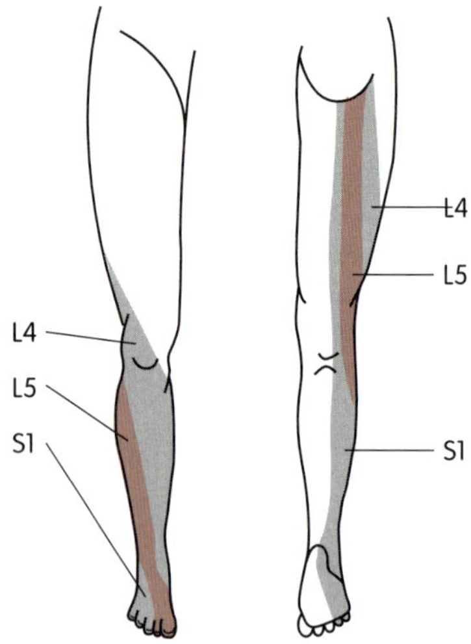

Abb. 15.4 Sensibilitätsstörungen am Bein bei Wurzelschädigungen im Lumbalbereich

Kennmuskeln
L4: Beinstrecker, Fußheber
L5: Fußheber, Großzehenstrecker
S1: Fußsenker

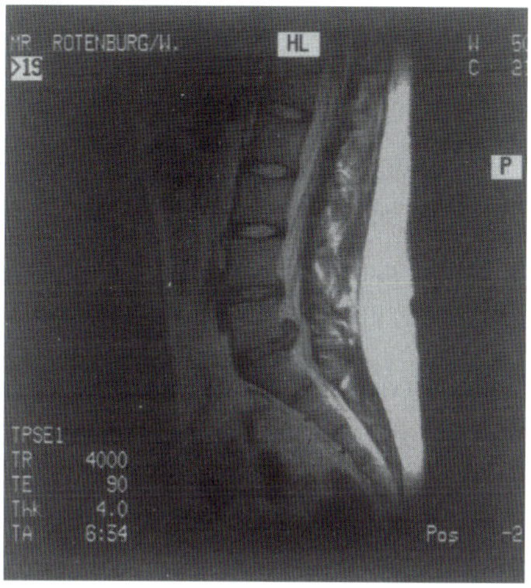

Abb. 15.5 Kernspintomographie in T2-Signalgewichtung eines sequestrierenden medialen Bandscheibenprolapses L5/S1 im sagittalen Schnitt

Wurzel	Kennmuskel	Reflex	Schmerz- und Sensibilitätsstörung
C5	M. deltoidius (Armheber)	BSR	Oberarmaußenseite
C6	M. biceps brachii M. brachioradialis (beides Armbeuger)	BSR RPR	Daumen und Zeigefinger
C7	M. triceps (Armstrecker)	TSR	Mittelfinger
C8	M. flexor carpi ulnaris (Handbeuger)	TSR	Ring- und Kleinfinger
L4	M. quadriceps femoris (Beinstrecker) M. tibialis anterior (Fußheber)	PSR	Außenseite Oberschenkel, Vorderseite Unterschenkel, innerer Fußrücken
L5	M. extensor hallucis longus (Großzehenstrecker) M. tibialis anterior (Fußheber)	TPR	Außenseite Ober- u. Unterschenkel, Fußrücken bis Großzehe
S1	M. triceps surae (Fußsenker)	ASR	Rückseite Ober- und Unterschenkel, äußerer Fußrand

Tab. 15.1: Übersicht einiger spinaler Nervenwurzeln mit ihren Kennmuskeln, Reflexen und sensiblen Störungen. Die Reflexe werden auf S. 36 ff. beschrieben.

15.1 Zervikales Wurzelsyndrom

Symptomatik

Akute Bandscheibenerkrankungen der Halswirbelsäule führen zu heftigen Schmerzen im Nacken, die in Kopf und Arme ausstrahlen und von Paresen und Sensibilitätsstörungen begleitet sein können. Die Beweglichkeit der Halswirbelsäule ist eingeschränkt und die Halsmuskulatur verspannt. Röntgenologisch nachgewiesene degenerative Veränderungen der Halswirbelsäule führen bei weitem nicht immer zu ernsthaften Beschwerden.

Die häufigsten Wurzelkompressionen treten im unteren Abschnitt der Halswirbelsäule auf, bevorzugt im Bewegungssegment C 5/6 (Tab. 15.1).

C 6-Syndrom

Entsprechend kommt es zu einer *Schädigung der Wurzel C 6,* die durch Sensibilitätsstörungen im Bereich der radialen Handseite (Daumenseite) des Unterarms sowie durch eine Schwäche der Armbeugung gekennzeichnet ist. Der Bizepssehnenreflex (BSR) und der Radiusperiostreflex (RPR) sind abgeschwächt oder erloschen (Abb. 15.6).

C 7-Syndrom

Eine *Schädigung der Wurzel C 7* tritt mit Sensiblitätsstörungen im Mittelfinger, andeutungsweise auch im Zeige- und Ringfinger auf. Dabei ist das Strecken des Unterarmes vermindert und der Trizepssehnenreflex (TSR) abgeschwächt oder erloschen.

C 8-Syndrom

Bei einer *Schädigung der Wurzel C 8* kommt es zu Sensibilitätsstörungen in der ulnaren Handseite (Kleinfingerseite) sowie zu einer Schwäche des Faustschlusses bzw. der Handbeugung. Der Trizepssehnenreflex (TSR) ist abgeschwächt.

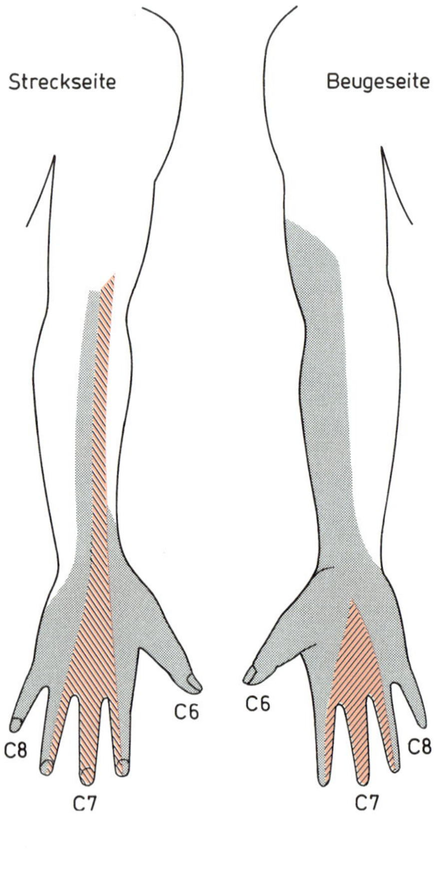

Abb. 15.6 Sensibilitätsstörungen am Arm bei Wurzelschädigungen im Halsbereich

Kennmuskeln:
C6: Armbeuger
C7: Armstrecker, Daumenballenmuskeln
C8: Kleinfingerballenmuskeln

Die *Therapie* ist zunächst konservativ ausgerichtet, weil viele Beschwerden sich unter Schonung und Ruhigstellung der Halswirbelsäule (evtl. mit Schanz-Krawatte), Wärmeanwendungen (z. B. Fango-Packungen), Physiotherapie und Gabe von Schmerz- und Entspannungsmitteln gut zurückbilden. Vor chiropraktischen Maßnahmen ist zu warnen, weil diese zu akuten Durchblutungsstörungen im Vertebralis-Basilaris-Stromgebiet und damit zu einer Querschnittssymptomatik führen können. Kommt es unter der konservativen Behandlung zu keiner Besserung und sind durch bildgebende Verfahren Randzacken der Wirbelkörper oder ein Bandscheibenvorfall nachzuweisen, die das Rückenmark komprimieren, ist die operative Entfernung des beengenden Materials angezeigt. Die Stabilität der Halswirbelsäule wird durch Verblockung des Bewegungssegmentes durch Einfügung eines Knochenbügels, der dem Beckenkamm entnommen wird, wieder hergestellt.

Therapie

15.2 Thorakales Wurzelsyndrom

Ein *Bandscheibenvorfall* im thorakalen Abschnitt der Wirbelsäule und eine dadurch bedingte Nervenwurzelschädigung ist sehr selten. Treten segmental auftretende Schmerzen im Rücken auf, ist eher an eine *Zosterinfektion* (s. Seite 160) der Nervenwurzeln zu denken und etwa zwei bis drei Tage nach Schmerzbeginn nach den bekannten Hautbläschen zu suchen. Heftigste Rückenschmerzen bei alten Menschen weisen auch auf eine *Osteoporose* hin, bei der häufig der 8., 9. oder 10. Brustwirbelkörper keilförmig zusammengesintert ist. Die Schmerzen sind allein durch die Osteoporose und die begleitenden kleinsten Knochenfrakturen der Wirbelkörper bedingt.

15.3 Lumbales Wurzelsyndrom

Führendes Symptom beim lumbalen Wurzelsyndrom ist der *Kreuzschmerz*. Dieser hat verschiedene Ursachen. Am häufigsten sind es degenerative Wirbelsäulenveränderungen, besonders der Bandscheibenvorfall. Der Kreuzschmerz ist aber auch auf Fehlbelastungen der Wirbelsäule bei Hüft- und Fußleiden, auf Muskelerkrankungen und gynäkologische Leiden zurückzuführen.

Lumbago

Unter einer Lumbago werden Kreuzschmerzen bei degenerativen Wirbelsäulenleiden verstanden. Die Schmerzen entstehen durch Fehlbelastungen der reichlich mit Schmerzrezeptoren versehenen kleinen Wirbelgelenke oder durch Kompression des hinteren Längsbandes. Die auch als *Hexenschuß* bezeichneten Schmerzen haben einen diffusen Charakter, treten rezidivierend auf und führen zu einer Schonhaltung der Wirbelsäule. Auslösend können Zugluft, ungeschickte Bewegungen oder abrupte Belastungen sein. Die paravertebrale Muskulatur ist verspannt. Die Lumbago ist eine sehr häufige Krankheit. Nur in einem geringen Prozentsatz kommt es zu einer Nervenwurzelkompression, die mit ausstrahlenden Schmerzen ins betroffene Bein in Erscheinung tritt und als Ischalgie bezeichnet wird.

Ischialgie

Die Kompression der meist unteren Lendenwurzeln überwiegend durch einen Bandscheibenvorfall bewirkt im betroffenen Bein reißende Schmerzen, die sich beim Pressen und Niesen verstärken können, segmental begrenzte Sensibilitätsstörungen und eventuell Lähmungen mit Abschwächung der Muskeleigenreflexe. Auslösend können eine ungeschickte Dreh- oder Beugebewegung oder auch das ruckartige Anheben schwerer Lasten sein. Häufig tritt die Ischialgie zusammen mit einer Lumbago als Lumbo-Ischialgie in Erscheinung.
Bei der Ischialgie können die Wurzeln L 4, L 5 und S 1 geschädigt sein (s. Tab. 15.1, S. 221).
Der *Verlauf der Ischialgie* ist durch Rezidive gekennzeichnet, die aber an Schwere nicht zunehmen müssen. Bei etwa 80 % der Kranken mit zum Teil nachweisbaren neurologischen Ausfällen kommt es durch eine konservative Behandlung zu einer deutlichen Besserung oder Beschwerdefreiheit. Dabei sind die notwendige Bettruhe und die anschließende Physiotherapie die entscheidenden Maßnahmen. Zuerst bilden sich die Schmerzen und sensiblen Störungen zurück, später auch die Lähmungen. Nur in etwa 10 % der Fälle ist ein chirurgisches Vorgehen erforderlich.

Therapie und Pflege

In vielen Fällen treten bei Patienten mit einem Bandscheibenvorfall plötzlich heftigste Kreuzschmerzen auf, so daß der Patient sich kaum bewegen kann. Er kann seiner gewohnten Tätigkeit und seinen alltäglichen Verpflichtungen nicht mehr nachkommen. Er hat heftigste Schmerzen und wird verunsichert und ängstlich, weil er nicht weiß, wie es weitergeht. In dieser Situation kommt er in stationäre Behandlung. Ärzte und Pflegepersonal müssen verständnisvoll und einfühlsam auf die akuten seelischen und körperlichen Nöte der Patienten eingehen.

konservative Behandlung

Zunächst wird immer eine *konservative Behandlung* (erhaltend, ohne chirurgische Eingriffe) eingeleitet. Sie besteht vor allem in *Bettruhe* und *Stufenlagerung* (Abb. 15.7, S. 225). Der Patient liegt mit dem Rücken auf einer festen Matratze (durchgehende Federkern- oder Schaumstoffmatratze auf einem Lattenrostrahmen oder einer ähnlich festen Unterlage). Die Beine sind in den Hüft- und Kniegelenken fast rechtwinklig gebeugt. Dabei liegt der Unterschenkel auf Schaumstoffblöcken. Ziel dieser Lagerung ist es, die durch das sich vorwölbende Bandscheibengewebe unter Druck stehende Nervenwurzel zu entlasten.

Medikamentöse Behandlung

Medikamentös werden zur Schmerzbekämpfung Analgetika (z. B. Paracetamol oder Tramadol) und zur Muskelentspannung Diazepam oder Chlormezanon gegeben. Die analgetische und muskelrelaxierende Wirkung kann durch kleine Dosen niedrigpotenter Neuroleptika (z. B. Pera-

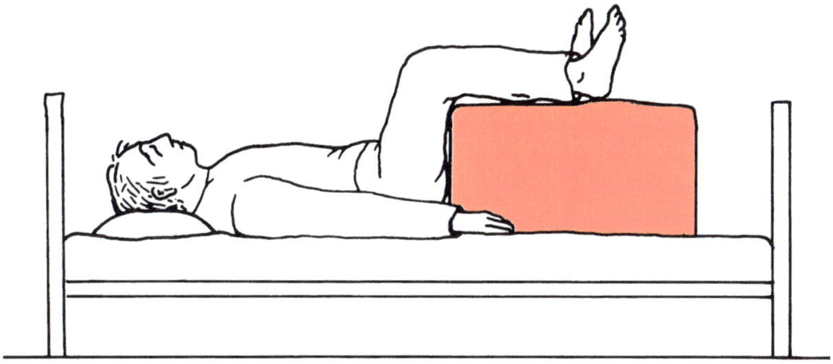

Abb. 15.7 Stufenlagerung bei Bandscheibenvorfall

zin, Levomepromazin) unterstützt werden. Auch Antiphlogistika (z. B. Diclofenac), eventuell zusammen mit geringen Dosen Kortison, wirken sich auf das Schmerz-Syndrom günstig aus.

Essen und Körperpflege

In der akuten Phase sollte das Bett auch zum Waschen und Essen nicht verlassen werden. Ein Toilettenstuhl am Bett ist erlaubt. Lassen die Schmerzen nach, kann der Kranke zur Toilette gehen. Zum Waschen oder Essen steht er vor einem höhenverstellbaren Nachttisch oder einem entsprechend hohen Tisch. Sitzen sollte vermieden werden. In dieser Phase sind Wärmeanwendungen als Heu- oder Fangopackungen sehr angenehm. Die physiotherapeutischen Maßnahmen setzen ein. Klingen die Schmerzen deutlich ab und ist die Beweglichkeit besser, wird die Kräftigung der Rücken- und Bauchmuskulatur fortgesetzt. Die Stufenbettlagerung ist nur noch stundenweise erforderlich.

Die wichtigsten Maßnahmen der konservativen Behandlung sind Bettruhe, Stufenlagerung, Entspannung und Physiotherapie.

Bettruhe mit Stufenlagerung ist eine wichtige therapeutische Maßnahme. Die eingeschränkte Beweglichkeit sowie Ruhe, Entspannung und aufbauende Physiotherapie machen manchen operativen Eingriff überflüssig. Voraussetzung ist aber, daß die Patienten mit einem Bandscheibenvorfall über mehrere Wochen konservativ behandelt und psychologisch geführt und betreut werden. Langeweile und Frustration dürfen nicht aufkommen. Alle müssen viel Geduld aufbringen, Ärzte, Pflegepersonal und Patienten.

Operative Maßnahmen

Bei etwa 10 % der Lumbalsyndrome ist eine *Bandscheibenoperation* (Diskektomie) angezeigt, wenn deutliche Lähmungen auftreten oder bei anhaltenden Schmerzen und sicher nachgewiesenem Bandscheibenprolaps eine länger konsequent durchgeführte konservative Behandlung keine Besserung gebracht hat. Sofort operiert werden muß beim Konus-Kauda-Syndrom.
Durch die Öffnung des Wirbelkanals wird die zerstörte Bandscheibe samt Faserring und Gallertkern ausgeräumt und damit die sofortige Entlastung der vom Vorfall komprimierten Nervenwurzel erreicht. Die heftigen Schmerzen lassen sofort nach. Unter dem Operationsmikroskop (Mikrochirurgie) kann besonders schonend operiert werden.
Nicht selten müssen wegen eines *engen Spinalkanals* eine oder mehrere Bogenwurzeln operativ entfernt werden (Laminektomie).
Ein modernes Operationsverfahren stellt die *Chemonukleolyse* dar. Wie bei der Lumbalpunktion wird eine Nadel vom Rücken her in den Gallert-

kern der Bandscheibe vorgeschoben und der Gallertkern enzymatisch durch Chemopapain aufgelöst. Diese Methode ist umstritten und scheint der konservativen Behandlung nicht überlegen zu sein.

Postoperative Beschwerden

Die *postoperativen Beschwerden* können besonders bei älteren Patienten erheblich sein und über Wochen und Monate anhalten. Vor allem sind es statische Beschwerden, die durch die Ausräumung des Bandscheibenraumes und die dadurch bedingte Mehrbelastung der kleinen Gelenke im geschädigten Bewegungssegment bedingt sind. Es wird über ziehende, drückende, oft weniger faßbare Beschwerden unterschiedlicher Stärke, verbunden mit einem »lahmen« Gefühl im Kreuz, geklagt. Hinzu können als Ausdruck einer Wurzelirritation radikuläre Beschwerden durch den Bandscheibenvorfall selbst oder eine bei der Operation (Zange, Hakendruck, Hämatom) erfolgte Wurzelbeeinträchtigung kommen. Immer wieder können schmerzende, reißende und kribbelnde Beschwerden in den Beinen auftreten.

Etwa die Hälfte der operierten Bandscheibenpatienten (besonders die Jüngeren) sind nach einer meist mehrmonatigen Rehabilitation als deutlich gebessert oder geheilt zu betrachten, etwa 40 % als gebessert. Nur in etwa 10 % der Fälle kommt es zu keiner Besserung. Es ist zu fragen, ob die Operation rechtzeitig durchgeführt worden ist und ob eine gute und längerdauernde Nachbehandlung erfolgte.

Physiotherapie

Für die Behandlung des akuten Bandscheibenvorfalls, der chronischen Rückenschmerzen (Lumbago) und der operierten Bandscheibenpatienten ist die Physiotherapie die wichtigste Behandlungsmaßnahme. Durch das Krankheitsgeschehen hat die Stabilität der Wirbelsäule gelitten, die durch eine Kräftigung der Wirbelsäulenmuskulatur und Normalisierung der Wirbelsäulenhaltung wieder herzustellen ist. Darüber hinaus muß der Wirbelsäulenpatient – aber auch jeder andere Mensch, dessen Wirbelsäule belastet ist – lernen, seine Wirbelsäule funktions- und belastungsgerecht bei Bewegungen einzusetzen. Gefährliche Bewegungsabläufe wie Heben mit rundem Rücken und zu langem Hebelarm sowie extreme Beuge- und Drehbewegungen beim Sport sind zu vermeiden.

Physiologische Belastung der Wirbelsäule

In einer individuell abgestimmten Physiotherapie lernt der Patient die natürliche Stellung der Wirbelsäule wieder einzunehmen und entsprechend die Muskulatur zu kräftigen und auch zu entspannen. Besonders das lange Sitzen sowie das Heben und Arbeiten in gebückter Position müssen so lange unter Anleitung erarbeitet werden, bis die normale Wirbelsäulenhaltung erreicht ist. Es geht bei den Übungen darum, die normale und sinnvolle S-Form der Wirbelsäule mit einer gewissen Lordose einzunehmen und auch bei Bewegung und Belastung unter muskulärer Anspannung zu halten. Ein zu steifes Bewegen oder ständiges Anspannen der Bauch- und Gesäßmuskulatur hebt die normale S-Form der Wirbelsäule auf und wirkt damit unphysiologisch auf das Bewegungssegment mit seiner Bandscheibe.

Rückenschule

Eine wichtige vorbeugende Maßnahme (*Prävention*) gegen Rücken- und Kreuzschmerzen ist die *Rückenschule*. Sie vermittelt Grundkenntnisse der Anatomie und Biomechanik und trainiert rückenschonende Bewegungsabläufe im Alltag. Da seit 1993 das Lumbalsyndrom als Berufskrankheit anerkannt werden kann, findet auch eine Beratung hinsichtlich haltungsgerechter Sitzmöbel und wirksamer Hebe- und Tragevorrichtungen am Arbeitsplatz statt.

Zusammenfassung

Zu einer **Kompression spinaler Nervenwurzeln** kommt es vor allem durch Bandscheibenerkrankungen. Bandscheibenvorfälle gehen mit heftigen, von der Wirbelsäule in die Extremitäten ausstrahlenden Schmerzen und segmental begrenzten Sensibilitätsstörungen einher. Die Diagnostik stützt sich im wesentlichen auf den neurologischen Befund, der durch die Computer- und Kernspintomographie ergänzt wird. In über 80 % kommt es durch eine konservative Behandlung (u. a. Bettruhe, Stufenlagerung) zur deutlichen Besserung oder Beschwerdefreiheit. Eine Bandscheibenoperation ist nur bei deutlichen Lähmungen und Versagen der konservativen Behandlung angezeigt.

16. Umschriebene Schädigungen peripherer Nerven

Definition

Periphere Nerven können an umschriebener Stelle durch *Stich-, Schnitt- oder Schußverletzungen* geschädigt werden. Eine Schädigung erfolgt aber auch durch *Druck* an Stellen, wo die Nerven in der Nähe eines Knochens bei fehlerhafter Lagerung der Kranken oder bei schlechtsitzenden Verbänden sowie beim Verlauf durch *Engpässe* irritiert werden. Die Schädigung peripherer Nerven kann gleich nach dem Austritt aus dem Spinalkanal noch im Bereich des Nervengeflechts (Plexus) oder im weiteren peripheren Verlauf geschehen. Je nach Schädigungsort kommt es zu charakteristischen neurologischen Ausfällen. Diese zeichnen sich durch Lähmungen, Muskelatrophien, Reflexabschwächungen und Sensibilitätsstörungen aus. Dagegen handelt es sich bei einer diffusen Schädigung mehrerer peripherer Nerven durch toxische, metabolische oder entzündliche Prozesse um eine Polyneuropathie.

Anatomie

Innerhalb des Spinalkanals bilden sich aus den hinteren sensiblen und den vorderen motorischen Wurzeln die etwa 1 cm langen Spinalnerven. Diese verlassen den Spinalkanal seitlich durch die Foramina intervertebralia, gehen eine Verflechtung *(Plexus)* ein, um sich bald zu neuen Nervensträngen zu gruppieren. Durch die Verflechtung werden die Fasern der einzelnen Wurzelpaare in verschiedene periphere Nervenstränge geleitet. Die einzelnen peripheren Nervenstränge enthalten also Fasern aus mehreren benachbarten Wurzelsegmenten (Abb. 16.1, S. 229). So hat z. B. der N. radialis Anteile aus den Wurzeln C 5 bis C 8.

Die Wurzeln C 1 bis C 7 verlassen den Spinalkanal oberhalb der entsprechenden Wirbelkörper. Die Wurzel C 8 verläßt den Spinalkanal oberhalb des ersten Brustwirbelkörpers und die nachfolgenden thorakalen und lumbalen Wurzeln unterhalb der entsprechenden Wirbelkörper (Abb. 14.1, S. 201).

Die markhaltigen und marklosen Nervenfasern der peripheren Nerven sind in ein Bindegewebe, das *Endoneurium,* eingebettet (Abb. 17.2, S. 239). Nervenfasern und Bindegewebe werden von einer Nervenhülle, dem *Perineurium,* umgeben; sie bilden zusammen das Nervenfaserbündel. Mehrere Bündel werden durch ein von Blutgefäßen durchzogenes Bindegewebe, das *Epineurium,* zusammengehalten (Abb. 17.1, S. 239); sie bilden den peripheren Nerv.

Pathophysiologie

Die Beurteilung der Nervenschädigung hinsichtlich Verlauf und therapeutischer Möglichkeiten richtet sich nach dem Umfang der Schädigung der Nervenfasern. Elektroneuro- und Elektromyographie sind wichtige Hilfsmittel bei der Differenzierung der verschiedenen Schädigungsmuster.

Fünf Schädigungsgrade werden unterschieden:

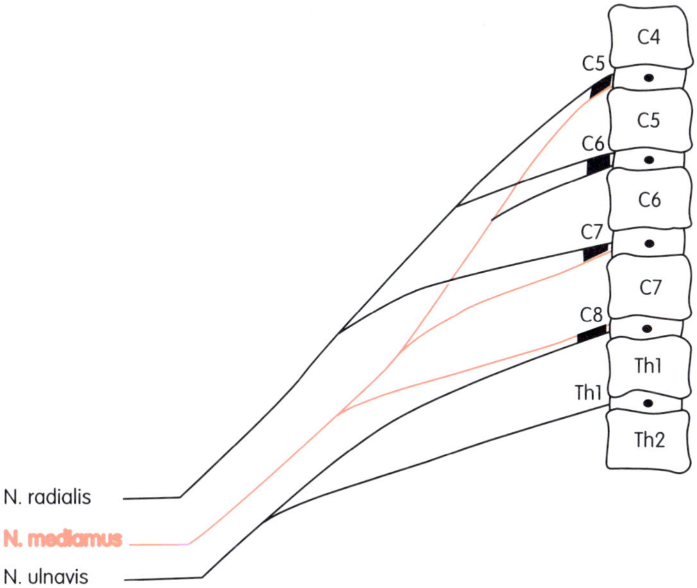

Abb. 16.1 Armplexus, schematische Teildarstellung

- *Grad I-Schädigung (Neurapraxie):* Diese leichteste Form einer Nervenschädigung geht in der Regel auf eine vorübergehende Druckeinwirkung bei einer ungünstigen Lagerung oder einem schlecht sitzenden Verband zurück. Die Markscheide ist gestört und blockiert die Nervenleitung für eine kurze Zeit. Die Wiederherstellung der Nerven- und Muskelfunktion erfolgt schnell und vollständig.
- *Grad II-Schädigung (Axonotmesis):* Achsenzylinder und Markscheide sind zwar nicht durchtrennt, aber derart geschädigt, daß sie degenerieren (Wallersche Degeneration). Bindegewebe (Endoneurium) und Hülle (Perineurium) bleiben erhalten. Deshalb können die Achsenzylinder oder Axone nach längerer Zeit wieder funktionell zusammenwachsen. Nerven- und Muskelfunktion sind weitgehend wieder hergestellt. Ursache einer solchen Schädigung ist häufig eine Nervenquetschung.
- *Grad III-Schädigung:* Neben der Nervenfaser (Achsenzylinder und Markscheide) ist auch das Bindegewebe (Endoneurium) geschädigt, so daß das funktionelle Zusammenwachsen der Axone behindert wird. Die Wiederherstellung der Nerven- und Muskelfunktion bleibt unvollständig. Die Hülle ist aber unversehrt.
- *Grad IV-Schädigung:* Das ganze Nervenfaserbündel mit Hülle ist geschädigt. Der Nerv wird nur noch durch das von Blutgefäßen durchzogene Bindegewebe (Epineurium) zusammengehalten. Die Regeneration des Nervs gelingt nicht oder nur sehr unvollständig. Mit erheblichen bleibenden Funktionsausfällen ist zu rechnen.
- *Grad V-Schädigung (Neurotmesis):* Der Nerv ist vollständig durchtrennt und eine spontane Regeneration nicht möglich. Ursache sind Schnitt- und Stichverletzung sowie Nervenausrisse.

Therapie

Das therapeutische Vorgehen hängt ganz vom Umfang der Nervenschädigung ab, die sich elektrophysiologisch gut differenzieren läßt. Durchtrennte Nerven werden möglichst bald wieder zusammengenäht. Ist die Kontinuität des Nervs erhalten geblieben, wird zunächst unter konservativer Therapie (intensive Physio- und Ergotherapie) und elektrophysiologischer Kontrolle abgewartet. Kommt es zu keiner Besserung, wird nach 4 bis 8 Wochen der Nerv operativ freigelegt und überprüft, ob er vielleicht komprimiert wird oder gar durchtrennt ist. Ist es bei einer Nervenverletzung lediglich zu einer Kompression oder Quetschung gekommen, ist grundsätzlich nicht zu operieren, sondern intensiv physiotherapeutisch zu betreuen.

16.1 Plexusschädigungen

Plexusschädigungen führen zu Lähmungen einzelner Gliedmaßenabschnitte oder ganzer Gliedmaße. Die häufigeren Armplexuslähmungen gehen meistens auf eine Verletzung, die selteneren Beinplexuslähmungen mehr auf bösartige Tumoren und Lymphome im Beckenbereich zurück.

16.1.1. Armplexusschädigung (C5-Th1)

Der Armplexus, auch *Plexus cervicobrachialis,* wird überwiegend durch Zugeinwirkung und Prellung bei Verkehrsunfällen (besonders Motorradunfällen), infolge von Gelenkluxationen und Knochenbrüchen bei Stürzen sowie durch Druckeinwirkung geschädigt. Bei *Wurzelausrissen* sind der Liquor blutig und der Verlauf ungünstig. Zwei Schädigungsarten werden unterschieden:

Obere Armplexuslähmung (Erb-Lähmung)

Arm hängt schlaff herunter, Handinnenfläche zeigt nach hinten.

Es handelt es sich um eine Schädigung der Wurzeln C 5 und C 6. Paretisch sind die Abduktoren und Außenrotatoren des Oberarmes sowie die Beuger und Innenrotatoren des Unterarms. Die Sensibilität ist nur diskret gestört und eventuell an der Außenseite des Oberarmes nachzuweisen. Ursachen können neben Schulterverletzungen bei Motorradunfällen, Schlüsselbeinfrakturen, geburtstraumatische Verletzungen, auch Druckschädigungen bei falscher Lagerung während einer Operation sein.

Untere Armplexuslähmung (Klumpke-Lähmung)

Von den Schädigungen sind die Wurzeln C 7, C 8 und Th 1 betroffen. Gelähmt sind im Bereich der Handmuskeln die Hand- und Fingerbeuger, gelegentlich auch die Unterarmstrecker. Es kann zu einer Sensibilitätsstörung an der Ulnarseite des Unterarmes und der Hand kommen.

Krallenhand

Diese Lähmungsform ist seltener und wird mitunter beim sogenannten Pancoast-Tumor (Karzinom im Bereich der Lungenspitze) beobachtet. Gelegentlich kommt es dabei auch zu einem gleichseitigen Horner-Syndrom (Verengung der Pupille und der Lidspalte).

Skalenus-Syndrom

Eine besondere Form der unteren Arm-Plexusschädigung ist das *Skalenus-Syndrom.* Der Plexus brachialis zieht zusammen mit der A. subclavia im Halsbereich zunächst zwischen zwei Skalenusmuskeln, die eine Lücke bilden, und dann zwischen Schlüsselbein und erster Rippe hindurch. Werden diese schon normalerweise vorhandenen Engpässe durch eine besonders starke Entwicklung der Skalenusmuskulatur, durch eine zusätzliche Halsrippe oder durch eine abnorme Haltung der Schulter weiter eingeengt, kommt es zu einer Kompression des Plexus brachialis.

Therapie

Bei einer Nervendurchtrennung ist bei sauberen Wundverhältnissen die sofortige *primäre Nervennaht* durchzuführen. Sonst empfiehlt sich nach 3 bis 5 Wochen die *sekundäre Nervennaht.* Eventuell kommt auch eine *Nerventransplantation* in Frage. Ist bei einer Druckschädigung nach längstens 4 Wochen keine Rückbildung der Ausfälle erkennbar, sollte der Nerv freigelegt und gegebenenfalls von einer Kompression (z. B. durch wucherndes perineurales Bindegewebe) befreit werden (*Neurolyse*). Das gleiche gilt für das Skalenus-Syndrom, bei dem der Muskelansatz durchtrennt oder eine störende Halsrippe reseziert wird. Nach Ausschöpfen der chirurgischen Möglichkeiten setzen eine intensive *Physio- und Ergotherapie* ein.

Physiotherapie

Bei guter Prognose, d. h. bei Erhalt der Nervenleitbahn, ist von einer Reinnervation des Muskels auszugehen. Das zerstörte Axon wächst, ausgehend von der zerstörten Stelle, etwa einen Millimeter pro Tag. Solange der Nerv den Muskel noch nicht wieder voll innerviert, hat die Physiotherapie die Aufgabe, die Repräsentanz der Bewegung zu erhalten. Der Patient wird aufgefordert, die Muskulatur anzuspannen bzw. die Bewegung auszuführen, um ein »Vergessen« besonders der kleinen Muskeln zu vermeiden. In dieser Phase kann die Krankengymnastik durch das faradische Reizen der Muskeln unterstützt werden. Nach erfolgter Reinnervation findet ein Muskelaufbautraining statt, indem sowohl Kraft und Ausdauer als auch die Koordination der Muskeln untereinander wieder erarbeitet werden.

Regenerartionsgeschwindigkeit des peripheren Nervs: ein Millimeter pro Tag.

Bei ungünstiger Prognose werden Ersatz- und Trickbewegungen geschult. So können noch erhaltene Nerven und Muskeln Teilfunktionen der gelähmten Muskeln übernehmen. Auch der Einsatz von Hilfsmitteln und Schienen ist hier funktionsfördernd.

16.1.2. Beinplexusschädigung (L 1–S 3)

Schädigungen des Beinplexus, auch *Plexus lumbosacralis,* führen zu Paresen und Atrophien der Oberschenkelmuskulatur (insbesondere Hüftbeuger und -strecker). Ursachen dieser eher seltenen Plexusschädigung sind sich im Unterleibsbereich ausdehnende Karzinome und maligne Lymphome.

16.2 Schädigung des N. axillaris (C 5/6)

Gelähmt ist im wesentlichen der Deltamuskel, so daß es zu einer Behinderung beim Heben und Außenrotieren des Oberarmes kommt. An der Außenseite des rechten Oberarmes wird gelegentlich ein kleiner Bezirk verminderter Berührungs- und Schmerzempfindung angegeben. Ursache einer Schädigung des N. axillaris ist häufig eine Schulterluxation.

16.3 Schädigung des N. radialis (C 5–C 8)

Fallhand

Gelähmt sind vor allem der M. triceps brachii sowie die Hand- und Fingerstrecker, so daß es zu einer sogenannten *Fallhand* kommt (Abb. 16.2 a). Sensible Ausfälle finden sich an der radialen Handseite, besonders im Bereich des Daumenrückens.
Ursache kann eine Oberarmschaftfraktur oder eine zu seiner Behandlung durchgeführte Plattenosteosynthese sein. Zu einer Druckschädigung des N. radialis am Oberarm kann es auch dadurch kommen, daß z. B. ein Betrunkener auf einer harten Unterlage schläft (z. B. Parkbank), oder daß bei einer Infusion am gestreckten Arm der Oberarm auf einer zu harten Unterlage liegt (Polsterung der Armschiene!).

16.4 Schädigung des N. medianus (C 5–Th 1)

Schwurhand

Gelähmt sind die Handbeuger der radialen Seite. Beim Faustschluß kommt es folglich zu einer sogenannten *Schwurhand* (Abb. 16.2 b). Der Daumen kann nicht mit dem Kleinfinger opponieren. Bei länger bestehender Lähmung kommt es zu einer deutlichen Atrophie des Daumenballens und zu vegetativen Störungen am Zeigefinger (Glanzhaut, gestörter Nagelwuchs).
Die Medianuslähmung tritt am häufigsten durch Druck von außen auf (z. B. Kopf des schlafenden Partners), seltener durch Verletzungen.

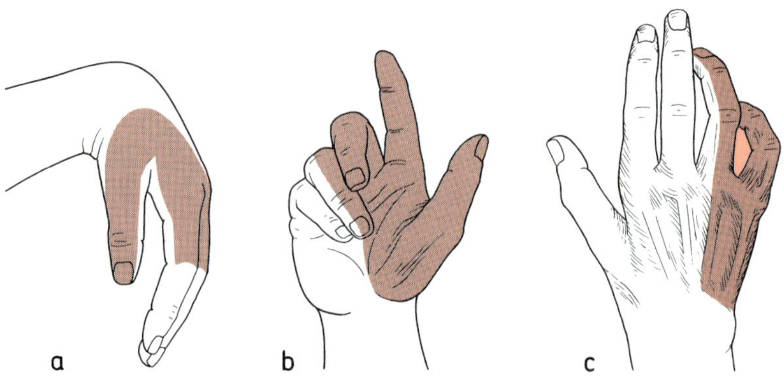

Abb. 16.2 Lähmung peripherer Armnerven (in Anlehnung an Duus, P.: Neurologisch-topische Diagnostik. Verlag Georg Thieme 1976)
a: N. radialis (Fallhand)
b: N. medianus (Schwurhand)
c: N. ulnaris (Krallenhand)

Eine besondere Form der Schädigung des N. medianus stellt das *Karpaltunnel-Syndrom* dar. Der N. medianus zieht an der Innenseite des Handgelenks durch einen relativ engen Tunnel, der vom Ligamentum carpi transversum und von den Handwurzelknochen gebildet wird. Kommt es in diesem Tunnel durch ein Anschwellen des Ligamentes zu einer Tunneleinengung, so wird der N. medianus in seiner Funktion behindert. Besonders nachts kommt es zu schmerzhaften Mißempfindungen im Bereich der Hand und des Oberarmes, zu einer Druckschmerzhaftigkeit des Karpaltunnels und schließlich zu Paresen und Atrophien der vom N. medianus versorgten Handmuskeln, insbesondere des Daumenballens. Frauen sind häufiger als Männer betroffen. Das Klimakterium und eine stärkere Gewichtszunahme scheinen für die Entstehung des Karpaltunnel-Syndroms eine gewisse Bedeutung zu haben. Die *Therapie* besteht letztlich in einer operativen Spaltung des Ligamentum carpi transversum (Dekompression). Endoskopische Eingriffe bringen keine besseren Behandlungsergebnisse. Die Beschwerden verschwinden oft schlagartig. Kortison-Injektionen in den Karpaltunnel bringen nur vorübergehend eine Linderung der Beschwerden.

Karpaltunnel-Syndrom

16.5 Schädigung des N. ulnaris (C 8–Th 1)

Es kommt zu einer Lähmung der ulnaren Handbeuger und der tiefen Fingerbeuger des Ring- und Kleinfingers mit entsprechender Atrophie der Handmuskulatur, so daß das Bild einer *Krallenhand* entsteht (Abb. 16.2 c). Die Ulnarislähmung ist die häufigste periphere Nervenlähmung. Der Ulnarisnerv kann im Sulcus des Ellenbogengelenks, aber auch im Bereich des Handgelenks und der Handinnenfläche durch Kompression geschädigt werden. Neben dem Karpaltunnel-Syndrom ist das *Sulcus-ulnaris-Syndrom* am bekanntesten. Den Sulcus kann jeder an der Innenseite seines Ellenbogens selbst tasten und bei Druck in den Sulcus den N. ulnaris derart reizen, daß ein unangenehmes Kribbeln in den beiden ulnaren Fingern auftritt. Im Sulcusbereich kann der N. ulnaris durch Frakturen des Ellenbogens auch mit erheblicher Verzögerung nach einem Unfall eingeengt und geschädigt werden.

Krallenhand

Sulcus-ulnaris-Syndrom

Die *Therapie* erfolgt zunächst konservativ mit Ruhigstellung und schonender Physiotherapie. Kommt es zu Muskelatrophien, muß der Nerv operativ von seiner Beengung befreit (Neurolyse) oder aus dem Sulcus verlagert werden.

16.6 Schädigung des N. femoralis (L 2–L 4)

Bei Hüftgelenksoperationen und Operationen im Bereich der Leistenbeuge (Herniotomie) sowie auch bei Bauchoperationen durch Bauchdek-

Schwäche der Kniestrecker, Treppensteigen ist erschwert.

kenspreizer mit großen Blättern (Uterusexstirpation) und bei Hämatomen im Bereich der Lumbalmuskulatur (nach translumbaler Aortographie) kann der Femoralisnerv geschädigt werden. Die Schädigung macht sich in einer Schwäche oder Lähmung der Kniestrecker und damit in einer Instabilität des Kniegelenks bemerkbar. Das Treppensteigen ist erschwert. Ferner kommt es zu Sensibilitätsstörungen an der Vorderinnenseite des Oberschenkels und einer Schwächung des Patellarsehnenreflexes.

16.7 Schädigung des N. ischiadicus (L 4–S 3)

Schwäche der Kniebeuger, der Fuß ist schlaff.

Der aus dem Plexus sacralis stammende Nerv zieht an der Rückseite des Oberschenkels nach distal und teilt sich oberhalb der Kniekehle in den N. peronaeus und N. tibialis. Bei vollständigem Ausfall des N. ischiadicus kann der Fuß nicht mehr bewegt und der Unterschenkel nur noch andeutungsweise gebeugt werden. Der ganze Fuß und die Außenseite des Unterschenkels sind taub. Die häufigste Ursache der Ischiadikuslähmung sind Komplikationen bei Hüftgelenksoperationen, Luxationen des Hüftgelenks sowie Schuß- und Stichverletzungen am Oberschenkel. In Einzelfällen kann der N. ischiadicus auch durch langes Liegen bewußtloser Patienten auf einer harten Unterlage und nach unsachgemäß durchgeführter intramuskulärer Injektion geschädigt werden.
Da der Peronaeusanteil des N. ischiadicus schon rumpfnah vom Hauptnervenstamm getrennt ist, seitlich-außen von diesem verläuft und damit leichter verletzt werden kann, treten Ischiadikusverletzungen zuerst mit Ausfällen der vom N. peronaeus versorgten Muskeln in Erscheinung; das sind vor allem die Fußheber.

16.7.1 Spritzenschäden

Sie entstehen weniger durch die Stichverletzung mit der Nadel als vielmehr durch das in den Nerv und in die Umgebung injizierte Medikament. Es kommt zu einer Fremdkörperreaktion und Bildung narbiger Bindegewebsstränge um den Nerv herum. Lähmungen treten unmittelbar im Anschluß an die unsachgemäß durchgeführte Injektion auf. Sie bilden sich nur zögernd oder gar nicht zurück. Heftige Schmerzen sind selten. Zurück bleiben mit deutlichen Atrophien einhergehende Lähmungen und nicht selten unangenehme, schneidende und brennende Schmerzen, wie sie bei einer Kausalgie (chronisches Schmerz-Syndrom nach Verletzung peripherer Nerven) beschrieben werden.
Um eine Nervenverletzung bei einer Injektion in den Gesäßmuskel zu vermeiden, ist die *ventroglutäale Injektionstechnik* nach v. Hochstetter zu beachten. Die Injektion erfolgt im oberen Teil eines Dreiecks, das gebildet wird aus dem oberen Höcker des Darmbeinkamms (Eminentia der Crista iliaca), dem vorderen Höcker des Darmbeinkamms (Spina iliaca anterior superior) und dem Höcker des großen Rollhügels vom Oberschenkelknochen (Trochanter major). Diese Höcker sind auf der linken Körperseite des Patienten mit der linken Hand der Pflegeperson zu

ertasten und so zu fixieren, daß die Spitze des Zeigefingers auf dem oberen Höcker, die Spitze des Mittelfingers auf dem vorderen Höcker und der Handballen auf dem Trochanter liegen. Ist das Spritzengebiet auf diese Weise fixiert, befindet sich die Injektionsstelle genau im Winkel der gespreizten Finger. Der Einstich erfolgt schnell und beherzt senkrecht zum Körper in Richtung Bauchnabel.

16.7.2 Schädigung des N. peronaeus (L 4–S 2)

Nach der schon im Rumpfbereich erfolgten Trennung vom N. ischiadicus verläuft der N. peronaeus an der Außenseite des Knies nach distal und liegt wenig geschützt auf dem Fibulaköpfchen. Wegen dieser exponierten Lage ist er bei Frakturen im Kniegelenksbereich und durch Druck- und Schlageinwirkung sowie Überdehnung leicht verletzbar. Es ist deshalb auf eine gut gepolsterte Lagerung des Knies auf einer Schiene und einen druckfreien Gipsverband zu achten. Klagen der Patienten über Schmerzen oder ein enges Gefühl infolge eines Gipsverbandes sind deshalb sorgfältig zu beachten. Auch das Übereinanderschlagen der Beine beim Sitzen kann besonders bei dünnen Menschen zu einer Peronaeuslähmung führen. Diese kann auch bei Frakturen im Ober- und Unterschenkel und nach Versorgung durch Nagelung oder Plattenosteosynthese auftreten. Therapeutisch ist gegebenenfalls eine baldige Revision des Operationsgebietes mit dem Ziel der Neurolyse (operative Befreiung des Nervs aus seiner Beengung) vorzunehmen.

Fußheberschwäche, Steppergang.

Die vollständige Peronaeuslähmung ist durch einen Ausfall der Fuß- und Zehenheber gekennzeichnet; der Fuß hängt schlaff herunter (»Fallfuß«), das Umknicken im Fußgelenk wird begünstigt. Beim Gehen muß das Bein stärker gebeugt und gehoben werden, damit die Fußspitze nicht hängenbleibt; das auffällige Gangbild wird als »Steppergang« bezeichnet.

16.7.3 Schädigung des N. tibialis (L 4–S 3)

Der N. tibialis zieht durch die Kniekehle und ist während seines ganzen Verlaufs gut geschützt, so daß Verletzungen selten sind. Eine Tibialisschädigung führt zu einem Ausfall der Wadenmuskeln. Fuß und Zehen können nicht gebeugt werden; das Stehen auf den Zehenspitzen ist nicht möglich. Der Tibialisnerv gibt im Wadenbereich den rein sensiblen N. suralis ab, der für Biopsiezwecke und für Nerventransplantationen gerne genommen wird.

Schwäche der Fuß- und Zehenbeuger, Wadenatrophie.

16.8 Fazialislähmung

Definition

Schlaffe Lähmung aller vom siebten Hirnnerven, *N. facialis,* innervierten Gesichtsmuskeln. Da der N. facialis auch Geschmacksfasern für die vorderen zwei Drittel der Zunge und sekretorische Fasern für die Tränen- und Speichelsekretion führt, kommt es bei einer kompletten Fazialisschädigung neben der Gesichtslähmung auch zu Störungen der Geschmacksempfindung sowie der Tränen- und Speichelsekretion.

Häufigkeit

Jährlich kommt es bei 100 000 Einwohnern zu etwa 20 Neuerkrankungen.

Ursachen und Entstehungsbedingungen

Am häufigsten idiopathische Facialislähmung (Ursache nicht bekannt).

In etwa drei Viertel der Fälle bleibt die Ursache unbekannt *(idiopathische Fazialislähmung)*. Es werden Virusinfektionen, immunologische Beeinträchtigungen und auch Durchblutungsstörungen des N. facialis erwogen. Häufig tritt die Lähmung nach Lufteinwirkung mit Schmerzen hinter dem Ohr auf. Es kommt zu einer ödematösen Schwellung des Nervs und damit zu dessen Kompression im Felsenbeinkanal. Weitere Ursachen können eine Zosterinfektion, eine Fraktur des Felsenbeins und Tumoren im Verlauf des N. facialis sein.

Symptomatik

Die Gesichtsmuskulatur ist halbseitig gelähmt, insbesondere kann das Augenlid nicht geschlossen, die Stirn nicht gerunzelt und die Lippen können beim Zähnezeigen nicht seitwärts bewegt werden. Bei der kompletten Lähmung kommen Störungen der Geschmacksempfindung in den vorderen zwei Dritteln der Zunge sowie eine verminderte Tränen- und Speichelsekretion hinzu. Wegen der Lähmung des Muskels für ein Gehörknöchelchen (M. stapedius) werden Geräusche lauter wahrgenommen (Hyperakusis).

Verlauf

Eine unvollständige, d. h. überwiegend motorische Fazialislähmung, bildet sich in etwa 80 % der Fälle von selbst vollständig zurück. Je ausgeprägter die Lähmung und die genannten Begleiterscheinungen sind, desto schlechter ist die Rückbildung. Es kann dann zu Kontrakturen der Fazialismuskulatur kommen, die als engere Lidspalte, emporgezogener Mundwinkel und als sogenannte Mitbewegungen zu erkennen sind.

Therapie

Zur verbesserten und beschleunigten Rückbildung der Ausfälle wird frühzeitig mit einer zeitlich begrenzten Kortikosteroid-Behandlung zur Reduzierung des Ödems im Felsenbeinkanal begonnen. Eine operative Dekompressionsbehandlung des Nervs wird nicht mehr durchgeführt, weil sie keine besseren Behandlungsergebnisse bringt.

Pflege

Bei ungenügendem Lidschluß ist die Hornhaut vor Austrocknung zu schützen. Bewährt hat sich die Gabe von 1 bis 2 Liquifilm-Augentropfen mehrmals täglich in den Bindehautsack. Nachts ist ein Uhrglasverband zu tragen.

Physiotherapie

Bei der Behandlung der Fazialislähmung ist besonders auf ein einzelnes, d. h. selektives Anfordern der Muskeln zu achten Der Patient soll möglichst jeden Gesichtsmuskel für sich individuell bewegen. Nur so können Fehleinsprossungen des wiederwachsenden Nervs und damit die störenden Gesichtszuckungen oder Mitbewegungen bei fehlerhafter Innervation vermieden werden. Aus diesem Grund ist auf Anforderung von Gesamtbewegungen oder Gesamtmimik zu verzichten. Also keine Aufträge erteilen wie z. B. »Lachen Sie mal, schauen Sie mal traurig oder verziehen Sie Ihr Gesicht«.

Zusammenfassung

Einer **Schädigung peripherer Nerven** an umschriebener Stelle kann durch Stich-, Schnitt- oder Schußverletzungen sowie durch Druck bei ungünstiger Lagerung, schlechtsitzenden Verbänden und bei Engpässen eintreten. Folgen sind Lähmungen, Muskelatrophien, Reflexabschwächungen und Sensibilitätsstörungen. Es gibt verschiedene Schweregrade der Nervenschädigung. Am bekanntesten sind Schädigungen des Armplexus, des N. radialis (Fallhand), des N. medianus (Schwurhand), des N. ulnaris (Krallenhand) ferner des N. ischiadicus (Fuß- und Unterschenkellähmung, nicht selten bei Spritzenschäden) und des N. peronaeus (Fallfuß). Beim Karpaltunnelsyndrom wird der N. medianus an der Beugeseite des Handgelenks beengt. Eine Sonderstellung hat die Fazialisparese.

17. Polyneuropathien

Definition

Polyneuropathien sind Erkrankungen mehrerer peripherer Nerven, die zusammen als ein Organ verstanden werden. Die Schädigungen einzelner peripherer Nerven durch Druck oder Verletzung wurden im vorausgehenden Kapitel besprochen. Der Begriff Polyneuropathie schließt verschiedene Ursachen ein. Dabei werden als zwei große Gruppen die *nichtentzündlichen* von den *entzündlichen Formen* unterschieden, obgleich beide Formen hinsichtlich der Pathophysiologie, des Erscheinungsbildes und der Diagnostik sehr ähnlich sind. Polyneuropathien sind durch annähernd symmetrisch und meistens distal an den Extremitäten auftretende Sensibilitätsstörungen, Lähmungen und vegetative Beeinträchtigungen gekennzeichnet. Gut die Hälfte der Polyneuropathien geht auf Stoffwechselstörungen beim Diabetes mellitus und den chronischen Alkoholismus zurück. Weitere wichtige Erkrankungsgruppen sind die erreger- und immunvermittelten entzündlichen Polyneuropathien sowie die medikamentös-toxischen, die vaskulär bedingten und die erblichen (hereditären) Polyneuropathien. Selten tritt die Polyneuropathie proximal mit Erkrankung der Nervenwurzeln *(Polyradikulitis)* oder schwerpunktmäßig und damit asymmetrisch mit bevorzugtem Befall bestimmter peripherer Nerven *(Neuritis multiplex)* in Erscheinung.

Unter den verschiedenen Polyneuropathieformen wird lediglich die entzündliche Erkrankung als Polyneuritis bezeichnet.

Häufigkeit

Man rechnet mit etwa 50 Polyneuropathie-Erkrankungen bei 100 000 Einwohnern. Die Erkrankungshäufigkeit ist wahrscheinlich höher, wenn genauer untersucht und die Zunahme toxischer und immunologischer Einflüsse berücksichtigt wird.
Polyneuropathien verteilen sich nach ihrer Ursache etwa wie folgt:

erreger- und immunvermittelt	5 %
Diabetes mellitus	35 %
Chronischer Alkoholismus	15 %
medikamentös-toxisch	5 %
vaskulär bedingt	5 %
hereditär	3 %
verschiedene seltene Ursachen	15 %
ungeklärte Ursachen	17 %

Gut ein Drittel der Polyneuropathien ist auf einen Diabetes mellitus zurückzuführen. Die zweithäufigste Ursache ist die Alkoholkrankheit.

Anatomie

Das periphere Nervensystem stellt die leitende Verbindung zwischen dem zentralen Nervensystem, also Hirn und Rückenmark, und dem Erfolgs- und Sinnesorgan dar. Die im Rückenmark in der grauen Substanz des Vorderhorns entspringenden motorischen Fasern verlassen dieses zusammen mit den vegetativen Fasern über die vorderen Wurzeln und ziehen zu den Muskeln, wo sie in den neuromuskulären Endplatten enden. Die aus den Muskeln und der Haut kommenden sensiblen Fasern ziehen über das Ganglion spinale und die hinteren Wurzeln in das Rückenmark (Abb. 1.5, S. 23).

Die enge Verknüpfung der peripheren Nerven mit den Muskeln führt zum Begriff des *neuromuskulären Systems.*

Der periphere Nerv besteht aus mehreren Bündeln von Nervenfasern (Abb. 17.1). Jedes Bündel ist von einem straffen Bindegewebe, dem Perineurium, umgeben. Mehrere Bündel werden durch lockeres Bindegewebe, das Epineurium, zusammengehalten, das auch die zur Versorgung der Nervenfasern notwendigen Blutgefäße enthält. Bei stärkerer Vergrößerung erkennt man innerhalb eines Bündels die einzelnen Nervenfasern, die aus einem Achsenzylinder und einer umgebenden Markscheide bestehen. Für die motorische und sensible Leitung sind die Nervenfasern markhaltig, für die vegetative Leitung markarm (Abb. 17.2).

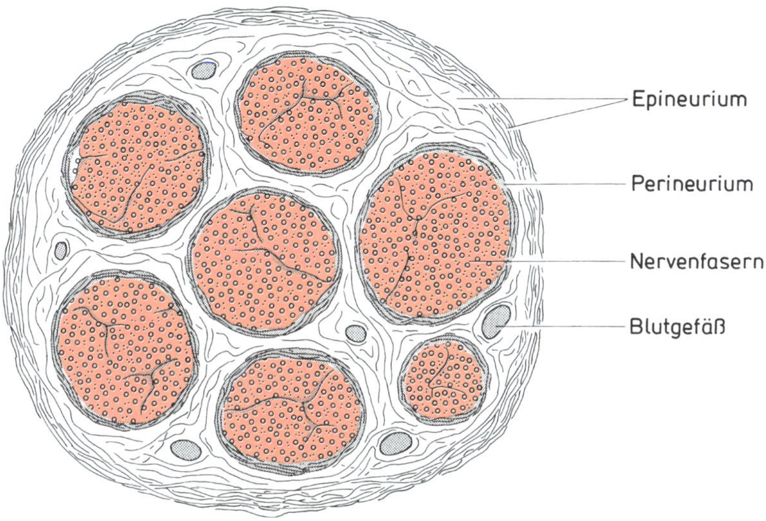

Abb. 17.1 Querschnitt durch einen peripheren Nerven (Abb. 17.1 und Abb. 17.2 in Anlehnung an Fischel, W.: Grundzüge des Zentralnervensystems des Menschen, Verlag Gustav Fischer 1976)

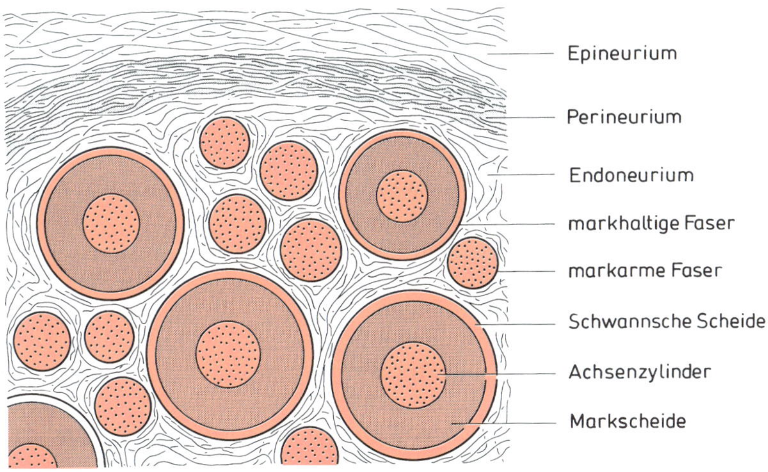

Abb. 17.2 Stark vergrößerter Ausschnitt aus einem quergeschnittenen Nervenbündel

Pathophysiologie

Die Schädigung der Nervenfasern kann an verschiedenen Stellen erfolgen. Dadurch entstehen charakteristische Schädigungsmuster:

- *Axonale Schädigung:* Degenerative Veränderungen machen sich zuerst in den vom Nervenzellkern am weitesten entfernten, also peripheren Abschnitten des Nervs, bemerkbar und können sekundär auch die Markscheiden befallen. Die peripher auftretenden Störungen erklären die distal betonten motorischen und sensiblen Ausfälle. Die Nervenleitgeschwindigkeit ist nicht oder nur unwesentlich verlangsamt. Axonale Schädigungen werden vorwiegend bei den *nichtentzündlichen Polyneuropathien* (insbesondere bei den toxischen, teilweise auch bei den alkoholischen Polyneuropathien) beobachtet.
- *Markschädigung:* Herdförmig oder diffus verteilt kommt es zu einer Erkrankung der Markscheide (Entmarkung, *Demyelinisation),* die vorwiegend mit sensiblen Störungen einhergeht. Die Nervenleitgeschwindigkeit ist deutlich verlangsamt. Der Achsenzylinder bleibt in der Regel verschont, kann aber bei fortgeschrittenen Prozessen mitergriffen werden. Entmarkungen sind überwiegend auf *entzündliche,* aber in vielen Fällen auch auf *diabetische Polyneuropathien* zurückzuführen.
- *Wallersche Degeneration:* Sowohl die Degeneration der Axone als auch der Markscheiden führen im Endstadium zu einem vollständigen Zerfall der Nervenfasern, wie es auch bei einer *traumatischen Durchtrennung* von peripheren Nerven zu beobachten ist.
- *Interstitielle Nervenschädigung:* Im Bereich des Bindegewebes zwischen den Nerven kommt es durch bestimmte Speichervorgänge oder Gefäßerkrankungen zu Durchblutungs- und Ernährungsstörungen, die sich sekundär auf Markscheide und Axon auswirken. *Vaskuläre Polyneuropathien* sind hier einzuordnen.

Ursachen

- *Erreger- und immunvermittelte Polyneuropathien* sind direkt auf eine Infektion (z. B. Lepra, Herpes zoster, Zytomegalie, AIDS, Borreliose), auf dabei entstehende Toxine (z. B. Diphtherie, Tetanus) oder auf eine Autoimmunreaktion gegen peripheres Nervengewebe zurückzuführen. Bei der zuletzt genannten allergischen oder immunvermittelten Polyneuropathie geht häufig ein Virusinfekt voraus, ohne daß der Erreger näher bestimmt werden kann. Deshalb und wegen der entzündlichen Entstehungsbedingungen wird auch von einer *idiopathischen Polyneuritis* gesprochen. Es wird die häufigere akute Form *(Polyradikulitis, Guillain-Barré-Syndrom, GBS)* von der selteneren chronischen Form unterschieden.
- *Stoffwechsel- und ernährungsbedingte Polyneuropathien* treten häufig beim Diabetes mellitus sowie auch bei Nieren-, Leber- und Darmerkrankungen auf. Ernährungsbedingte Polyneuropathien sind bei uns selten. Zu nennen sind aber der chronische Alkoholismus (Thiamin-Mangel) und in Ländern der Dritten Welt die Pellagra.
- *Toxische Polyneuropathien* sind am häufigsten beim chronischen Alkoholismus, aber auch bei industriell verwandten Lösungsmitteln (z. B. Hexakarbon [Schnüffler!]), bei Schädlingsbekämpfungsmitteln (z. B. Thallium [Rattengift]), und Medikamenten (einige Antibiotika und Zytostatika) zu beobachten.

- *Vaskuläre Polyneuropathien* gehen auf gefäßabhängige, immunreaktive Erkrankungen des Bindegewebes peripherer Nerven zurück (z. B. Lupus erythematodes, Dermatomyositis, Periarteriitis nodosa).
- *Hereditäre Polyneuropathien* sind erblich bedingte degenerative Erkrankungen der peripheren Nerven, die auf eine Eiweiß-, Fett- oder Kohlenhydratstoffwechselstörung zurückzuführen sind. Dazu gehören u. a. das Refsum-Syndrom, die Porphyrie und die neurale Muskelatrophie.

Polyneuropathien haben häufig eine multifaktorielle Entstehung.

Die Entstehung einer Polyneuropathie ist häufig nicht allein auf eine der genannten Ursachen zurückzuführen. Es kommen eine Bereitschaft des Patienten, an einer Polyneuropathie zu erkranken, sowie nicht selten weitere Faktoren oder auslösende Momente hinzu, so daß es sich bei den Polyneuropathien um ein *multifaktorielles Geschehen* handelt.

Symptomatik

Das *Erscheinungsbild der Polyneuropathien* ist durch vorwiegend symmetrisch und distal betonte Reiz- und Ausfallserscheinungen gekennzeichnet.
Die *Lähmungen* sind, da das zweite motorische Neuron betroffen ist, schlaff und können so ausgeprägt sein, daß die Kranken an Beinen und Armen nur noch geringe oder keine Bewegungen ausführen. Die Lähmungen führen schnell zum Muskelschwund *(Atrophie)*.

Charakteristische Symptome sind distal betonte Sensibilitätsstörungen, schlaffe Lähmungen und vegetative Erscheinungen.

Sensible Reizerscheinungen äußern sich als Mißempfinden (Kribbeln, Ameisenlaufen) und als brennende, reißende Schmerzen, die nicht selten nachts unter der warmen Bettdecke an Heftigkeit zunehmen. Die distal lokalisierten *sensiblen Ausfallerscheinungen* machen sich als Taubheit und Herabsetzung der Schmerzempfindlichkeit bemerkbar, sie sind strumpf- oder handschuhförmig begrenzt (Abb. 2.5, S. 43). Bei *Störung des Lagesinns* fällt ein unsicheres, unkoordiniertes Gangbild auf *(Ataxie)*.
Vegetative Störungen äußern sich in einer vermehrten Schweißneigung der oft kalten und bläulich verfärbten Haut der peripheren Extremitätenabschnitte. Die Blasen- und Mastdarmfunktion ist nicht gestört.

Diagnostik

Neben einer eingehenden Erhebung der Vorgeschichte und einer gründlichen neurologischen Untersuchung kommen vor allem elektrophysiologische Methoden sowie laborchemische und bioptische Untersuchungen zum Einsatz.
Elektromyographie (EMG) und *Elektroneurographie (ENG)* stellen eine sehr empfindliche Untersuchungsmethode dar, die bereits Hinweise auf eine Polyneuropathie geben kann, wenn klinisch noch keine Paresen, Sensibilitätsstörungen oder Reflexabschwächungen erkennbar sind. Eine Denervierungsaktivität, d. h. eine Spontanaktivität mit positiven Wellen und Fibrillationspotentialen, weist auf eine axonale Schädigung hin, während verlängerte motorische und sensible Nervenleitgeschwindigkeiten Ausdruck einer Markschädigung sind.
Da viele Polyneuropathien internistische Leiden begleiten oder diesen in ihrer Manifestation sogar vorausgehen können, ist eine umfangreiche *internistische Diagnostik* erforderlich: BSG, Blutbild, Elektrolyte, Blutzucker-Tagesprofil, Immunelektrophorese, Antinukleäre Faktoren, Tu-

mormarker, Porphyrine (Watson-Test), Leber- und Nierenwerte, Schilddrüsenfunktion, Rö-Thorax, Liquor, Endoskopie.
Läßt sich die Ursache einer Polyneuropathie durch elektrophysiologische und laborchemische Untersuchungen nicht genügend abklären, sind *Biopsien von Muskulatur und Nerven* durchzuführen. Im Muskel ist mikroskopisch nach Veränderungen zu suchen, die Ausdruck einer Nervenschädigung sind. Die Nervenbiopsie erfolgt in der Regel aus dem N. suralis, einem aus dem N. tibialis stammenden sensiblen Nebenast, der die Haut im Bereich der Ferse und des äußeren Fußrandes versorgt. Nach erfolgter Nervenbiopsie bleibt diese Hautregion gefühllos. Durch die Biopsie sind Hinweise auf die Frage zu erwarten, ob der Achsenzylinder und/oder die Markscheide oder das umgebende Bindegewebe geschädigt sind. Ferner ist nach Einlagerungen fremder Eiweiß-, Fett- und Kohlenhydratkörper zu suchen.

17.1 Nichtentzündliche Polyneuropathien

17.1.1. Diabetische Polyneuropathie

Sie gehört zu den häufigsten Polyneuropathien. Bei fast drei Viertel der Kranken mit einem Diabetes mellitus kommt es zu einer zumindest diskret ausgeprägten Polyneuropathie. Sie kann dem Ausbruch der Erkrankung vorausgehen.

Ursache

Ursächlich werden verschiedene Faktoren erwogen. Hinlänglich sicher gelten als verursachende Faktoren die *Stoffwechselstörung* selbst und durch Arteriosklerose bedingte *vaskuläre Schädigungen* der peripheren Nerven.

Symptomatik

Symptome der diabetischen Polyneuropathie sind distal betonte, symmetrische Sensibilitätsstörungen und brennende Schmerzen der unteren Extremitäten, die nachts besonders unangenehm sein können. Die Muskeleigenreflexe sind abgeschwächt und die Vibrationsempfindung ist vermindert oder aufgehoben. Lähmungserscheinungen treten erst später auf und machen sich besonders als schweres Gefühl in den Beinen beim Gehen und Treppensteigen bemerkbar. Muskelatrophien besonders im Bereich der Oberschenkel können relativ früh auftreten. Sind vorwiegend die zu den Nervenfasern führenden arteriellen Gefäße erkrankt, ist häufiger ein asymmetrisches Auftreten der Symptome zu beobachten (Multiplex-Typ). Bekannt ist die periphere Okulomotoriusparese.
Bei jüngeren Diabetikern sind Gefäßerkrankungen seltener. Hier stehen Stoffwechselstörungen im Vordergrund, die zu einer primär axonalen Degeneration der peripheren Nerven führen. Dieser Prozeß erfolgt vorwiegend an markarmen Nervenfasern, die für die vegetative Funktion zuständig sind. Es kommt deshalb zu einer Beeinträchtigung der Blasen-

und Mastdarmtätigkeit und Sexualfunktion, zu einer Veränderung der oft leicht geschwollenen Haut und zu Störungen der Schweißsekretion. Daneben sind natürlich die sensiblen und motorischen Störungen zu beobachten.

Vegetative Störungen vorwiegend bei jüngeren Diabetikern.

Verlauf

Der *Verlauf* der diabetischen Polyneuropathie ist über viele Jahre langsam fortschreitend. Besonders quälend sind oft die unangenehm brennenden Schmerzen. Der fortschreitende Verlauf kann durch eine intensive Insulinbehandlung aufgehalten werden.

Therapie

Die *Therapie* geht von einer guten Einstellung des Kohlenhydratstoffwechsels aus; mit einer Umstellung auf Insulin sollte nicht zu lange gezögert werden. Die brennenden Schmerzen können durch Thioctsäure (z. B. Thioctacid®) oder besser durch Carbamazepin (z. B. Timonil®, Tegretal®) gebessert werden.

17.1.2. Alkoholische Polyneuropathie

Wesentliche krankheitsverursachende Faktoren dieser häufig vorkommenden Polyneuropathie sind *Stoffwechselstörungen* im Sinne einer chronischen Mangelernährung und gestörter Resorptionsverhältnisse im Darm sowie *toxischer Einwirkungen* durch den chronischen Alkoholismus. Es wird ein Vitamin-B-Mangel (vor allem Thiamin) vermutet.

Zu Beginn der Erkrankung wird besonders im Bereich der unteren Extremitäten über distal auftretende neuralgische Schmerzen, Mißempfindungen und vereinzelt auch über Muskelverkrampfungen geklagt. Die Muskeleigenreflexe sind abgeschwächt. Die Nervenstämme sind häufig deutlich druckschmerzhaft. In schweren Fällen kommt es auch zu distal betonten Paresen, besonders der Fußheber, und zu deutlichen Muskelatrophien. Häufig sind vegetative Störungen in Form feuchter Hände und Füße, veränderte Fußnägel und Potenzstörungen.

Häufiges Symptom ist die Druckschmerzhaftigkeit der Nervenstämme.

17.1.3. Medikamentös-toxische Polyneuropathie

Von vielen *Medikamenten* wissen wir, daß sie neurotoxisch sind. Die Nervenschädigung hängt von der Menge der verordneten Medikamente, von deren chemischen Abbau im Organismus, der Ausscheidung der Stoffwechselprodukte und schließlich von der »individuellen Anfälligkeit« der peripheren Nerven sowie der Einwirkung weiterer nervenschädigender Substanzen (z. B. Alkohol) ab. Als neurotoxisch gelten vor allem viele Zytostatika (z. B. Vincristinsulfat), das Antiepileptikum Phenytoin sowie einige Antibiotika (z. B. Penicillin und Nitrofurantoin).

Unter den *toxischen Substanzen,* die eine Polyneuropathie hervorrufen können, sind Thallium und Blei am bekanntesten.

Thallium-Polyneuropathie

Die *Thallium-Polyneuropathie* geht auf die Einnahme von Ratten- und Mäusegift zurück. Bald nach der Aufnahme des Giftes treten unangenehme und schmerzende Mißempfindungen an Füßen und Händen sowie Lähmungen auf. Als Zeichen der allgemeinen Vergiftung kommt es zu Übelkeit, Erbrechen, Brustschmerzen und einem Durstgefühl. Von der zweiten Woche an verliert der Patient Kopf- und Schamhaare und in der dritten Woche sind an den Finger- und Zehennägeln weiße Querstreifen

(Meessche Nagelstreifen, R. A. Mees, Niederländischer Neurologe) zu beobachten.

Blei-Polyneuropathie

Zu einer *Blei-Polyneuropathie* kann es beim Umgang mit bleihaltigen Farben und bei Beschäftigten in Akkumulatorenfabriken kommen. Bei Beachtung der berufsgenossenschaftlichen Auflagen sind solche Vergiftungen aber äußerst selten geworden. Die Patienten klagen über Kopfschmerzen, Appetitlosigkeit und Darmstörungen. Die Haut wirkt infolge der Anämie blaß und am Zahnfleischrand ist ein sogenannter Bleisaum erkennbar. Neurologisch stehen Lähmungen der Hand- und Armstrecker (N. radialis) im Vordergrund, während die Sensibilität nur leicht gestört ist.

17.1.4. Vaskuläre Polyneuropathie

Wenig bekannt ist, daß arterielle Durchblutungsstörungen im Epineurium, das die Nervenbündel hüllenartig umschließt, sekundär die peripheren Nerven schädigen können. Es kommt zu lageabhängigen quälenden Brennschmerzen, die durch Wärme verstärkt werden und nachts dominieren. Die motorischen und sensiblen Ausfälle sind häufig asymmetrisch ausgebildet (Multiplex-Typ). An Gefäßerkrankungen kommen die Periarteriitis nodosa und andere Arteriitiden bei der primär chronischen Polyarthritis (PCP) und beim Lupus erythematodes (LE) vor.

17.1.5. Hereditäre Polyneuropathie

Es sind eine ganze Reihe erblich bedingter (hereditärer) Polyneuropathien bekannt, die unterschiedliche Entstehungsbedingungen haben. Sie sind insgesamt zwar nicht häufig, müssen aber bei differentialdiagnostischen Erwägungen immer wieder beachtet werden.

Hereditäre motorische und sensible Neuropathie

- *Hereditäre motorische und sensible Neuropathie (HMSN).* Sie ist durch meistens symmetrisch auftretende periphere Lähmungen und Atrophien vorwiegend der vom N. peronaeus versorgten Muskeln gekennzeichnet. Die stark atrophischen Unterschenkel erinnern an »Storchenbeine«. Frühzeitig kommt es zu Hohlfüßen. Neben strumpf- und handschuhförmig begrenzten Sensibilitätsstörungen kann es nachts zu schmerzhaften Muskelkrämpfen kommen. Der Verlauf ist günstig, aber langsam fortschreitend. Das Lebensalter ist nicht verkürzt. Beim häufigeren *Typ I der HMSN* (früher als neuronale oder peronaeale Neuropathie bezeichnet) ist wegen der im Vordergrund stehenden Markscheidendegeneration die motorische Nervenleitgeschwindigkeit deutlich verzögert. Der sehr viel seltenere *Typ II der HMSN* geht mit einer axonalen Degeneration einher. Folglich ist die Nervenleitgeschwindigkeit nicht oder nur gering verzögert. Die Lähmungen treten häufig asymmetrisch auf.

Refsum-Syndrom

- *Refsum-Syndrom.* Bei der nach dem norwegischen Neurologen S. Refsum benannten Erkrankung kommt es zu einer krankhaften Ablagerung von Phytansäure (eine gesättigte Fettsäure) im Bindegewebe der peripheren Nerven und in anderen Organen.
  Neben der Polyneuropathie sind Hautveränderungen, eine zunehmende Schwerhörigkeit, Pigmentstörungen am Augenhintergrund, Knochenveränderungen und eine Ataxie zu beobachten. Therapeutisch ist eine phytanarme Kost zu geben.

- *Porphyrie.* Ursache dieser Polyneuropathieform ist ein Defekt in der Synthese des Blutfarbstoffs. Es kommt zu einer axonalen Schädigung im peripheren und zentralen Nervensystem, die von Bauchkoliken, Verstopfung, Erbrechen umd hysterisch anmutendem Verhalten begleitet sein kann. Die Symptome treten akut auf, die Krankheit verläuft schubweise. Der Urin ist während des akuten Schubes dunkelrot verfärbt. Vermehrte Blutabbauprodukte können im Urin mit dem Schwartz-Watson-Test nachgewiesen werden. Eine besondere Diät ist einzuhalten und bestimmte Medikamente sind verboten.

Porphyrie

17.1.6. Therapie der nichtentzündlichen Polyneuropathien

Unter Berücksichtigung des multifaktoriellen Geschehens für die Verursachung und die häufig noch wenig geklärte Pathogenese der nichtentzündlichen Polyneuropathien muß zunächst die wesentlichste Ursache erkannt und behandelt werden. Das ist leider nicht immer und oft erst nach zeitraubenden und umfangreichen diagnostischen Überlegungen möglich. Alkohol ist verboten und Medikamente sind hinsichtlich ihrer möglichen und wahrscheinlichen Neurotoxizität mit Vorsicht zu verordnen.
Da es sich bei den Polyneuropathien nur selten um eine eigenständige Krankheit, sondern überwiegend um die Ausdrucksform einer Allgemeinerkrankung handelt, muß diese primär abgeklärt und behandelt werden. Das betrifft vor allem eine gute Einstellung des Diabetes mellitus und den absoluten Verzicht auf Alkohol.

Medikamentöse Therapie

Die mitunter unangenehmen und quälenden Reizerscheinungen wie Mißempfindungen und Schmerzen können medikamentös beeinflußt werden. Es ist allerdings schwierig, ein geeignetes Medikament in der richtigen und verträglichen Dosierung zu finden. Als Schmerzmittel werden Salicylate und Diclofenac gegeben, häufig kombiniert mit Psychopharmaka (z. B. Chlorpromazin, Doxepin). Auch Thioctsäure ist bei bestimmten Polyneuropathien (besonders diabetische Polyneuropathie) wirksam.
Die Anwendung von Vitaminpräparaten bei jeder Form der Polyneuropathie ist sinnlos. Lediglich beim chronischen Alkoholismus, der mit einem Mangel an Vitamin B1 (Thiamin) einhergeht, und bei den toxischen Polyneuropathien ist ein Behandlungsversuch mit den enzymatisch wirkenden Vitaminen des B-Komplexes angezeigt.
Kortikosteroide kommen lediglich bei der chronischen Polyneuritis und bei den vaskulären Polyneuropathien, bei denen es sich um einen immunreaktiven Gefäßprozeß handelt, zur Anwendung.
Bei allen therapeutischen Bemühungen darf aber nicht vergessen werden, daß die peripheren Nerven, wenn sie nicht vollständig geschädigt sind, sich ohne jede medikamentöse Behandlung in einem hohen Maße selbst regenerieren, wenn die schädigenden Noxen vermieden werden. Dieser Vorgang dauert jedoch Wochen bis Monate. Die Wirksamkeit der während der nervalen Regenerationsphase verordneten Medikamente ist deshalb schwer zu beurteilen.

Physiotherapie

Im akuten Stadium der Polyneuropathien, wenn die Lähmungen noch zunehmen oder noch nicht rückläufig sind, werden die Extremitäten

vorsichtig durchbewegt, um Komplikationen wie Gelenkkontrakturen, Druckschäden der Haut, Thrombosen und Pneumonien vorzubeugen. In dieser Zeit wird der bewegungsunfähige Patient aufgefordert, die Bewegungen gedanklich mitzuvollziehen, um deren Repräsentanz im Gehirn zu erhalten. Sobald sich die Lähmungen zurückgebildet haben, werden Kraft, Ausdauer und Koordination durch gezielte Bewegungen gesteigert. Dabei werden unter anderem rhythmische Widerstandsbewegungen zur Erhaltung der noch vorhandenen Muskulatur durchgeführt (was bei spastischen Lähmungen völlig falsch wäre).
Die schlaffe Muskulatur kann zur Unterstützung der Reinnervation mit faradischen Schwellströmen behandelt werden. Die Anpassung des Kreislaufs an die aufrechte Körperhaltung soll so früh wie möglich trainiert werden, anfangs mit einem Stehbrett, später durch Sitzen auf der Bettkante oder im Rollstuhl. Die Behandlung im Bewegungsbad oder auf dem Schlingentisch reduziert durch Auftrieb und Lagerung das Körpergewicht, so daß der Patient mit geringen Muskelkräften Bewegungen leichter ausführen kann.

Ergotherapie Die in der Physiotherapie angebahnten Bewegungsmuster werden in der Ergotherapie durch handwerkliche Tätigkeiten (z. B. Weben, Peddigrohrarbeiten, Töpfern, Makramee, Holzarbeiten, Batiken, Drucken) sowie durch besonders adaptierte Spiele zur automatischen Gebrauchsbewegung ergänzt. Diese funktionelle Therapie verbessert die Grob- und Feinmotorik und fördert Kraft, Ausdauer, Geschicklichkeit und Koordination. Die Sensibilität wird durch eine besondere Auswahl des Therapiematerials (z. B. rauhes Jutegarn, weiche Wolle, nachgiebiger Ton) angeregt.
Physio- und Ergotherapie bedeuten für die Kranken eine wichtige Bestätigung ihrer verbliebenen Leistungsfähigkeit, die damit eine zusätzliche Anregung erhält. Diese Stimulierung bestimmter Handlungsabläufe aktiviert die zentralen Neurone und fördert deren Koordination. Diese Therapien steigern das Selbstwertgefühl der Kranken und lenken durch die aktive Tätigkeit vom Krankheitsgeschehen ab. Ergänzend wirkt das ADL-Training (Activits of Daily Living), indem An- und Ausziehen, Körperflege und Haushaltführung geübt werden.

Pflege Bei der Pflege Polyneuropathiekranker ist auf eine bequeme, schmerzlindernde Lagerung und eine richtige Stellung der Gelenke zur Vermeidung von Kontrakturen zu achten. Die Hände werden in physiologischer Mittelstellung, die Füße im Winkel von etwa 90 Grad zum Unterschenkel gelagert. Unterstützend können mehrmals täglich für etwa eine Stunde angelegte Schienen oder Turnschuhe mit hohem Schaft wirken.
Bei den weniger dramatischen, oft chronischen Verläufen der Polyneuropathien ist besonders auf ein ständiges Bewegungstraining zu achten, das von den Physiotherapeuten oft nur einmal täglich für etwa 30 Minuten durchgeführt werden kann. Auch das Pflegepersonal und Angehörige sind in die Bewegungsübungen mit einzubeziehen. Beim Bettenmachen, Waschen und Essen muß der Kranke sein Bett verlassen und soll möglichst viel selbst erledigen. Die Haut ist besonders zu pflegen. Infolge von Sensibilitätsstörungen kann es zu Verbrennungen mit der Wärmflasche

kommen. Auf regelmäßigen Stuhlgang ist zu achten. Mit Blasenstörungen ist weniger zu rechnen.

17.2. Polyneuritis (entzündliche Polyneuropathie)

Die entzündlichen Erkrankungen der peripheren Nerven verlaufen häufig dramatischer als die nichtentzündlichen Polyneuropathien; sie bilden sich dafür aber in den meisten Fällen wieder vollständig zurück.
Drei Schädigungsmöglichkeiten sind bekannt:

- direkte Infektion
- Toxine der Infektion
- Autoimmunreaktion

17.2.1. Polyneuritis bei Borreliose

Die vorwiegend durch Zecken auf den Menschen übertragene Spirochäte der Gattung Borrelia verursacht zunächst an der Stelle des Zeckenbisses eine Hautrötung, das *Erythema migrans* (s. S. 156). Etwa vier Wochen später kann es im Stadium II der Erkrankung zu heftigen Schmerzen an der infizierten Extremität und nachfolgend in asymmetrischer Verteilung *(Neuritis multiplex)* zu Lähmungen und Sensibilitätsstörungen kommen. Häufig sind auch die Hirnnerven (besonders der N. facialis) beteiligt. Die neurologischen Ausfälle bilden sich in den meisten Fällen spontan zurück. Um eine möglichst vollständige Ausheilung zu erreichen, sind Antibiotika (z. B. Tetracyclin oder Cephalosporin) zu geben.

17.2.2. Polyneuritis bei Herpes zoster

Die Zosterviren verursachen besonders in den Ganglienzellen der sensiblen Nervenbahnen ein entzündliches Geschehen, das im zugehörigen Dermatom zu Schmerzen und bald darauf zu Hautbläschen führt, die eitrig werden und schließlich verschorfen. Diese *Gürtelrose* tritt überwiegend im Brustbereich, aber auch im Bereich des Halses und der Hirnnerven auf (s. S. 160). Hier ist besonders der 1. Trigeminusast *(Zoster ophthalmicus)* befallen. Lähmungserscheinungen können hinzukommen. In etwa der Hälfte der Fälle bleiben besonders bei älteren Menschen nach Abklingen der Hauterscheinungen und Rückbildung der Paresen heftige, brennend-reißende Schmerzen bestehen *(Zosterneuralgie)*. Zosterneuralgie
Virustatika, z. B. Beta-Interferon, können die Schmerzentwicklung aufhalten. Gegen die Schmerzen hat sich Carbamazepin bewährt.

Pflege

Die meist älteren und geschwächten Menschen sind duch die heftigen Schmerzen sehr beeinträchtigt, besonders dann, wenn sie alleine leben. Eine zusätzliche Behinderung stellt der Zoster im Gesichtsbereich dar, wenn Essen, Trinken und Sprechen durch eine Fazialisparese erschwert sind. Bei der Betreuung ist diese Situation zu beachten. Beim Zoster ophthalmicus kommt es zu lästigen Schmerzen am und im Auge mit der Gefahr des Sehverlusts. Die Kranken dürfen die Augen zur Vermeidung einer Sekundärinfektion nicht berühren und reiben; die Augenlider müssen sauber gehalten werden. Das verlangt ein nur schwer einzuhaltendes diszipliniertes Verhalten. Sedierende Maßnahmen werden besonders zur Nacht erforderlich sein.

17.2.3. Polyneuritis bei Diphtherie

Das Toxin des Diphtheriebakteriums kann neben einer Hirnnervenlähmung (insbesondere Schluckstörung, Fazialis- und Augenmuskellähmung) auch zu einer Lähmung der Atem- und der proximalen Extremitätenmuskulatur mit distalen Sensibilitätsstörungen führen. Die Therapie besteht in der sofortigen Gabe von Diphtherie-Antitoxin und Antibiotika.

17.2.4. Akute Polyneuritis (Guillain-Barré-Syndrom)

Definition

Die akute Polyneuritis ist eine immunologisch-entzündliche Erkrankung der peripheren Nerven und der Nervenwurzeln, deren Erreger aber nicht bekannt ist. Mitverursacht wird die in jedem Lebensalter auftretende Erkrankung durch eine immunologische Fehlsteuerung. Es wird angenommen, daß ein bis zwei Wochen nach einer belanglos anmutenden Infektion der oberen Luftwege oder des Magen-Darmtraktes sowie selten nach einer Impfung (z. B. gegen Tetanus, Diphtherie oder Influenza) eine Immunreaktion ausgelöst wird, die gegen die Markscheiden der peripheren Nerven gerichtet ist *(Autoimmunreaktion)*.
Die chronische Verlaufsform ist deutlich seltener.

Symptomatik

Das klinische Erscheinungsbild wurde 1916 von den französischen Neurologen G. GUILLAIN und J.A. BARRÉ beschrieben. Die Erkrankung beginnt mit distalen Mißempfindungen an den unteren Extremitäten, mitunter heftigen Rückenschmerzen und einer rasch zunehmenden, proximal betonten Schwäche der Beinmuskulatur. Die Paresen können schnell die Arme, die Hirnnerven (Schluckstörung, Fazialislähmung) und auch die Atemmuskulatur (abgeschwächter Hustenstoß, ungenügende Atemexkursion) ergreifen. Dieser *aufsteigende Verlauf* (Landry-Paralyse – J.B. LANDRY, französischer Neurologe) stellt eine bedrohliche Entwicklung des Krankheitsverlaufs dar und bedarf der Betreuung auf einer Intensivstation.

Landry-Paralyse
Aufsteigende Form der akuten Polyneuritis

Sind auch die vegetativen Nerven betroffen, kann es zu schweren Kreislaufregulationsstörungen (orthostatische Hypotonie) schon beim Aufrichten im Bett und zu Herz-Rhythmusstörungen mit drohendem Herzstillstand kommen.
Im *Liquor* fällt eine deutliche Eiweißvermehrung (insbesondere Gamma-Globulin) auf, während die Zellzahl normal bleibt oder nur gering ansteigt. Dies wird zytoalbuminäre Dissoziation genannt.

Verlauf

Der Verlauf ist dadurch gekennzeichnet, daß innerhalb von wenigen Tagen bis zu vier Wochen die motorischen, sensiblen und vegetativen Ausfälle ihren Höhepunkt erreichen. Das Ausmaß der Ausfälle ist unterschiedlich. Es kann zu leichteren und auch sehr schweren Störungen mit ausgeprägten Paresen und Muskelatrophien kommen. Das Krankheits bild kann über mehrere Wochen in wechselnder Ausprägung bestehen bleiben, bis eine langsame und meistens vollständige Rückbildung der Ausfälle innerhalb von mehreren Monaten eintritt. In etwa 10 % bleiben allerdings schwere Behinderungen zurück.

Therapie

Eine ursächliche Therapie ist nicht bekannt. Da der Krankheitsverlauf durch eine Atem- und Kreislauflähmung sowie bleibende neurologische Ausfälle bedroht ist, muß versucht werden, die Krankheitsentwicklung möglichst schnell zu stoppen. *Kortikosteroide* sind beim akuten Verlauf nicht angezeigt. Dagegen werden von der in den ersten Tagen der Erkrankung eingesetzten *Plasmaaustauschbehandlung* gute Erfolge berichtet; die Krankheitsdauer konnte verkürzt und in vielen Fällen eine Beatmung vermieden werden.

Plasmaaustausch

- Beim *Plasmaaustausch* werden durch Zentrifugieren oder Membranfiltration bestimmte Antikörper und Entzündungsstoffe, die den immunpathologischen Prozeß bei der akuten Polyneuritis unterhalten, weitgehend aus dem Blutplasma entfernt oder vom Plasma getrennt (separiert - daher auch Plasmaseparation). Die Plasmaaustauschbehandlung setzt ein erfahrenes Team voraus und gilt inzwischen als sicheres Therapieverfahren. Es wirkt umso besser, je zeitiger es im Krankheitsverlauf eingesetzt wird.
- Ähnlich gut wirksam ist die *intravenöse Immunglobulingabe,* die eine Hemmung des immunpathologischen Prozesses bewirkt. Diese ist gegen die Antikörperproduktion der B-Zellen gerichtet und fördert die T-Zellaktivierung.

17.2.5 Chronische Polyneuritis

Der Beginn der chronischen Polyneuritis ist schleichend und weniger dramatisch. Die Symptome entwickeln sich über mehrere Wochen. Sensible Störungen sind ausgeprägter als bei der akuten Polyneuritis. Hirnnervenstörungen und Atemlähmungen kommen dagegen nicht vor. Das Krankheitsbild verläuft etwa je zur Hälfte chronisch-progredient oder schubförmig. Die motorische Leitgeschwindigkeit ist verlangsamt, ein proximaler Leitungsblock ist seltener nachzuweisen.
Therapeutisch sind im Gegensatz zur akuten Polyneuritis Kortikosteroide angezeigt. Auch Immunsupressiva wie Azathioprin kommen zur Anwendung.

Zusammenfassung

Polyneuropathien sind nicht verletzungsbedingte Erkrankungen mehrerer peripherer Nerven, die durch peripher und meist symmetrisch auftretende Sensibilitätsstörungen, Lähmungen und vegetative Beeinträchtigungen gekennzeichnet sind. Gut die Hälfte der Polyneuropathien geht auf Stoffwechselstörungen beim Diabetes mellitus und den chronischen Alkoholabusus zurück. Weitere wichtige Erkrankungsgruppen sind die erregerbedingten (z. B. Borreliose, Herpes zoster, Diphtherie), die immunvermittelten (eigentliche Polyneuritis) sowie die medikamentös-toxischen und hereditären Polyneuropathien. Die wichtigsten diagnostischen Verfahren sind die Elektroneurographie (ENG) und die Elektromyographie (EMG) sowie Biopsien von Nerven und Muskeln.

18. Muskelerkrankungen

Definition

Den Muskelerkrankungen (Myopathien) liegt ein pathologisches Geschehen im Muskel selbst oder im Bereich des Übergangs vom Nerv zum Muskel (neuromuskulärer Übergang, motorische Endplatte) zugrunde. Der periphere Nerv ist nicht betroffen. *Leitsymptom ist die Muskelschwäche*, die als schlaffe Parese mit nur leichter Muskelatrophie erkennbar wird. Sensible und vegetative Störungen sowie Faszikulationen fehlen. Muskelschmerzen werden nur bei der entzündlichen Form, der Myositis, angegeben.

Ursachen und Entstehungsbedingungen

Primäre Muskelerkrankungen sind *erblich* und entstehen aus sich heraus. *Sekundäre Muskelerkrankungen* sind durch autoimmunologische Prozesse, Infektionen, Stoffwechselstörungen oder toxische Einflüsse bedingt und damit *erworben*. Eine Sonderstellung nehmen Erkrankungen des neuromuskulären Übergangs ein.

Tab. 18.1 Übersicht der Myopathien

- *Primäre (erbliche) Myopathien*
  - Progressive Muskeldystrophie (gestörter Muskelstoffwechsel)
  - Myotonie (verzögerte Muskelerschlaffung nach Kontraktion)
  - Dystrophia myotonica
- *Sekundäre (erworbene) Myopathien*
  - Entzündliche Myopathie (Myositis)
  - Endokrine Myopathie
  - Medikamentös-toxische Myopathie
- *Myasthenie* (abnorme Muskelschwäche bei Störung der neuromuskulären Reizübertragung)

Häufigkeit

Man rechnet mit etwa 30 Erkrankungen bei 100 000 Einwohnern. Am häufigsten ist die progressive Muskeldystrophie, gefolgt von Myositis, Myotonie und Myasthenie.

Symptomatik

Folgende Symptome (*Myopathisches Syndrom*) werden bei Myopathien beobachtet:

- weitgehend symmetrischer, meist proximaler Muskelbefall
- schlaffe Paresen ohne Sensibilitätsstörungen
- mäßig ausgeprägte Muskelatrophien, die durch Fettgewebe verborgen bleiben können. Sie fehlen bei der Myasthenie
- kein Faszikulieren (dieses ist Ausdruck einer motorischen Vorderhornzellschädigung)

- Abschwächung oder Erlöschen der Muskeleigenreflexe
- Muskelschmerzen nur bei Myositis
- langsames Fortschreiten der Erkrankung
- in einigen Fällen Erblichkeit (Heredität).

Diagnostik

- *Biochemie und Laboruntersuchungen*
  - Bestimmung der Enzymaktivität der *Kreatinkinase* (CK) und der *Transaminasen* (SGOT, SGPT). Beim Untergang von Skelettmuskulatur steigt die CK deutlich an, während die Transaminasen nur gering erhöht sind (sie sind z. B. bei Lebererkrankungen deutlich erhöht). Bei starkem Muskelzerfall (Rhabdomyolyse) läßt sich Myoglobin (roter Muskelfarbstoff) im Urin nachweisen.
  - *Nachweis antinukleärer Faktoren.* Sie weisen auf einen immunreaktiven Prozeß hin. Bei der Myasthenie lassen sich im Serum Antikörper gegen Acetylcholinrezeptoren nachweisen
  - Der *Liquor* ist unauffällig.

Neben Muskelschmerzen und schnell zunehmenden Muskelatrophien sind Biochemie, Elektromyographie und Muskelbiopsie für die Diagnostik besonders wichtig.

- Die *Elektromyographie (EMG)* läßt für die Myopathie charakteristische Veränderungen erkennen: verkürzte, erniedrigte und polyphasische Einzelpotentiale sowie ein dichtes und niedriges Interferenzmuster. Spontanaktivität (sonst nur als Ausdruck einer neurogenen Schädigung) kann bei starkem Muskelzerfall (Polymyositis) auftreten. Auch bei der Myasthenie und Myotonie läßt das EMG typische Auffälligkeiten erkennen. Die Nervenleitgeschwindigkeiten sind normal.
  Bei speziellen Fragestellungen wird die aufwendige *Einzelfasermyographie* durchgeführt. Mit besonderer Technik gelingt es, elektrische Entladungen einzelner Muskelfasern abzuleiten. Die elektromyographischen Nadeluntersuchungen dürfen erst nach der Abnahme von Blut für die Muskelenzymbestimmung durchgeführt werden, weil die Muskelverletzung durch den Nadelstich zu einem Anstieg der Enzymaktivität führt
- Die *Muskelbiopsie* soll die bereits vermutete Diagnose beweisen oder bei unklaren Befunden zur Klärung der Diagnose beitragen. Die Probeexcision darf nicht aus einem Muskel entnommen werden, der vorher durch die Nadeluntersuchung beim EMG verletzt wurde. Das exzidierte Muskelstück ist sorgfältig zu präparieren und schnell in ein Pathologisches Institut zu bringen.
  Die einfache mikroskopische Muskeluntersuchung kann durch histochemische Methoden ergänzt werden. Dabei werden die mikroskopischen Präparate einer Behandlung mit Enzymen unterzogen, um die einzelnen Zellen besser voneinander unterscheiden zu können *(Enzymhistochemie)*. Noch bessere diagnostische Möglichkeiten können mit der *Elektronenmikroskopie* erreicht werden.
- Die *Kernspintomographie* läßt durch ein spezielles Signalverhalten Hinweise auf die Muskelstruktur erkennen.
- Durch eine *chemische Muskelanalyse* können Hinweise auf eine Stoffwechselstörung erhalten werden.

18.1 Progressive Muskeldystrophie

Erbliche, langsam fortschreitende Degeneration der Skelettmuskulatur, die wahrscheinlich auf einem Enzymdefekt beruht und zur Muskelschwäche und zum Muskelschwund führt.

Definition
Erblich. Langsam fortschreitende Muskelatrophie und Schwäche.

Hinsichtlich des *Erscheinungsbildes*, des Beginns der Erkrankung und des *Verlaufs* der progressiven Muskeldystrophie werden folgende Formen unterschieden:

Symptomatik

- *Infantile Beckengürtelform,* Typ Duchenne. Es sind fast ausschließlich Knaben erkrankt, bei denen sich die Symptome im ersten bis dritten Lebensjahr bemerkbar machen und schnell an Deutlichkeit zunehmen. Das Kind kann sich nicht ohne Hilfe der Arme aus liegender Position aufrichten. Schwierigkeiten beim Treppensteigen. Watschelndes Gangbild bei ausgeprägter Lendenlordose. Eine leichte geistige Behinderung ist möglich.
- *Gutartige Beckengürtelform*, Typ Becker-Kiener. Die Symptome der infantilen Beckengürtelform treten etwas später auf und schreiten langsamer fort.
- *Gesichts- und Schultergürtelform*, Typ Emery-Dreifuss. Muskelschwäche und Muskelatrophie treten im Bereich der Schultern und Oberarme bei Jugendlichen und Erwachsenen beiderlei Geschlechts auf. Häufig ist auch die Gesichtsmuskulatur betroffen, die ein schlaffes Aussehen mit hängenden Augenlidern hat *(Facies myopathica)*. Die Symptome schreiten sehr langsam fort, so daß die Lebenserwartung kaum verkürzt ist.

Eine ursächliche Therapie ist nicht bekannt. Kortikoide und Vitamine zeigen keine Wirkung. Möglicherweise läßt sich der fortschreitende Krankheitsverlauf durch Nukleosid-Infusionen (Adenosin) aufhalten. Wichtig ist eine regelmäßige Physiotherapie mit isometrischen Spannungsübungen. Kontrakturen der Gelenke sind zu vermeiden. In fortgeschrittenen Fällen müssen orthopädische Hilfen in Anspruch genommen werden. Unterstützung erfahren die Kranken in der Ergotherapie. Auf die Übung der Feinmotorik und das Ausgleichstraining der verbliebenen Muskulatur ist besonderer Wert zu legen. Eine genetische Beratung der Kranken ist wichtig.

Therapie

18.2 Myotonie

Vorwiegend erbliche, schon im Säuglingsalter, aber auch erst später zu beobachtende verzögerte Erschlaffung der Muskulatur nach Kontraktion.

Definition

Das auffällige Verhalten der Muskeln wird als *myotone Reaktion* bezeichnet. Die Anspannung der Muskulatur wird als Muskelsteife empfun-

Symptomatik

Myotone Reaktion

den. Sie hält einige Sekunden an, bis es zur Erschlaffung kommt. Ein festumfaßter Gegenstand kann spontan nicht wieder losgelassen werden, die Hand löst sich nur langsam und unvollständig vom Gegenstand; oder eine geballte Faust kann nicht sofort wieder geöffnet werden. Beim Beklopfen der Muskulatur bleibt an der Schlagstelle für kurze Zeit ein Muskelwall bestehen.

Vorwiegend erblich. Verzögerte Erschlaffung der Muskulatur nach Kontraktion.

Im EMG sind typische Serienentladungen zu sehen, die akustisch als ein besonderes Heulgeräusch wie bei einem »Sturzkampfbomber« wahrzunehmen ist.

Die angeborene Form der Myotonie wird als *Myotonia congenita* bezeichnet. Myotonische Reaktionen werden aber auch bei Polyneuropathien, Polymyositis oder der progressiven Muskeldystrophie (Dystrophia myotonica) beobachtet. Es handelt sich in diesen Fällen um eine *symptomatische Myotonie.*

18.3 Dystrophia myotonica

Definition

Erblich. Muskeldystrophie mit myotoner Reaktion, Linsentrübung der Augen (Katarakt) und bei Männern Hodenatrophie.

Diese erbliche Muskelerkrankung ist nach der progressiven Muskeldystrophie die zweithäufigste Myopathie. Sie wurde nach den deutschen Internisten H. Curschmann und H. Steinert benannt und ist eine Kombination von Muskeldystrophie und Myotonie. Sie tritt vorwiegend bei Männern zwischen dem 15. und 40. Lebensjahr auf und schreitet nur langsam fort.

Symptomatik

Bei den Männern kommt es zur Hodenatrophie und Stirnglatze; Frauen fallen durch struppiges Haar auf. Bei beiden Geschlechtern sind ein schlaffer Gesichtsausdruck (Facies myopathica) sowie die Mitbeteiligung anderer Organe (z. B. Herzrhythmusstörungen, Linsentrübung der Augen, psychische Auffälligkeiten) häufig zu beobachten.

18.4 Entzündliche Myopathie (Myositis)

Ursachen

Entzündungen der Muskulatur treten auf als

Hauptmerkmale entzündlicher Muskelerkrankungen: Schmerzen, Schwäche und Atrophie der Muskulatur.

- *Begleiterscheinungen allgemeiner Infektionskrankheiten*
  - Bakterien: z. B. Gasödemerkrankung, Lepra
  - Parasiten: z. B. Toxoplasmose, Zystizerkose, Trichinose
  - Pilze: Aktinomykose
- *Autoimmunerkrankung.* Es finden sich Antikörper gegen Muskelgewebe. Da gewöhnlich viele oder auch alle Muskeln von dem entzündlichen Geschehen betroffen sind, wird auch von *Polymyositis* gesprochen. Kommen Hautveränderungen hinzu, handelt es sich um eine *Dermatomyositis.*

Die Polymyositis ist insbesondere durch eine Schwäche der Becken- und Schultergürtelmuskulatur und im weiteren Verlauf auch der Nacken- und Schlundmuskulatur (Schluckstörungen!) gekennzeichnet. Muskelschmerzen, die wie ein überstarker Muskelkater empfunden werden, verstärken sich unter Belastung. Deutliche Muskelatrophien sind selten; die Muskeleigenreflexe bleiben erhalten.

Polymyositis

Bei der Dermatomyositis kommt es neben den Muskelsymptomen zu bläulich-violetten Hautverfärbungen mit symmetrischer Anordnung im Gesicht, im Bereich der Augen und der Wangen sowie auch im vorderen Halsdreieck und an den Streckseiten der Extremitäten.

Dermatomyositis

Die Therapie der Poly- und Dermatomyositis erfolgt mit gutem Ergebnis mit Kortikosteroiden und bei schweren Verläufen zusätzlich mit Azathioprin. Im akuten Stadium mit deutlicher Erhöhung der Kreatininkinase ist Bettruhe einzuhalten; aktive physiotherapeutische Maßnahmen sind nicht angezeigt.

Therapie

18.5 Endokrine Myopathie

Proximal betonte Muskelschwächen können als Begleitsymptome verschiedener endokriner Erkrankungen auftreten. So kommt es bei der *Hyperthyreose* in gut der Hälfte der Fälle und bei der nicht oder unzureichend behandelten *Hypothyreose* in fast allen Fällen zu myopathischen Erscheinungen. Häufig sind Myopathien auch beim *Cushing-Syndrom* (Erhöhung von Kortisol bei Funktionsstörung der Nebennierenrinde, bei Tumoren des Hypophysenvorderlappens, beim Bronchialkarzinom und nach längerer Kortikosteroidbehandlung) zu beobachten.

18.6 Myasthenie

Es handelt sich um eine gesteigerte Ermüdbarkeit und Erschlaffung der Skelettmuskulatur unter Belastung. Bei Ruhe erholt sich die Muskelkraft innerhalb von Minuten bis Stunden. Zu einer bleibenden Lähmung der Muskulatur kommt es nicht. Ursache ist eine Autoimmunkrankheit mit Störung der neuromuskulären Übertragung.

Definition

Biochemische Störung am neuromuskulären Übergang. Muskelschwäche, die anfangs mit Doppelbildern, Kau- und Schluckstörungen in Erscheinung treten kann.

Man rechnet mit 4 Erkrankungen bei 100 000 Einwohnern. Die Erkrankung tritt zwischen dem 20. und 40. Lebensjahr auf. Frauen sind häufiger betroffen.

Häufigkeit

An den motorischen Endplatten im neuromuskulären Übergang kommt es infolge einer autoimmunologischen Reaktion durch das Ferment Cho-

Ursachen und Entstehungsbedingungen

linesterase zu einem Zerfall des für die Muskelfunktion erforderlichen Acetylcholins. Mit dem Prozeß einher geht in vielen Fällen eine Vergrößerung der Thymusdrüse, in der Lymphozyten (sogenannte T-Helfer-Zellen) entstehen, die Antikörper gegen Acetylcholin-Rezeptoren bilden.

Symptomatik

Die ersten Krankheitserscheinungen können ein Hängen der Augenlider und das Auftreten von Doppelbildern sein. Es kommen eine Erschlaffung der Gesichtszüge (Facies myopathica) und eine Beeinträchtigung beim Kauen und Schlucken hinzu. Im weiteren Verlauf der Erkrankung treten zunächst proximal, später auch distal Muskelschwächen der Extremitäten auf, so daß das Gehen, Treppensteigen und der Gebrauch der Arme und Hände eingeschränkt sind. Bedrohlich wird es, wenn auch die Atemmuskulatur betroffen ist.

Diagnostik

Nach intravenöser Gabe eines Acetylcholinesterase-Hemmers bessert sich die Muskelfunktion für einige Minuten schlagartig *(Tensilon-Test)*. Im *Elektromyogramm (EMG)* fällt bei wiederholter elektrischer Reizung ein Abfall der Amplituden der Aktionspotentiale auf. Im *Serum* lassen sich *Antikörper gegen Acetylcholin-Rezeptoren* nachweisen.

Therapie

Eine rasche und gute Besserung der Symptome ist mit *Cholinesterasehemmern* (Mestinom®, Prostigmin®, Mytelase®) zu erreichen. Wichtig ist dabei eine ausreichende, aber nicht zu hohe Dosierung. Deshalb ist auch vom Pflegepersonal auf Zeichen einer Überdosierung zu achten: verstärktes Schwitzen, häufiger Stuhlgang, Erbrechen, Unruhe, Angst und Muskelzittern (cholinerge Krise).
Zur Langzeittherapie werden *immunsuppressive Medikamente* wie Kortikosteroide und Azathioprin eingesetzt. Kommt es zu keiner anhaltenden Besserung der Beschwerden, ist zur Ausschaltung der Antikörperbildung eine operative Entfernung der Thymusdrüse *(Thymektomie)* zu erwägen.

Zusammenfassung

Myopathien sind degenerative (meist erbliche), entzündliche oder metabolisch-toxische Muskelerkrankungen ohne Beteiligung der zugehörigen Nerven. Eine Sonderform stellt die Myasthenie als Erkrankung des neuromuskulären Übergangs dar. Leitsymptom ist die Muskelschwäche. Elektromyographie (EMG), biochemische Laboruntersuchungen und die Muskelbiopsie sichern die Diagnose.

19. Entwicklungsstörungen des zentralen Nervensystems und frühkindliche Hirnschädigung

Schädigungen des zentralen Nervensystems während seiner Entwicklung können zu verschiedenen Fehlbildungen und Defekten führen. Die Art der Fehlbildungen und Defekte hängt sehr vom Reifungsgrad des zentralen Nervensystems ab. In den verschiedenen Entwicklungsperioden des zentralen Nervensystems werden folgende Erkrankungen in der pränatalen Phase und während der ersten Lebensjahre beobachtet:

- *Gametopathien.* Gameten sind männliche und weibliche Keimzellen (Spermien und Eizellen). Da Eizellen vor der Befruchtung bereits längere Zeit bestehen, sind sie viel häufiger Schädigungen ausgesetzt als Spermien, die ständig neu gebildet werden. Eine vor der Befruchtung geschädigte Eizelle führt wie bei einer chromosomalen Störung häufig zu Fehlbildungen.
- *Embryopathien.* Schädigungen in der Zeit von der Befruchtung bis zum Ende des ersten Schwangerschaftsdrittels treffen ein sehr unreifes Organ, das noch nicht zur Gewebsreaktion und Narbenbildung des zentralen Nervensystems befähigt ist. Es kann zu auffälligen Fehlbildungen des Gehirns und Rückenmarks kommen wie z. B. zu einer Anenzephalie (Fehlen des Schädeldachs und wesentlicher Teile des Gehirns; sog. Froschkopf) oder zu einer dysrhaphischen Störung (Entwicklungsstörung beim Schließungsprozeß des Rückenmarks). Ursächlich kommen u. a. Infektionen durch Röteln- oder Zytomegalieviren in Frage.
- *Fetopathien.* In den letzten zwei Dritteln der Schwangerschaft sind Schädigungsfolgen am reiferen Gehirn und Rückenmark differenzierter und gehen mit Narben- oder Höhlenbildungen sowie Defektbildungen einher. Ursächlich kommen Infektionen wie die Toxoplasmose und Lues sowie Sauerstoffmangelzustände, Schwangerschaftstoxikosen und mechanische Schädigungen in Frage.

Embryopathien und Fetopathien werden zusammen auch als *pränatale Schädigungen* bezeichnet.

- *Perinatale Schädigungen.* Diese Schädigungen des Gehirns treten im Zusammenhang mit der Geburt durch Sauerstoffmangel und mechanische Einwirkungen (Hirnquetschung, Hirnblutung sowie epi- und subdurales Hämatom) auf.
- *Postnatale Schädigungen.* Schädigungen des Gehirns nach der Geburt bis zum Abschluß der Reifung des Nervensystems im 4. Lebensjahr fallen in die postnatale Phase. Es kommen alle Verletzungen, Entzündungen und Vergiftungen wie bei einem Erwachsenen in Frage.

Prä-, peri- und postnatale Schädigungen werden als frühkindliche Hirnschädigungen zusammengefaßt.
Leitsymptome vieler Entwicklungsstörungen des Gehirns und der frühkindlichen Hirnschädigungen sind

- Geistige Behinderung und Verhaltensauffälligkeiten
- Zerebrale Bewegungsstörungen
- Epileptische Anfälle.

19.1. Geistige Behinderung

Beeinträchtigung der geistigen Entwicklung

Mit dem Begriff »Geistige Behinderung« kommt leicht etwas Minderwertiges und Abwertendes zum Ausdruck. Der Begriff wird deshalb zunehmend umschrieben und die geistige Behinderung als *Beeinträchtigung der geistigen Entwicklung* bezeichnet. Besteht lediglich der Verdacht auf eine geistige Behinderung wird diese mit *Verzögerung in der geistigen Entwicklung* beschrieben.

Definition

Geistige Behinderung wird im wesentlichen von intellektueller Minderbegabung (Oligophrenie) geprägt. Man rechnet mit etwa 2 % geistig behinderter Menschen in der Gesamtbevölkerung. Im Kindes- und Jugendalter ist die geistige Behinderung sogar die häufigste psychische Auffälligkeit.

Einschätzung und Bewertung der geistigen Behinderung aus pädagogischer und medizinischer Sicht.

Die Frage, ob geistig behinderte Menschen als krank zu bezeichnen sind, ist schwer zu beantworten. Aus pädagogischer Sicht haben geistig behinderte Menschen einen geistigen Entwicklungsrückstand und einen anderen Lebensstil. Sie werden erst dann krank und zu Patienten, wenn eine gesundheitliche Störung hinzukommt.
Aus medizinischer Sicht ist festzustellen, daß geistig behinderte Menschen im Vergleich zu nicht geistig behinderten Menschen sehr viel häufiger angeborene und früh erworbene körperliche Schäden haben wie zum Beispiel Fehlbildungen des Hirns, der Wirbelsäule und der großen Gelenke sowie Epilepsien. Hinzu kommt, daß die Infektanfälligkeit erhöht ist und sie allgemein ungesünder leben als nicht geistig behinderte Menschen. Das führt zum Auftreten weiterer Gesundheitsstörungen. Psychisch liegt nicht nur eine intellektuelle Minderbegabung vor, sondern es mangelt vielen geistig behinderten Menschen an Einsicht, Besonnenheit und kritischem Urteilsvermögen. In gewissen Grenzen können diese Fähigkeiten eingeübt und gelernt werden, sie werden aber nicht annähernd ausgeglichen. Geistig behinderte Menschen können deshalb ihre Lebenssituation nicht oder nur unvollständig einschätzen, sie können hilflos und gefährdet sein. Diese Menschen haben - mehr oder weniger stark ausgeprägt - einen anderen Lebensraum, eine andere Gefühls- und Erlebniswelt. Außerdem ist zu bedenken, daß diese Menschen leichter krank werden. Und wenn sie krank werden, äußern sich die Krankheitserscheinungen mitunter »verschlüsselt«, anders als bei nicht geistig behinderten Menschen.

Krankheiten können bei geistig behinderten Menschen »verschlüsselt« in Erscheinung treten.

Faßt man die medizinischen Befunde geistig behinderter Menschen zusammen, kann aus medizinischer Sicht durchaus von kranken Menschen gesprochen werden.

Diagnostik

Das *Einschätzen einer intellektuellen Minderbegabung* ist nicht einfach. Das Messen psychischer Leistungen mit normierten Verfahren erfaßt den intellektuellen Zustand nur unvollkommen. Im Einzelfall ist immer auch der soziale Bezug zur Umwelt, der individuelle Lebensraum und das Vermögen der Lebensbewältigung zu berücksichtigen. Trotzdem wird unter Vorbehalt zur ersten Orientierung und Beurteilung eine Klassifikation durch Bestimmung des Intelligenzquotienten (IQ) vorgenommen. Dabei geht man davon aus, daß sich die normale Intelligenz zwischen den Intelligenzquotienten 80 und 120 bewegt. Menschen mit einem IQ unter 70 sind als intellektuell minderbegabt oder geistig behindert zu bezeichnen.

Der Intelligenzquotient (IQ) beschreibt die Persönlichkeit des geistig behinderten Menschen nur sehr unvollständig.

Drei *Schweregrade der geistigen Behinderung* werden unterschieden:

- *leicht:* IQ 69 bis 50, eigene Versorgung unter günstigen Umständen möglich, einfache Sozialtechniken werden beherrscht, geringes Lese- und Schreibvermögen, einfache Arbeiten.
- *mittelschwer:* IQ 49 bis 20, ständige Aufsicht und Hilfestellung, Waschen, Anziehen und Essen sind alleine nicht möglich, Sprachfähigkeit häufig gestört, Arbeit in beschützenden Werkstätten.
- *schwer:* IQ unter 20, ständige Pflege und Aufsicht, einfache Tätigkeiten nicht möglich, Sprache ist nicht entwickelt.

Entstehungsbedingungen

Die geistige Behinderung hat viele Entstehungsbedingungen. Wesentliche Schädigungsmuster sind in etwa 20 % neurometabolische und chromosomale und in etwa 50 % eine frühkindliche Hirnschädigung. In etwa 30 % bleibt die verantwortliche Störung bisher noch verborgen. Dieser Prozentsatz wird in Zukunft aber mit der Verbesserung diagnostischer Möglichkeiten insbesondere im Bereich der Neurochemie und der bildgebenden Verfahren kleiner werden.

Eine Teilursache der geistigen Behinderung liegt in einer Störung der neuronalen Vernetzung des noch unreifen Gehirns.

Entscheidend für das Erscheinungsbild einer geistigen Behinderung ist die Tatsache, daß sich die Störungen nicht nur lokal am Gehirn auswirken, sondern daß sie die gesamte neuronale Vernetzung des noch unreifen Hirns beeinträchtigen und zu einer umfassenden Schädigung und damit Beeinträchtigung der Entwicklung führen. Es werden also aufgrund bestehender Vernetzungen auch Teile und Funktionsbereiche des Hirns geschädigt, die bei einer begrenzten Schädigung unbehelligt geblieben wären. Es ist Aufgabe der Heilpädagogik, gerade diese indirekt beeinflußten und geschädigten Hirnbereiche mit geeigneten Methoden anzuregen, damit die verzögerte Entwicklung aufgeholt wird. Eines der Ziele der Psychologie und Pädagogik ist, die primär nicht geschädigten, aber indirekt beeinträchtigten Hirnfunktionsanteile zu erkennen und geeignete Fördermaßnahmen herauszufinden und anzuwenden.

Aufgabe der Psychologie und Pädagogik.

Behandlung und Betreuung

Medikamentöse und ärztliche Behandlung

Die Behandlung und Betreuung der Menschen mit einer geistigen Behinderung ist nicht so ausweglos, wie es zunächst erscheinen mag. Wichtig ist der frühzeitige Beginn der Behandlung. Im *medizinischen* Bereich wird durch Medikamente Einfluß auf überschießende oder verlangsamte psychische Funktionen sowie spastische Syndrome genommen. Dämpfend wirken niederpotente Neuroleptika (z. B. Neurocil®, Truxal®, Dipiperon®), anregend oder stimulierend Nootropika (z. B. Nootrop®, Normabraiin®). Die epileptischen Anfälle werden mit verschiedenen Antiepileptika behandelt; mitunter kommt auch eine neurochirurgische Therapie in Frage. Die ärztliche Betreuung beachtet ferner die erhöhte Anfälligkeit gegenüber Infektionen, die Verordnung einer bestimmten Diät, die psychagogische Führung der behinderten Menschen und die Beratung der Eltern und Angehörigen. Das geschieht in der Regel zusammen mit dem psychologischen Dienst.

Physio- und ergotherapeutische Versorgung

Zum medizinischen Bereich gehört auch die *Physiotherapie*, die auf neurophysiologischer Grundlage bestimmte motorische Entwicklungsstufen nachvollzieht und spastische Bewegungsabläufe hemmt. Besondere Bedeutung in der Betreuung geistig behinderter Menschen hat die *psychomotorische Übungsbehandlung* erlangt, die über psychische und sensibelsensorische Kontakte fördernde Einflüsse auf die minderentwickelten Körperfunktionen nimmt. Diese Förderung wird durch die *Beschäftigungs- und Arbeitstherapie (Ergotherapie)* unterstützt. Der *psychologische Dienst* entwickelt Behandlungsstrategien, arbeitet verhaltens- und gestalttherapeutisch, berät den Heilpädagogischen Dienst und spürt Konflikte auf, um diese im Einzelfall zu lösen.

Heilpädagogische Betreuung

Der seelische Entwicklungsrückstand der geistig Behinderten wird durch intensive *heilpädagogische Arbeit* nach- und aufgeholt. Bereits in der vorschulischen Erziehung erfolgt die seelische Stimulation durch das Üben sozialer Kontakte beim Spiel, bei Musik und Rhythmik, bei Bewegung und allgemein in der liebevollen und fürsorglichen Hinwendung der Erzieher zum Betreuten. Die Schule setzt die Leistungsförderung im Sinne praktischer Bildbarkeit fort mit dem Ziel weitestgehender Selbständigkeit und sozialer Integration. Soweit es die Schwere der geistigen Behinderung erlaubt, wird der Übergang in das Arbeitsleben vorbereitet. Hierfür stehen *beschützende Werkstätten* zur Verfügung (Werkstätten für Behinderte, WfB).

19.2 Zerebrale Bewegungsstörungen

Bewegungsstörungen gehen oft auf umfangreiche Schädigungen der sogenannten Pyramidenbahn und der Basalganglien zurück. Die meist doppelseitigen Pyramidenbahnschädigungen führen zu einer beinbetonten Tetraspastik. Die Oberschenkel werden aneinandergepreßt und die Beine in Streckstellung gehalten. Das auffällige Gangbild wird nach dem Londoner Arzt W. L. Little, der die doppelseitige infantile Zerebralparese 1862 beschrieben hat, als *Littlesche Gangstörung* bezeichnet.
Schädigungen der Basalganglien führen zu unkoordinierten, ausfahrenden und oft doppelseitig auftretenden *choreatischen* und *athetotischen Bewegungsstörungen* (s. S. 114 f.).

19.3 Epileptische Anfälle

Epileptische Anfälle bei geistig behinderten Menschen sind im Kapitel 13 (S. 179 ff.) als altersgebundene Anfälle ausführlich besprochen. Die Anfallsformen sind bei den schweren Entwicklungsstörungen und frühkindlichen Hirnschädigungen oft schwer zu klassifizieren. Die antiepileptische Behandlung ist schwierig und nicht selten unbefriedigend.
Auf einige Fehlbildungssyndrome und Formen der frühkindlichen Hirnschädigung soll nachfolgend näher eingegangen werden.

19.4 Dysrhaphische Störungen

In der Embryonalzeit kann es durch verschiedene Schädlichkeiten (z. B. Rötelninfektion, Alkohol, Medikamente, Röntgenstrahlen) zu Fehlbildungen und Fehlentwicklungen des Gehirns und Rückenmarks kommen.

Spina bifida

Beim Rückenmark bleibt der Übergang von der Neuralplatte zum Neuralrohr fehlerhaft. Das Neuralrohr schließt sich nicht vollständig; Wirbelsäule und Rückenmark bleiben praktisch zweigeteilt (lateinisch bifidus). Eine solche Fehlbildung von Wirbelsäule und Rückenmark wird deshalb als *Spina bifida* bezeichnet.

Spina bifida aperta

Bleibt sie nach außen offen (*Spina bifida aperta*), kommt es zu erheblichen Ausfällen wie Querschnittslähmung, Blasen- und Mastdarmstörung, Fußdeformitäten und häufig auch zu einem Hydrozephalus. Viele dieser Kinder sind nicht lebensfähig.

Spina bifida cystica

Ist nur der Wirbelkanal offen und das Rückenmark von der Körperhaut bedeckt, können sich unter der Haut Teile des Rückenmarks vorwölben (*Spina bifida cystica*). Häufigstes Beispiel ist die Meningomyelozele.

Spina bifida occulta

Diskrete Fehlbildungen, bei denen es nur zu einer kleinen Spaltbildung der Wirbelsäule kommt, werden als *Spina bifida occulta* bezeichnet. Sie sind häufig und haben keine Bedeutung. Zu den dysrhaphischen Störungen gehört auch die *Syringomyelie*, eine zentrale Höhlenbildung vorwiegend im oberen Rückenmark (s. S. 215).

19.5 Alkohol-Embryopathie

Mit zunehmendem Alkoholkonsum bei Frauen werden Alkoholschäden bei Kindern häufiger beobachtet. Bereits während der Embryonalzeit kommt es zu Wachstums- und Entwicklungsverzögerungen. Die Kinder kommen zu klein, mit einem kleinen Kopf (Mikrozephalus) und leichten Mißbildungen im Gesicht und an den Extremitäten zur Welt. Außerdem besteht eine geistige Behinderung.

19.6 Neurokutane Störungen

Es handelt sich um überwiegend genetisch bedingte Fehlbildungen, die während der Embryonalzeit vor allem diffus im Nerven- und Hautgewebe entstehen. Die Fehlbildungen können kleine Tumoren, Zysten und Gefäßprozesse sein. An der Haut treten sie als linsenförmige (Linse = Phako, griechisch), tumorartige und oft weiße Flecken in Erscheinung. Deshalb werden die neurokutanen Störungen auch als *Phakomatosen* bezeichnet. Einige der zahlreichen Fehlbildungssyndrome sollen genannt werden.

19.6.1 Neurofibromatose

Diese von dem deutschen Pathologen F. von Recklinghausen 1882 beschriebene Krankheit tritt mit fibrösen Knötchen und Wucherungen an der Haut, an den peripheren Nerven und im Gehirn, wo sie raumfordernd wirken können, in Erscheinung. An der Haut finden sich größere hellbraune Flecken (Café-au-lait-Flecken).

19.6.2 Tuberöse Sklerose

Der französische Neurologe D. M. Bourneville beschrieb 1880 dieses Krankheitsbild mit folgenden Symptomen:

- Gelbliche Papeln und derbe Knötchen, die sich schmetterlingsförmig im Gesicht um die Nase anordnen (Adenoma sebaceum)
- schwere und unbefriedigend zu behandelnde epileptische Anfälle
- geistige Behinderung

19.6.3 Sturge-Weber-Krankheit

Bei der nach zwei Londoner Ärzten (1879 und 1922) benannten Krankheit handelt es sich um Gefäßmißbildungen. Diese treten halbseitig im Gesicht (Versorgungsbereich des N. trigeminus) als blau-rote Verfärbung der Haut (Flammennävus) und im Gehirn bei der Röntgenuntersuchung als verkalkte Gefäßknäuel in Erscheinung. Es kommt häufig zu epileptischen Anfällen und einer geistigen Behinderung.

19.7 Chromosomale Störungen

Definition Down-Syndrom

Unter den im Erbgut festgelegten Erkrankungen ist das *Down-Syndrom* (Mongolismus, Trisomie 21) am bekanntesten. Der Erstbeschreiber war

1866 der britische Arzt J. L. H. Down. Normalerweise hat der Mensch 46 Chromosomen, angeordnet in 23 Paaren. Beim Down-Syndrom besteht das 21. Chromosomenpaar nicht aus 2, sondern aus 3 Chromosomen (deshalb Trisomie 21); es sind also 47 Chromosomen vorhanden.

Häufigkeit

Man rechnet mit etwa 2 Fällen unter 1 000 Neugeborenen. In der Gesamtbevölkerung kommt etwa ein Mensch mit einem Down-Syndrom auf 4 000 Einwohner.

Symptomatik

Das *Erscheinungsbild* ist durch folgende Auffälligkeiten gekennzeichnet: Geistige Behinderung, Kleinwuchs, kurzer Schädel, Schrägstellung der Lidspalten (Mongolismus), Hautfalte am inneren Augenwinkel, weiter Augenabstand, überstreckbare Gelenke, Vierfingerfurche an den Händen und offener Mund. Häufig bestehen noch ein Herzfehler und eine vermehrte Infektanfälligkeit. Die Lebenserwartung ist verkürzt, eine medikamentöse Behandlung nicht bekannt.

Ursache

Mütter von Kindern mit einem Down-Syndrom sind häufig älter. Welche Faktoren sonst noch für das Auftreten eines Down-Syndroms verantwortlich sind, ist unklar - im Gespräch sind u. a. Röntgenstrahlen und Virusinfekte. Die Chromosomenanomalie kann bereits während der Schwangerschaft aus Fruchtwasserzellen nachgewiesen und ein Schwangerschaftsabbruch erwogen werden. Nach der Geburt wird die Diagnose durch eine zytogenetische Untersuchung gesichert.

Therapie und Verlauf

Frühzeitig wird mit einer heilpädagogischen Förderung der oft freundlichen und liebenswerten Kinder begonnen. Der weitere Verlauf ist durch die vermehrte Infektanfälligkeit (auch hinsichtlich Hepatitis B), eine zunehmende Dekompensation bei einem bestehenden Herzfehler (oft Septumdefekt) und eine vorzeitige Alterung gekennzeichnet. Im Endstadium lassen die meist bettlägerigen Down-Patienten ausgeprägte Myoklonien als Ausdruck einer fortgeschrittenen Hirndegeneration besonders im Hirnstammbereich erkennen.

19.8 Frühkindliche Hirnschädigung

Zur frühkindlichen Hirnschädigung werden die Schädigungen während der Schwangerschaft (pränatal), unter der Geburt (perinatal) und bis zum 4. Lebensjahr (postnatal) gerechnet. Gekennzeichnet sind sie durch geistige Behinderung und Verhaltensstörungen, durch Bewegungsstörungen und durch epileptische Anfälle. Allerdings müssen nicht alle Störungen gleichzeitig auftreten. Bei etwa 25 % der Kinder mit einem frühkindlichen Hirnschaden kommt es zu einer spontanen Besserung der Störungen. Bei etwa 50 % der Kinder läßt sich durch frühzeitige Behandlung der Bewegungsstörungen und der epileptischen Anfälle sowie durch heilpädagogische Maßnahmen Besserung erzielen. Bei den restlichen 25 % bleibt ein schwerer Hirnschaden bestehen.

Hauptsymptome sind geistige Behinderung, Verhaltens- und Bewegungsstörungen, epileptische Anfälle.

Pränatale Hirnschädigungen

Pränatale Hirnschädigungen treten während der Schwangerschaft durch Infektionskrankheiten der Mutter (z. B. Röteln, Lues, Toxoplasmose), aber auch durch Medikamente, Nikotin, Alkohol, Blutgruppenunverträglichkeit (Überschwemmung der Hirnzellen mit dem aus dem Blutzellabbau stammenden Farbstoff Bilirubin – Kernikterus) und Sauerstoffmangel (Plazentastörungen mit Blutungen während der Schwangerschaft, Nabelschnurumschlingung) auf. Diese Schädigungen können Mißbildungen und eine verzögerte Entwicklung des Embryos bewirken.

Perinatale Hirnschädigungen

Perinatale Hirnschädigungen entstehen meist durch mechanische Beeinträchtigungen des kindlichen Kopfes während des Geburtsablaufs (enges Becken, lange Geburt). Arterielle und venöse Durchblutungsstörungen führen zu Schädigungen im Hirngewebe mit nachfolgender Narben- oder Höhlenbildung. Nach Blutungen in den Subarachnoidalraum kann es zu Verklebungen und Verwachsungen der Hirnhäute und damit zu Liquorzirkulationsstörungen kommen, die einen Hydrozephalus zur Folge haben.

Eine Beurteilung der Lebenstüchtigkeit des Neugeborenen erfolgt nach dem APGAR-Schema, das die amerikanische Anästhesistin Virginia Apgar entwickelt hat. Mit den Buchstaben ihres Namens lassen sich die zu prüfenden Funktionen gut merken:

- A – Atmung,
- P – Puls,
- G – Grundtonus,
- A – Aussehen und
- R – Reflexe.

Postnatale Hirnschädigungen

Postnatale Hirnschädigungen sind häufig nach schweren Infektionskrankheiten zu beobachten, die im Gehirn zu Gefäßverschlüssen durch Embolien und Thrombosen führen. In der Folge bilden sich Narben, Zysten und Hirnatrophien. Große Zysten- und Höhlenbildungen im Marklager werden als *Porenzephalie* bezeichnet. Besonders gefährdet sind die Gehirne Frühgeborener (Geburtsgewicht unter 2500 g).

19.9 Hydrozephalus

Definition

Hydrozephalus bedeutet Wasserkopf. Die äußeren und inneren Liquorräume sind im Verhältnis zum Hirngewebe weiter oder größer. Dieses Mißverhältnis kann durch einen Schwund des Hirngewebes (Hydrocephalus e vacuo) oder eine Liquorzirkulationsstörung dadurch entstehen, daß bei gleichbleibender Liquorproduktion der Abfluß oder die Aufnahme des Liquors in das Blutsystem behindert wird.

Anatomie

Der Liquor wird im Plexus chorioidei der Hirnkammern gebildet und fließt über den dritten Ventrikel durch den Aquädukt in den vierten Ventrikel und von dort in die Kleinhirnzisterne und den Subarachnoidalraum. Von hier wird der Liquor durch die Pacchioni-Granulationen in die großen Hirnvenen und damit in den Blutkreislauf aufgenommen.

Ursache und Entstehungsbedingungen

Beim *Hydrocephalus e vacuo* sind Liquorzirkulation und Liquorresorption nicht gestört; der Liquordruck ist deshalb normal. Die Erweiterung der inneren und äußeren Liquorräume kommt durch einen Schwund des Hirngewebes, meistens infolge einer altersbedingten Hirnatrophie oder einer traumatischen (auch frühkindlichen) Hirnschädigung zustande.
Liquorzirkulationsstörungen können durch eine Behinderung des Abflusses im dritten und vierten Ventrikel sowie im Aquädukt, also im Bereich der hinteren Schädelgrube, bedingt sein. Als Ursachen kommen Tumore oder Verklebungen nach Entzündungen (*Hydrocephalus occlusus* – Verschlußhydrozephalus) oder eine mangelnde Resorption (*Hydrocephalus aresorptivus*) in Frage.
Weil beim Verschlußhydrozephalus die Verbindung von den inneren zu den äußeren Liquorräumen unterbunden ist, wird er auch als nichtkommunizierender Hydrozephalus bezeichnet. Wenn dagegen nur die Resorption ungenügend ist, handelt es sich um einen kommunizierenden Hydrozephalus. Beiden gemeinsam ist aber der vermehrte Liquordruck, der sich mit Kopfschmerzen, epileptischen Anfällen und Bewußtseinsstörungen äußern kann. Bei Kindern unter vier Jahren ist eine Größenzunahme des Hirnschädels zu erwarten, weil die Schädelhälften noch nicht fest verwachsen sind und bei Druck auseinandergehen können.

Normaldruckhydrozephalus

Eine Sonderform ist der *Normaldruckhydrozephalus*, bei dem es sich um einen chronischen kommunizierenden Hydrozephalus im höheren Lebensalter handelt. Dieser ist klinisch durch eine auffällige Gangstörung (unsicheres, breitbeiniges, stolperiges Gangbild), eine fortschreitende De-

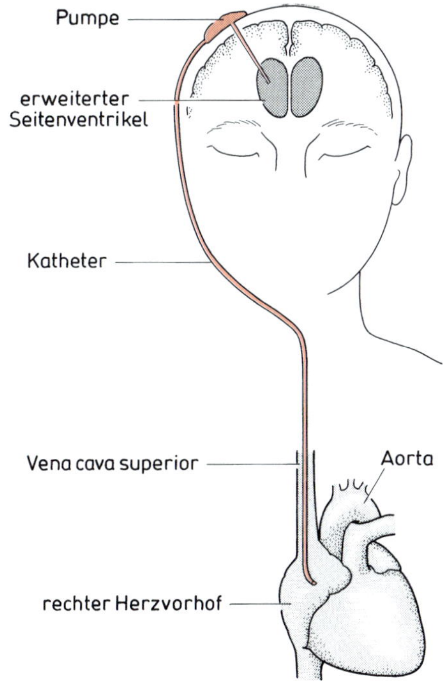

Abb. 19.1 Ventrikeldrainage. Verbindung zwischen Seitenventrikel und rechtem Herzvorhof

menz und Harninkontinenz gekennzeichnet. Es wird eine Abflußbehinderung im Subarachnoidalraum angenommen; der Liquordruck kann allerdings vorübergehend erhöht sein.

Diagnostik und Therapie

Der Hydrozephalus ist am einfachsten durch das Computertomogramm nachzuweisen. Ein erhöhter Liquordruck (am häufigsten infolge eines Hydrocephalus occlusus) wird durch die Ableitung des vermehrten Liquors über einen Ventilkatheter in den rechten Vorhof des Herzens vermindert. In eine Seitenkammer des Hirns wird durch ein Bohrloch ein Katheter eingebracht, der mit einem Ventil und einer Pumpe versehen ist. Das Ventilsystem verhindert den Rückfluß von Blut in die Ventrikel und reguliert den vom Liquordruck abhängigen Liquorfluß. Die Ableitung erfolgt in den rechten Herzvorhof (Ventrikulo-Aurikulostomie, Abb. 19.1). Die Liquorableitung kann auch in den Bauchraum geschehen.

Zusammenfassung

Entwicklungsstörungen des zentralen Nervensystems führen zu verschiedenen Fehlbildungen und Defekten, deren Art und Ausprägung vom Zeitpunkt der Schädigung abhängen. Störungen der Keimzellen werden Gametopathien, Störungen im ersten Drittel der Schwangerschaft Embryopathien, in den letzten zwei Dritteln der Schwangerschaft Fetopathien, unter der Geburt perinatale Schädigungen und bis zum Ende des vierten Lebensjahres postnatale Schädigungen genannt. Leitsymptome vieler Entwicklungsstörungen des Gehirns sind Geistige Behinderung mit Verhaltensauffälligkeiten, zerebrale Bewegungsstörungen und epileptische Anfälle.
Geistige Behinderung stellt eine Beeinträchtigung und Verzögerung der geistigen Entwicklung dar. Sie wird mit heilpädagogischen sowie physio- und ergotherapeutischen Methoden gefördert und nachgeholt.
Entwicklungsstörungen führen auch zu Fehlbildungen des Gehirns und Rückenmarks (z. B. Spina bifida) mit teilweise erheblichen neurologischen Ausfällen. Fehlbildungen des zentralen Nervensystems können auch erblich bedingt sein (z. B. Neurofibromatose, Tuberöse Sklerose). Eine an das Chromosom 21 gebundene Krankheit ist die Trisomie 21 oder das Down-Syndrom. Frühkindliche Hirnschädigungen, die unter der Geburt und bis zum Ende des vierten Lebensjahres entstehen, können neben einer geistigen Behinderung und epileptischen Anfällen zu Narben- und Höhlenbildungen im Gehirn sowie zu einem Hydrozephalus führen.

20. Besonderheiten der Pflege bei neurologisch kranken Menschen

20.1 Beobachtungen beim Erstkontakt

Alle Beobachtungen beim Erstkontakt werden im *Planungsteil* der *Pflegedokumentation* zusammengetragen. Zum Planungsteil gehört der Pflegestatus, aus dem der Pflegebedarf abgeleitet wird. Aus dem Pflegebedarf gehen schließlich die Pflegeaufgaben und Pflegeziele und in der praktischen Umsetzung die Pflegemaßnahmen hervor. Die Abbildung 20.1 zeigt als Beispiel das Formular eines Pflegestatus, das als Pflegestammblatt zur Pflegedokumentation gehört.
Ein weiterer Teil der Pflegedokumentation ist der *Pflegebericht*, der Auskunft über den Pflegeverlauf gibt. Die ausgeführten Pflegemaßnahmen sind kurz zu protokollieren und für alle Pflegepersonen und den Ärztlichen Dienst einzusehen, fortzuführen und bei Bedarf zu ergänzen.

Pflegedokumentation
Die Krankenbeobachtung dient der Erkennung der Krankheit und der Entwicklung von Komplikationen und Heilungstendenzen sowie der Wirkung therapeutischer Maßnahmen. Die Krankenbeobachtung berücksichtigt auch die Wahrnehmung persönlicher Wünsche und Bedürfnisse der Patienten.

Erster Kontakt

Für die Pflegeperson erfolgt der erste Kontakt mit einem neurologisch kranken Menschen im stationären Bereich in der Notaufnahme oder auf der Station. Neben dem Kranken sind auch die begleitenden Personen zu begrüßen und diese mit den räumlichen Gegebenheiten und dem Ärztlichen Dienst bekannt zu machen. Es ist wichtig zu erfahren, wer den Kranken begleitet, wer die nächsten Angehörigen sind und wie es um besondere Gewohnheiten des Kranken steht. Ist er Diabetiker oder Allergiker, welche Medikamente nimmt er und was ist bei der Ernährung, beim Stuhlgang oder Wasserlassen zu beachten? Diese Informationen werden bei der Pflegeanamnese erhoben und dokumentiert.

Der erste Kontakt mit dem Patienten bezieht auch dessen Angehörige mit ein.

Bewußtseinsstörung

Es ist zu prüfen, ob der Patient wach, voll ansprechbar und orientiert ist, oder ob das Bewußtsein getrübt oder er sogar bewußtlos ist. Eine Änderung der Bewußtseinslage gibt Hinweise auf die Entwicklung des Krankheitsbildes. Bei bewußtlosen Patienten darf nie in seiner Gegenwart über seine Krankheit und deren Prognose gesprochen werden. Es besteht immer die Möglichkeit, daß der bewußtlos erscheinende Patient etwas wahrnimmt und versteht.

Auch bewußtlos erscheinende Patienten können wahrnehmen.

Bewegungsstörung

Bestehen Lähmungen und wenn ja, welche Extremitäten können nicht bewegt werden? Kann der Kopf bewegt werden? Sind Hinweise auf eine Verletzung der Extremitäten oder der Wirbelsäule erkennbar, ist Vorsicht bei der Lagerung geboten. Insbesondere bei Frakturen im Bereich der Halswirbelsäule kann es bei unsachgemäßer Bewegung und Lagerung zur Schädigung des Rückenmarks kommen, die irreversibel, also nicht wieder rückgängig zu machen ist. Ferner ist zu sehen, ob es zu Zuckungen wie bei epileptischen Anfällen oder zu übersteigerten Bewegungen als Ausdruck einer Hyperkinese kommt.

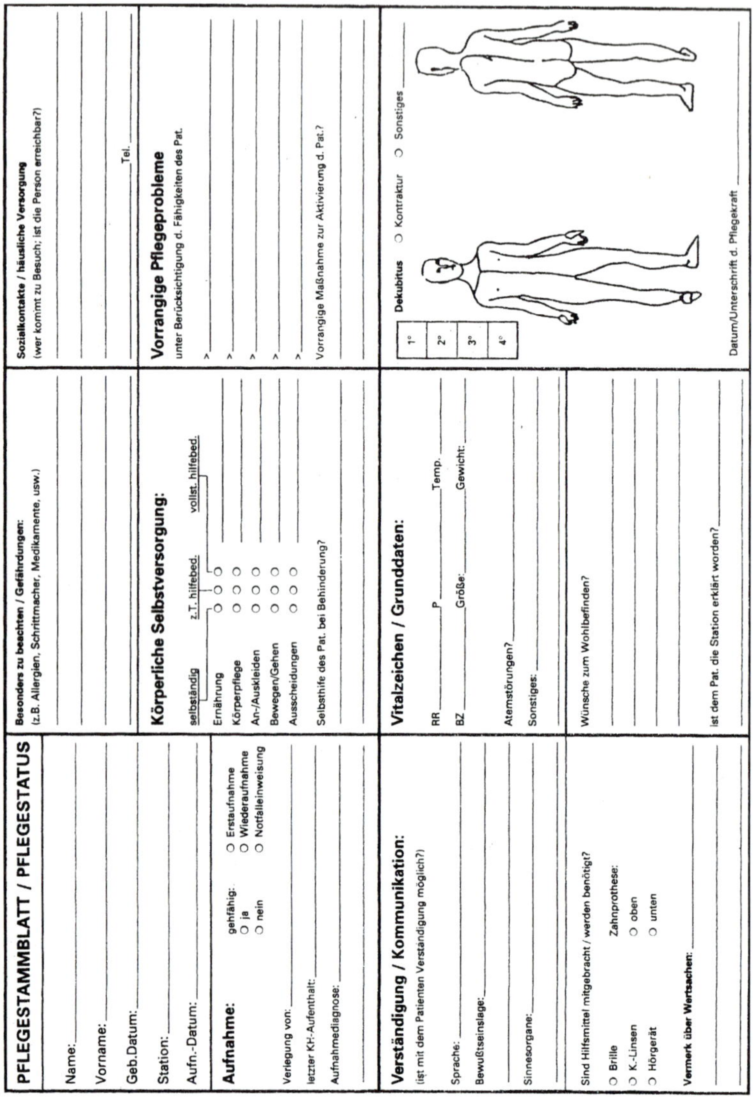
Städtisches Krankenhaus Kiel

PFLEGESTAMMBLATT / PFLEGESTATUS

Name:
Vorname:
Geb.Datum:
Station:
Aufn.-Datum:

Aufnahme: gehfähig: ○ ja ○ nein ○ Erstaufnahme ○ Wiederaufnahme ○ Notfalleinweisung
Verlegung von:
letzter KH-Aufenthalt:
Aufnahmediagnose:

Besonders zu beachten / Gefährdungen:
(z.B. Allergien, Schrittmacher, Medikamente, usw.)

Sozialkontakte / häusliche Versorgung
(wer kommt zu Besuch; ist die Person erreichbar?)
Tel.

Körperliche Selbstversorgung:

	selbständig	z.T. hilfebed.	vollst. hilfebed.
Ernährung	○	○	○
Körperpflege	○	○	○
An-/Auskleiden	○	○	○
Bewegen/Gehen	○	○	○
Ausscheidungen	○	○	○

Selbsthife des Pat. bei Behinderung?

Vorrangige Pflegeprobleme
unter Berücksichtigung d. Fähigkeiten des Pat.
>
>
>
>
>
Vorrangige Maßnahme zur Aktivierung d. Pat.?

Verständigung / Kommunikation:
(ist mit dem Patienten Verständigung möglich?)
Sprache:
Bewußtseinslage:
Sinnesorgane:

Vitalzeichen / Grunddaten:
RR P Temp.
BZ Größe: Gewicht:
Atemstörungen?
Sonstiges:

Dekubitus ○ Kontraktur ○ Sonstiges
1° 2° 3° 4°

Sind Hilfsmittel mitgebracht / werden benötigt?
○ Brille ○ K.-Linsen ○ Hörgerät
Zahnprothese: ○ oben ○ unten
Vermerk über Wertsachen:

Wünsche zum Wohlbefinden?
Ist dem Pat. die Station erklärt worden?

Datum/Unterschrift d. Pflegekraft

Abb. 20.1: Beispiel eines Pflegestatus aus einer Pflegedokumentation

Körperzustand

Wie ist das allgemeine Erscheinungsbild des Kranken, ist er gepflegt oder vernachlässigt? Ist er über- oder unterernährt, ist er ausgetrocknet, hat er eine trockene und belegte Zunge? Kann er essen und trinken und wie funktionieren Wasserlassen und Stuhlgang? In welchem Zustand befindet sich sein Gebiß? Wie ist seine Haut beschaffen? Ist sie trocken oder schweißig, zeigt sie Risse, Verletzungen oder Druckgeschwüre? Riecht er nach Alkohol oder Keton?

Kreislauf und Atmung

Ist die Haut blaß, gut durchblutet oder zyanotisch? Wie sind Blutdruck und Puls? Bestehen Ödeme? Wie ist die Atmung? Ist er kurzatmig? Sind die Atemwege frei oder muß er abgesaugt werden?

Auch den seelischen Zustand des Kranken muß die Pflegeperson erkennen und beschreiben. Ist der Kranke erregt, ängstlich und verzweifelt oder eher depressiv, gedrückt und ohne Antrieb? Besteht Selbstmordgefahr und wie verhält es sich mit seiner Schmerzäußerung?

Emotionales Verhalten

20.2 Lagerung

Die richtige Lagerung gelähmter oder bewußtloser Patienten ist für das Pflegepersonal eine schwierige Aufgabe. Die Lagerungstechnik muß mit der Physiotherapeutin abgesprochen werden. Da diese am Tag nur etwa 30 Minuten mit dem Patienten arbeitet, liegt die Verantwortung für die Lagerung beim Pflegepersonal. Durch eine richtige Lagerung bei Hirnschädigungen kann die Entwicklung einer Spastik verhindert, zumindest aber aufgehalten werden. Außerdem wird der Entstehung von Druckgeschwüren und Gelenkkontrakturen vorgebeugt.

Der gesunde Mensch verändert – auch im Schlaf – ständig seine Lage. Der in seiner Bewegung eingeschränkte kranke Mensch braucht zur Veränderung seiner Lage Hilfe, damit er bequem, entspannt und vor Druckstellen geschützt liegen kann.

Gelähmte Patienten sollten möglichst flach im Bett liegen. Die Lagerung muß aber vom Patienten toleriert werden. Besonders ältere Patienten sind oft mit dem Kopf höher zu lagern. Wenn ein an den Armen gelähmter oder bewußtloser Patient im Bett nach oben gezogen werden soll, darf ihm dabei nicht unter die Arme gegriffen werden. Es kann zu Kapselverletzungen im Schulterbereich und zu einer Förderung der Spastik kommen. Der Rumpf des Patienten muß seitlich angehoben und möglichst mit zwei Pflegekräften nach oben bewegt werden. Wenn möglich, sollte der Patient aufgefordert werden, die Beine aufzustellen, das Gesäß leicht anzuheben und den Körper nach oben zu schlängeln oder rutschen zu lassen. Bei diesem Vorgang ist das Bett natürlich flach gestellt.

Lagerungstechnik nach Bobath

Die Lagerungstechnik bei Schlaganfallpatienten geht auf Erfahrungen des Londoner Ehepaars Karel und Berta Bobath (Neurologe und Physiotherapeutin 1965, 1970) zurück. Das *Bobath-Konzept* geht davon aus, daß die Spastik nicht allein auf eine Schädigung der Pyramidenbahn zurückzuführen ist, sondern auf eine umfassendere Störung der Hirnfunktion. Ein Beispiel möge dies verdeutlichen: Der Patient wird aufgefordert, ein Buch mit dem gelähmten Arm zu greifen. Er stellt sich gedanklich auf die Bewegung ein, auch wenn er sie nicht oder nur unvollständig ausführen kann. Das Bewegungsmuster »Buchgreifen« entsteht und muß geübt werden. Dabei wirken Einflüsse aus dem sensiblen System (z. B. Schwereempfindung, Druckgefühl), den Basalganglien und der Formatio reticularis mit.

In Anlehnung an das Bobath-Konzept werden folgende Lagerungstechniken empfohlen:

- Die *Lagerung auf der betroffenen Seite* (Abb. 20.2 a, S. 270) ist aus therapeutischer Sicht die beste Lagerungsart. Die Schulter der gelähmten Seite wird nach vorne gelagert. Dabei darf am gelähmten Arm nicht gezogen werden, sondern der Arm wird mit dem Schulterblatt nach vorne bewegt. Der gelähmte Arm ist gestreckt und die Handinnenfläche

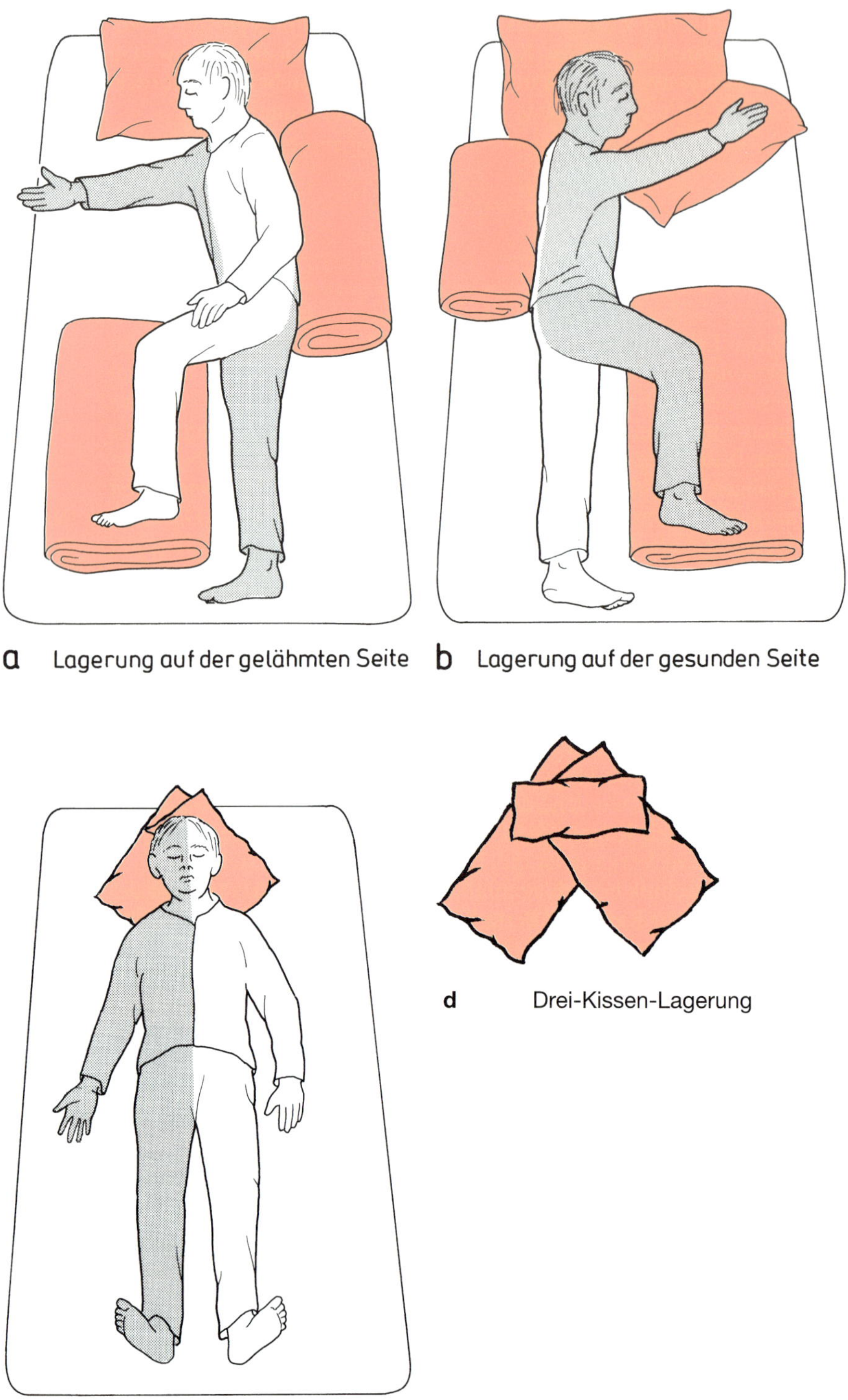

Abb. 20.2 Lagerung eines Patienten mit Halbseitenlähmung

schaut nach oben (ist supiniert). Das gelähmte Bein ist in der Hüfte gestreckt und im Knie leicht gebeugt. Das gesunde Bein liegt gebeugt auf einem Kissen vor dem gelähmten Bein. Der Patient liegt etwas nach hinten gedreht und wird durch ein Rückenkissen gestützt. Ein Bettgitter auf der nichtbetroffenen Seite gibt dem Patienten Halt im Rükken.
- Die *Lagerung auf der gesunden Seite* (Abb. 20.2 b) wirkt ebenfalls tonusregulierend, erzielt jedoch nicht die positiven Druckimpulse der erstgenannten Lagerung. Bei der Lagerung auf der gesunden Seite werden die betroffenen Körperabschnitte etwas weiter nach vorne gelagert, in Richtung Bauchlage. Der gelähmte Arm liegt vollständig unterlagert auf einem Kissen vor dem Körper. Die Innenfläche der Hand hat Kontakt zur Unterlage (ist proniert). Die Hand wird etwas höher gelagert, um ein Anschwellen zu vermeiden. Die Finger sind leicht gespreizt oder gestreckt. Das gelähmte Bein ist in der Hüfte und im Knie gebeugt und liegt auf einem dicken Kissen vor dem gesunden Bein. Der Fuß darf nicht vom Kissen herunterhängen.
- Die *Lagerung auf dem Rücken* (Abb. 20.2 c) hat aus therapeutischer Sicht keinen günstigen Einfluß, da sie den Strecktonus des Patienten begünstigt. Bei der Lagerung auf dem Rücken werden Kopf, beide Schulterblätter und eventuell der betroffene Arm durch gekreuzt gelegte Kissen gut unterstützt. Über die beiden länglichen größeren Kissen, die in umgekehrter V-Form angeordnet sind, kann für den Kopf noch ein kleines Kissen quer gelegt werden (Abb. 20.2 d). Diese »Drei-Kissen-Lagerung« hat sich bewährt. Rumpf und Beine liegen flach im Bett.
  Um eine Überstreckung der Kniegelenke zu vermeiden, können diese leicht (maximal 4 cm) unterlagert werden. Der Druck auf die Fersen kann durch ein gefaltetes Handtuch reduziert werden, welches unter die Achillessehne gelegt wird. Die Unterschenkel dürfen nicht auf einem Kissen gelagert werden, weil dadurch die Knie- und Hüftstellung ungünstig beeinflußt werden. Zur *Spitzfußprophylaxe* darf keine Fußkiste oder Sandsack benutzt werden, weil durch den Druck auf den Vorfuß eine Streckspastik ausgelöst werden kann.
  Die Füße liegen frei im Bett. Die beste Spitzfußprophylaxe ist die frühzeitige Mobilisation des Patienten durch regelmäßiges Sitzen und Stehen.

Bei allen Lagerungen ist darauf zu achten, daß der Patient seine Stellung als angenehm empfindet und die Lagerung bis zu 2–3 Stunden tolerieren kann. Nicht vergessen werden darf die Klingel; sie muß in Reichweite des Patienten liegen oder angebracht sein, und er muß sie bedienen können.

- Das *Sitzen und Lagern im Stuhl* (Abb. 20.3, S. 272) ist den Lagerungen im Bett immer vorzuziehen, wenn von ärztlicher Seite keine Einwände bestehen. Bereits am zweiten Tag nach dem akuten Ereignis kann der Patient in den Stuhl gesetzt werden. Sowohl für die Tonusregulation als auch für das Bewußtmachen der Umgebung ist das Sitzen eine deutlich bessere Position. Im Sitzen muß das Gleichgewichtssystem mehr als im Liegen aktiviert werden. Auch kann der Patient im Sitzen die Vorgänge im Zimmer oder Aufenthaltsraum besser verfolgen, ohne den schweren Kopf anheben zu müssen. Die frühzeitige Mobilisation hat zudem

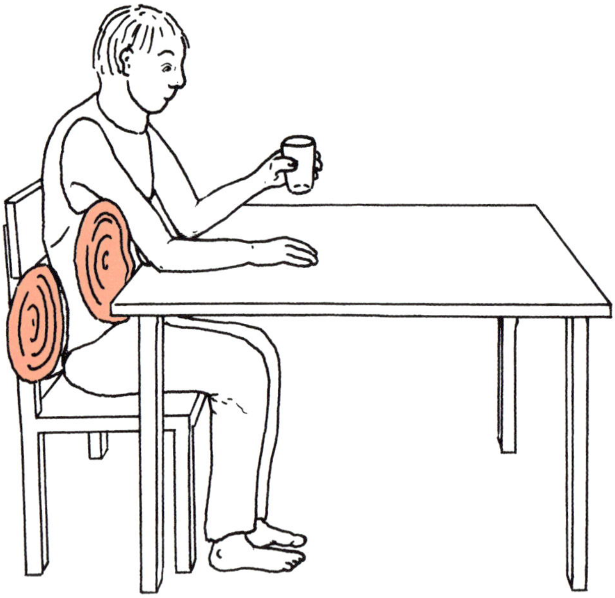

Abb. 20.3 Sitzen am Tisch bei Halbseitenlähmung rechts (nach Mauritz, K.-H.: Rehabilitation nach Schlaganfall, W. Kohlhammer Verlag, 1994)

positive Auswirkungen auf die »Grundprophylaxe«; das Sitzen stellt einen Schutz gegen Dekubitus, Pneumonie und Kontraktur dar.
Der Stuhl oder Rollstuhl sollte eine gerade Sitzfläche und eine feste durchgehende Rücken- und Armlehne haben. Das Gesäß des Patienten berührt hinten die Rückenlehne des Stuhls, die Füße stehen parallel und hinter den Knien auf dem Boden (und nicht auf den Fußrasten des Rollstuhls). Die Füße müssen mit den Fersen auf dem Boden stehen. Dies ist neben dem Stand die beste Spitzfußprophylaxe. Der untere Rumpf wird im Rücken durch ein Kissen unterstützt und somit der Oberkörper in Vorlage gebracht. Vor den Stuhl kann ein Tisch gestellt werden, auf dem sich der Patient abstützen kann. Die Vorlage des Körpers fällt leichter, wenn zwischen Thorax und Tisch ein Kissen gesteckt wird. Der betroffene Arm kann jetzt auf dem Tisch gelagert werden.

20.3 Kontrakturprophylaxe

Kontrakturen entstehen durch Ruhigstellung der Gelenke. Die beste vorbeugende Maßnahme sind ausgiebige Bewegungsübungen.

Kontrakturen entstehen vor allem bei Lähmungen durch Bewegungseinschränkungen der Gelenke. Muskeln und Sehnen verkürzen sich, die Gelenkkapsel schrumpft und das Gelenk versteift. Es kommt zu Beuge- und Streckkontrakturen. Aufgabe der Pflegepersonen ist es, den Patienten zunächst physiologisch, d.h. in mittlerer Funktionsstellung zu lagern: die Oberarme sind leicht abduziert, die Unterarme etwas gebeugt und die Hände leicht zur Streckseite bewegt; die Beine sind bei nur leicht gebeugten Knien gestreckt gelagert und die Füße berühren ein weiches Kissen.

Die Anleitung zu *Bewegungsübungen* geben die Physiotherapeuten. Die Pflegepersonen unterstützen die Therapie und versuchen, diese bei ihren Tätigkeiten fortzuführen. Sofort nach Auftreten der Lähmung ist mit Bewegungsübungen zu beginnen. Bei völliger Bewegungsunfähigkeit sind die Übungen passiv. Sind Bewegungen möglich, wird der Patient aufgefordert, seine Extremitäten aktiv zu bewegen, auch gegen einen Widerstand. Das Durchbewegen ist für die Patienten oft sehr schmerzhaft; es darf nicht mit Gewalt durchgeführt werden. Eventuell sind Schmerzmittel zu geben. Zur aktiven Durchbewegung müssen viele Patienten immer wieder angehalten werden. Die Durchführung ist besser gewährleistet, wenn die Patienten über das Ziel der Maßnahmen aufgeklärt und ihnen die Folgen einer Gelenkversteifung verdeutlicht werden.

Bewegungen werden aktiv, passiv oder assistiert durchgeführt.

20.4. Dekubitusprophylaxe

Ursachen und Entstehungsbedingungen

Bettlägerige und in der Beweglichkeit eingeschränkte Patienten sind vom *Dekubitus* bedroht. Dabei handelt es sich um ein Druckgeschwür der Haut und des darunterliegenden Gewebes. Das Druckgeschwür entsteht, wenn durch länger anhaltenden Druck die Durchblutung der Haut gestört wird. Die Durchblutung der Haut kann zusätzlich durch den schlechten Allgemeinzustand des Patienten beeinträchtigt sein. Die Geschwürsbildung kann gefördert werden durch vermehrtes Reiben der Haut, durch Falten des Bettlakens oder feste Krümel im Bett sowie durch eine feuchte, aufgeweichte Haut bei vermehrtem Schwitzen oder eine Urininkontinenz. Außerdem kann durch eine Störung der Berührungs- und Schmerzempfindung der den Druck begleitende Schmerz nicht wahrgenommen und die Lage zur Druckentlastung nicht entsprechend verändert werden.

Pflege

Zur Dekubitusentstehung tragen viele Faktoren bei. Damit es erst gar nicht dazu kommt, muß der gelähmte Patient alle zwei Stunden seine Lage ändern. Gefährdete Druckstellen wie die Haut über dem Kreuz- und Steißbein, den Fersen, den Schulterblättern, den Rollhügeln der Oberschenkel, den Fußknöcheln und dem Bereich der Ohrmuscheln müssen vom Druck entlastet werden. Dies geschieht durch Lagerung auf weichen Schaumstoffmatratzen. Bettlägerige kommen aus der Rückenlage in eine 30 Grad Seitenlage, weil dadurch Rollhügel, Knöchel und Schulter am besten entlastet sind. Die Haut ist sauber und trocken zu halten. Auf das Abreiben mit Franzbranntwein sollte verzichtet werden. Dies wird zwar als angenehm empfunden, trocknet aber die Haut wegen des Alkoholgehalts zu sehr aus und macht sie fettarm. Dadurch wird sie leichter verletzbar.

Tägliche Kontrolle der Haut. Besonders zu beachten sind Trockenhalten der Haut, Druckentlastung gefährdeter Hautstellen und häufiger Lagerungswechsel.

Beim Betten und Pflegen des Patienten muß täglich genau auf die Hautbeschaffenheit und die mögliche Entstehung eines Druckgeschwürs geachtet werden.

Vier Schweregrade der Dekubitusbildung können unterschieden werden. Sie werden in Tabelle 20.1 zusammen mit pflegerischen und therapeutischen Maßnahmen dargestellt.

Tab. 20.1: Stadieneinteilung bei der Dekubitusentstehung und pflegerisch-therapeutische Maßnahmen

	Haut- und Gewebeszustand	Pflege und Therapie
Stadium I	Die umschriebene Rötung der noch intakten Haut läßt sich nicht mehr wegdrücken, verschwindet aber nach Druckentlastung	Druckentlastung. Haut trocken halten, Hautspray, kein Puder!
Stadium II	Die Haut ist oberflächlich geschädigt und sieht bläulich aus. Es kann zur Blasenbildung kommen	Druckentlastung. Förderung der Hautepithelisierung z. B. durch Bepanthen®-Salbe
Stadium III	Der Hautdefekt reicht in die Tiefe und kann sich infizieren; Muskeln, Sehnen und Bänder werden sichtbar	Druckentlastung. Trocken- und Sauberhalten der Wunde. Bei Infektion Rivanol®- oder Betaisodona®-Lösung
Stadium IV	Haut und Gewebe sind defekt; es bilden sich trockene oder nässende Geschwüre (Nekrosen). Eventl. Knochenbeteiligung	Druckentlastung. Chirurgische Entfernung der Nekrosen. Säubern der Wunden durch eiweißspaltende Fermente wie z. B. Leukase®-Kegel und Anregung der Granulation und Epithelisierung

20.5 Pneumonieprophylaxe

Rückenlagerung reduzieren, halbhohe Lagerung des Oberkörpers, Atemübungen (Giebelrohr), frühzeitiges Absaugen.

Bettlägerige, zudem alte, schwerkranke sowie benommene oder bewußtlose Patienten sind von einer Bronchopneumonie bedroht, die als Herdpneumonie von den kleinen Bronchien auf das umgebende Lungengewebe übergeht. Es tritt Fieber auf, Puls und Atemfrequenz steigen an, der Kreislauf ist belastet und das Allgemeinbefinden verschlechtert sich schnell, zumal häufig nicht genug getrunken wird. Erschwerend kommt hinzu, daß die Patienten zum Verschlucken neigen und nicht richtig abhusten können.

Um einer Bronchopneumonie vorzubeugen, sollte der Patient weniger auf dem Rücken, sondern mehr auf der Seite liegen und dabei die Arme kopfwärts lagern. Bei Seitenlagerung wird zum Abstützen des Körpers ein großes festes Kissen gegen den Rücken geschoben und das oben liegende Bein auf einem Kissen gelagert entsprechend der Position in Abbildung 20.2 b oder c (s. S. 270). Auch die Hochlagerung des Körpers kann angezeigt sein. Zweistündliches Umlagern ist nötig, um die Belüftung der Lungen zu verbessern und den Hustenreflex anzuregen. Mit dem Absaugen sollte nicht zu lange gezögert werden. Der Patient ist immer wieder aufzufordern, tief durchzuatmen und zu husten. Hilfreich ist dabei das

Atmen in ein Giebel-Rohr bei abgeklemmter Nasenatmung. Dabei wird die mit Kohlendioxyd angereicherte und ausgeatmete Luft wieder eingeatmet und damit das Atemzentrum angeregt. Einreibungen mit Pinimenthol®-Salbe werden wegen der freigesetzten ätherischen Öle als sehr angenehm und atemerleichternd empfunden. Auf unerwünschte Nebenwirkungen wie asthmaähnliche Reaktionen ist zu achten.

20.6 Thromboseprophylaxe

Zu einer *Thrombose* kann es bei gelähmten und damit bettlägerigen Patienten kommen, besonders dann, wenn sie schwerkrank sind und eine Herzinsuffizienz besteht. Die wichtigste Prophylaxe besteht in einem *Bewegungstraining*, das frühzeitig zu beginnen ist. Soweit es die Lähmung erlaubt, sind im Bett Fußbewegungen, das Aufstellen der Beine und Anheben des Gesäßes sowie Bewegungen wie beim Radfahren angezeigt. Möglichst bald sollte sich der Patient aufsetzen und das Bett verlassen. Das faltenfreie Wickeln der Beine mit elastischen Binden oder besser noch oberschenkellange Stützstrümpfe (*Antithrombosestrümpfe*) bewirken eine Kompression der oberflächlichen Venen und damit eine Verbesserung des Blutflusses in den tiefergelegenen großen Venen. Bettlägerige Patienten erhalten außerdem zweimal täglich 5000 E Heparin subkutan zur Vermeidung einer Embolie.

Frühzeitige Bewegungsübungen insbesondere der Beine, frühzeitiges Aufsetzen und Aufstehen, oberschenkellange Stützstrümpfe, Heparinisierung.

20.7 Nahrungs- und Flüssigkeitszufuhr

Bei einigen neurologischen Erkrankungen wie beim Schlaganfall, bei bewußtseinsgestörten Patienten, bei der Polyneuritis mit Hirnnervenbeteiligung und im Endstadium des Parkinson-Syndroms und der Multiplen Sklerose kann es zu Schluckstörungen und damit zur ungenügenden Nahrungs- und Flüssigkeitsaufnahme kommen. Allgemein rechnet man mit etwa 2½ bis 3 Liter Flüssigkeit täglich, besonders bei fieberhaften Zuständen mit vermehrtem Schwitzen. In ausreichendem Maß sind ferner Kohlenhydrate, Eiweiße, Fett, Ballaststoffe sowie Elektrolyte und Vitamine erforderlich.

Ausreichende Flüssigkeitszufuhr (2½–3 Liter täglich), Trinken bei aufgerichtetem Oberkörper, Vermeiden einer Aspiration, Mundpflege.

Ist das Schlucken beeinträchtigt, sollte der Patient beim Essen und Trinken aufrecht im Bett sitzen, den Kopf leicht nach vorne halten und nach Möglichkeit die Beine nicht gestreckt haben. Ungünstig ist es, wenn der Patient liegt oder den Kopf zur Seite hält. Mit kleinen Löffelportionen werden zunächst die Lippen berührt, um das Öffnen des Mundes zu erreichen. Dann werden die Portionen in den vorderen Mundbereich gegeben (nicht zu weit hinten wegen der Gefahr des Würgens), und das Schlucken abgewartet oder durch besondere Kiefergriffe angebahnt.

Beim Trinken testet man zunächst mit kleinen Teelöffelmengen, ob das Schlucken überhaupt möglich ist. Das Trinken mit einem Strohhalm ist mitunter der Schnabeltasse vorzuziehen. Die Trinkmenge ist zur Beurteilung der Flüssigkeitsbilanz auf einer Trinkliste, die sich im Krankenzimmer befindet, zu dokumentieren.

Bei allen diesen Eß- und Trinkbemühungen ist darauf zu achten, daß der Patient möglichst selbständig agiert. Dazu müssen eventuell Hilfsmittel (geeignetes Besteck und Geschirr) bereitgestellt werden. Ein großes Problem ist, daß die Kranken häufig angehalten werden müssen, überhaupt zu essen und zu trinken; und wenn sie es tun, dauert es lange und mitunter kleckern sie tüchtig. Das bedeutet Geduld vom Pflegepersonal. Es darf nicht geschehen, daß aus Gründen der Zeitersparnis und der Vereinfachung die Kranken gefüttert werden. Kommt es zur Aspiration, muß notfalls der Mund mit den Fingern der Pflegeperson ausgeräumt werden. Der auf dem Bauch liegende Patient wird an den Hüften angehoben und der sitzende Patient weit nach vorne gebeugt. Durch kräftige Schläge auf den Rücken wird versucht, den Hustenreflex anzuregen. Sofort ist der Arzt zu informieren. Das Absauggerät und das Intubationsbesteck sind bereitzuhalten.

Mundpflege

Die Patienten müssen zum Kauen angeregt werden, um einer Soorinfektion und Ohrspeicheldrüsenentzündung (Parotitis) vorzubeugen. Bei der *Mundpflege* ist der Mund- und Rachenraum aufmerksam zu untersuchen. Bei einer Lähmung der Wangenmuskulatur einer Seite können dort Speisereste verbleiben, die bei Umlagerung des Kranken unbemerkt in die freie Mundhöhle gelangen und zur Aspiration führen.

20.8 Obstipation

Schlackenreiche Kost, reichlich Flüssigkeit, Bewegung, möglichst keine Abführmittel.

Um einer *Verstopfung* bei den oft bettlägerigen und bewegungsbehinderten Patienten vorzubeugen, ist auf eine schlackenreiche Kost (Vollkornbrot, Obst, frisches Gemüse, rohes Sauerkraut) zu achten. Bewährte Quell- und Gleitmittel sind Kleie und Leinsamen. Damit der Darminhalt breiiger und flüssiger wird, muß reichlich getrunken werden. Das wird leider oft vergessen. Auch bei der Gabe von Lactulose (z. B. Bifiteral®) muß gleichzeitig reichlich getrunken werden. Günstig wirken sich auch Massagen der Bauchdecken aus. Regelmäßige Stuhlgangzeiten sind einzuhalten und die individuellen Gewohnheiten bei der Stuhlentleerung zu beachten. Auf die herkömmlichen Abführmittel ist wegen der Gefahr der Gewöhnung und der Dickdarmentzündung zu verzichten.

20.9 Harnentleerungsstörung

Neben dem Unvermögen, Urin oder Harn willkürlich zurückzuhalten (*Inkontinenz*), so daß er unfreiwillig abgeht, kann es auch zu einer Harnverhaltung (*Ischurie*) kommen, indem die Blase spontan nicht entleert werden kann. In beiden Fällen muß eine künstliche Ableitung, ein *Katheter*, gelegt werden. Bei gefüllter Blase gelingt dies am besten durch eine Direktpunktion der Blase oberhalb der Symphyse (Vereinigungspunkt der beiden Schambeine). Diese *suprapubische Blasenpunktion* ist ein kleiner, gefahrloser und kaum schmerzhafter Eingriff, der sich auch zum Anlegen eines Dauerabflusses eignet und eine Keimeinschleppung praktisch ausschließt.

Die Punktionsstelle muß regelmäßig auf Entzündungszeichen kontrolliert und durch einen sterilen Verband versorgt werden.

Eine suprapubische Blasenpunktion ist dem Katheter vorzuziehen, Blasentraining, Kontrolle der 24-Stunden-Urin-Menge.

Problematisch sind Vorlagen oder Windeln sowie *Urinauffangsysteme* wie das Urinalkondom für den Mann und der Urinauffangbeutel für die Frau, weil es leicht zu einer Infektion der harnableitenden Wege kommt. Die Systeme können vorübergehend im häuslichen Bereich angewandt werden. Im stationären Bereich und als Dauerlösung ist der suprapubische Katheter vorzuziehen, der weitgehend den transuralen Katheter ersetzt hat.

Vor dem Legen eines Katheters muß versucht werden, die Blase durch ein *Blasentraining* zur Entleerung zu bringen. Mehrmals am Tag wird zu festgelegten Zeiten versucht, die Blase spontan zu entleeren, bis der Patient selbst wieder den Füllungsreiz der Blase wahrnimmt, um die Entleerung selbst zu steuern. Erleichtert wird die Blasenentleerung in sitzender Position sowie durch Klopfen auf den Unterleib. Eine ständige Restharnmenge fördert die Gefahr einer Blasenentzündung, die ihrerseits die Blasenentleerung stört.

Ein transuraler *Dauerkatheter* sollte nur in Ausnahmefällen gelegt werden. Das Katheterisieren der Harnblase ist immer mit einer hohen Infektionsgefahr verbunden. Keime können von der äußeren Harnröhrenmündung mit dem Katheter selbst oder zwischen Katheteraußenwand und Harnröhrenwand in die Blase gelangen. Aber auch durch unsachgemäßes Hantieren beim Wechseln des Urinsammelbeutels besteht eine nicht zu unterschätzende Infektionsgefahr.

20.10 Basale Stimulation

Auch bewußtlose und komatöse Patienten erhalten Anregung durch einfache Reize wie Berührung, Temperaturunterschiede, Geräusche.

Das Reaktionsvermögen bewußtloser oder komatöser Patienten ist sehr viel ausgeprägter, als früher angenommen wurde. Ausgehend von den Erfahrungen der Sonderpädagogik (Andreas Fröhlich) werden durch einfache Reize wie Berührung, Kälte- oder Wärmeeinwirkung, Geräusche und Lichteffekte die Wahrnehmung und die Gehirntätigkeit stimuliert. Es

kommt zur Entwicklung neuer Nervenfortsätze (Dendriten) und zur Verbesserung der neuronalen Vernetzung.
Die Techniken dieser *Basalen Stimulation* wurden 1991 von Christel Bienstein in die Krankenpflege eingeführt. Sie kommen nicht nur bei bewußtlosen Patienten, sondern auch bei Patienten mit Schlaganfall, Hirnverletzung, apallischem Syndrom und Demenz zur Anwendung. Gleich nach Einsetzen der Hirnschädigung wird mit der basalen Stimulation begonnen, indem z. B. durch wohltuende Berührung, geruchsanregende Stoffe, mit gutschmeckenden Substanzen, durch Lichtreize und angenehme Musik die Wahrnehmung stimuliert wird (siehe auch S. 143). Damit werden die zentralen Funktionen und die personale Integration gefördert. Beim Betten, Waschen und Füttern sind die Erkenntnisse der Basalen Stimulation zu berücksichtigen, die die Physio- und Ergotherapie ergänzen.

Zusammenfassung

Neurologische Pflege setzt eine genaue Beobachtung des Kranken und Einschätzung seiner Funktionsstörungen voraus. Große Aufmerksamkeit gilt der Lagerung des Patienten unter Beachtung des Bobath-Konzeptes. Durch besondere Vorbeugungsmaßnahmen sind Kontrakturen, Dekubitus, Pneumonie und Thrombose zu vermeiden. Auf eine ausreichende und ausgewogene Nahrungs- und Flüssigkeitszufuhr sowie eine regelmäßige Stuhl- und Harnentleerung ist zu achten. Bei bewußtseinsgestörten Patienten ist eine Anregung über die basale Stimulation angezeigt.

21. Umgang mit neurologisch kranken Menschen

21.1 Der alte Patient

Zerebrale Durchblutungsstörungen und Parkinson-Syndrom sind Erkrankungen, die besonders häufig im höheren Lebensalter auftreten. Ihre Zahl nimmt weiter zu, weil immer mehr Menschen das höhere Lebensalter erreichen. Die Pflege des alten Menschen setzt einen besonderen Umgang und besondere Kenntnisse der Pflegeperson voraus. Sie muß sich auf das Verhalten und die Wesensart des alten Menschen einstellen und die im Alter häufig zusätzlichen Leiden und Behinderungen beachten. Nicht selten sind neben der neurologischen Grunderkrankung ein Bluthochdruck, ein Diabetes mellitus, eine Herzinsuffizienz, eine depressive Verstimmung oder gar eine tiefgreifende seelische Störung zu behandeln. Der Krankheitsverlauf ist bei alten Patienten mitunter anders als bei jüngeren. So werden Hirntumoroperationen von älteren Patienten mit vermehrten Komplikationen und Schädel-Hirnverletzungen mit verzögerter Rückbildung der Ausfallerscheinungen häufig nur schwer und unvollständig überwunden.

Der alte Patient kann, wenn er in die Klinik kommt, durch den Wechsel seiner Umgebung Anpassungsschwierigkeiten bekommen sowie verwirrt und unruhig werden. Die Pflegeperson ist ihm beim Einleben auf der Station behilflich; sie zeigt ihm die Toilette, das Dienstzimmer, den Tagesraum und die Bedienung der Rufanlage. Das Essen darf nicht einfach hingestellt werden, sondern die Pflegeperson vergewissert sich, ob der Kranke allein essen kann und ob auch alles aufgegessen und getrunken wird. Dann ist genau nach den Medikamenten zu fragen, die der alte Patient zu Hause eingenommen hat, und wie es mit dem Wasserlassen und Abführen funktioniert. Überhaupt sollte sich die Pflegeperson bemühen, sich auf Eigenheiten und eingefahrene Gewohnheiten der alten Patienten einzustellen.

Besonders kritisch ist häufig die erste Nacht im Krankenhaus. Der alte Mensch findet sich mitunter, wenn er nachts aufwacht und zur Toilette möchte, nicht zurecht. Er fällt leicht aus dem Bett oder stolpert im Zimmer. Die Nachtwache muß häufiger nachsehen und sich nach den Bedürfnissen erkundigen. Aus einer falschen Bescheidenheit heraus möchte der alte Mensch die Nachtwache häufig nicht bemühen.

Bei der allgemeinen Pflege alter Menschen ist zu überprüfen, ob die Kranken genügend essen und trinken, ob sie regelmäßig Wasser lassen und Stuhlgang haben, ob sie sich ausreichend sauber halten, ob die Haut intakt ist und sie nicht durchliegen und ob sie sich auch genug bewegen. Große Probleme bereitet immer wieder die zu geringe Flüssigkeitsaufnahme, weil kein Bedürfnis zum Trinken besteht. Etwa drei Liter Flüssigkeit pro Tag sind erforderlich, damit der Spannungszustand von Haut und

Gewebe sowie die Blutzirkulation aufrechterhalten bleiben und der Stuhl nicht zu fest wird. Inkontinente Patienten müssen immer wieder trocken gebettet und eventuell mit Windeln versehen werden. Die Pflegeperson benötigt für ältere Patienten mehr Zeit; und wenn sie diese aufbringt und die Patienten verständnisvoll pflegt, wird sie überrascht sein, wie dankbar gerade ältere Menschen sein können. Auch von ärztlicher Seite muß mit alten Patienten behutsam umgegangen werden; dabei sind Medikamente vorsichtig zu dosieren, eingreifendere Untersuchungen überlegt einzusetzen, die Verordnungen und sonstige Maßnahmen ruhig und langsam zu erklären und die Entlassung rechtzeitig anzukündigen.

21.2 Der depressive Patient

Vor jeder Therapie steht gerade bei psychischen Störungen die eingehende psychiatrische Abklärung. Beim depressiven Syndrom ist zu klären, ob es seine Ursache in einer hirnorganischen Erkrankung (z. B. zerebrale Durchblutungsstörung, Demenz oder Hirntumor) oder in einer reaktiven Verstimmung auf die belastende Erkrankung oder die Lebensumstände hat oder ob das depressive Syndrom Ausdruck einer endogenen Depression ist. Die Zuordnung ist oft schwierig.
Bei allen depressiven Zuständen besteht die Gefahr des Suicids. Hier versucht die Pflegeperson, ein besonders vertrauensvolles und verstehendes Verhältnis zum Kranken aufzubauen und genau auf seine Äußerungen und Stimmungsschwankungen zu achten und diese dem Arzt mitzuteilen. Diagnostische und therapeutische Hilfen sind auch vom Psychologischen Dienst zu erwarten.

Betreuung von Patienten mit symptomatischer Depression

Bei der *symptomatischen Depression*, die Ausdruck einer hirnorganischen Erkrankung ist, richtet sich die Therapie zunächst nach dem Grundleiden. Hirndurchblutung und Hirnstoffwechsel sind zu bessern. Mit Unruhe einhergehende depressive Verstimmungen werden durch kleine Dosen eines Neuroleptikums (z. B. 3x25 mg Taxilan®, 3x15 bis 50 mg Truxal®) beeinflußt. Depressive Hemmungen werden mit Antidepressiva (z. B. 3x25 mg Aponal® oder Saroten®) aufgelockert. Immer ist das beruhigende, mutmachende und zuhörende Gespräch notwendig. Hauptsache ist, daß überhaupt jemand mit dem bedrückten Kranken spricht; das kann auch die Raumpflegerin, die Stationshilfe oder der ehrenamtliche Helfer sein. Es kommt entscheidend darauf an, wie die Mitarbeiter einer Station das »Stationsklima« prägen und wie wohl und geborgen sich der Kranke auf der Station fühlt.

Betreuung von Patienten mit endogener Depression

Die *endogene Depression* gehört in die Behandlung des Psychiaters und erfordert den Einsatz höherer Psychopharmaka-Dosen. Das Pflegepersonal muß die Wirkung der Medikamente auf den Stimmungszustand sehr genau beobachten und Äußerungen der Patienten aufmerksam wahrnehmen. Wenn der Antrieb wiederkehrt und die Stimmungsaufhellung noch nicht eingetreten ist, sind die Patienten in dieser labilen und erregten Phase besonders suizidgefährdet.

Betreuung von Patienten mit depressiver Verstimmung

Bei der *depressiven Verstimmung* als *Ausdruck einer abnormen seelischen Reaktion* steht das therapeutische Gespräch zur Entschärfung des Konfliktes an erster Stelle. Unterstützend können kleine Dosen von Neuroleptika oder Antidepressiva gegeben werden. Tranquilizer wie Valium®, Adumbran® und Lexotanil® sollten trotz guter Wirksamkeit gegen Angst und allgemeiner Unruhe wegen der drohenden Gefahr der Abhängigkeit nicht oder nur vorübergehend verordnet werden.

21.3 Der verwirrte Patient

Gerade ältere Patienten mit stärkeren zerebralen Durchblutungsstörungen können besonders nachts verwirrt werden. Sie sind nicht orientiert, verkennen die Personen und die Situation und geraten in einen ängstlich-erregten Unruhezustand. Ungeahnte Kräfte werden frei, so daß es zu Handgreiflichkeiten und Sachbeschädigungen kommen kann. Die Pflegeperson bemüht sich zunächst, ruhig mit dem verwirrten Patienten zu sprechen, ihn zu berühren, zu streicheln und sich zu ihm zu setzen. Es ist herauszufinden, was dem Patienten unbehaglich ist. Es sollte ihm etwas zum Trinken angeboten werden. Ist keine Besserung zu erzielen, muß die Pflegeperson bestimmt und zielgerichtet zugreifen, darf aber nicht ungeduldig werden und sich angegriffen fühlen. Medikamentös können dämpfende Neuroleptika (z. B. Taxilan®, Truxal®) oder vorübergehend auch Benzodiazepine (z. B. Diazepam) gegeben werden. Immer wieder wird beobachtet, daß eine Tasse Kaffee oder entsprechend Koffein zur Beruhigung führt, weil dadurch die zerebralen Durchblutungsverhältnisse verbessert werden. Nie sollte der verwirrte und dadurch auch unruhige Patient »fixiert« werden. Besser ist es, ihn vorübergehend auf eine psychiatrische Wachstation zu verlegen.

21.4 Der aggressive Patient

Patienten mit Kopfverletzungen, zerebralen Durchblutungsstörungen oder auch Epilepsie können ausgesprochen aggressiv werden. Sie können Pflegepersonen, Betreuer und Mitpatienten verletzen oder Gegenstände zerstören. Teilweise sind sie gleichzeitig auch verwirrt. Die Pflegeperson muß sich ständig in acht nehmen, nicht angegriffen zu werden. Sie bemüht sich aber, ruhig auf den Kranken einzugehen, ihn zu lenken und ihm zu helfen, damit er erkennt, daß er angenommen und verstanden wird. Die Pflegeperson darf sich nicht provozieren lassen und muß immer in dem Bewußtsein handeln, daß sie es mit einem Kranken, seelisch gestörten Menschen zu tun hat. Fixierungen sind zu vermeiden. Häufig beruhigt sich der aggressive Patient, wenn er in eine ruhige und reizarme Umgebung kommt. Unterstützend können Neuroleptika wie Neurocil® und Truxal® in höherer Dosierung wirken.

21.5 Der schwierige Patient

Anspruchsvolle, geltungssüchtige und stimmungslabile Patienten gelten häufig als schwierig. Die Pflegeperson muß diese besonderen Charaktereigenschaften erkennen und den Kranken zunächst so annehmen wie er ist. Zuerst geht es um die sachliche Abklärung der Krankheit, wegen der er ins Krankenhaus kommt. Langsam lernt man den Kranken und seine Familie kennen und ist dann besser in der Lage, seine auffällige Charaktereigenschaft einzuschätzen. Nach einigen Tagen kann die Pflegeperson dann ruhig und bestimmt und ohne Aggressivität auf den Kranken einwirken und ihm deutlich machen, daß er sich an die Gegebenheiten im Krankenhaus oder an die durch seine Krankheit veränderte Lebenssituation anpassen, eventuell auch zurückstecken und sich bescheiden muß.

21.6 Der Schmerzpatient

Klagen Patienten über Kopf- und Rückenschmerzen, ist es für Pflegepersonal und Ärzte gleichermaßen schwierig, die Notwendigkeit der Verabreichung eines Schmerzmittels abzuschätzen. Treten die Schmerzen im Zusammenhang mit einem Hirntumor, einer Meningitis, einer Subarachnoidalblutung, eines Bandscheibenvorfalles oder einer Trigeminusneuralgie auf, ist bei diesen organischen Schmerzen ohne Bedenken ein Schmerzmittel vorübergehend zu geben.
Ist jedoch für den Schmerz eine belangvolle körperliche Ursache nicht erkennbar, und ist der Schmerz außerdem chronisch, ist stets an eine psychische Mitverursachung oder gar an eine rein psychogene Entwicklung des Schmerzgeschehens zu denken.
Der *psychosomatische Schmerz* ist zwar auf eine Organstörung zurückzuführen, wird aber durch eine abnorme seelische Verarbeitung bei chronischem Konflikt oder außergewöhnlicher Charaktereigenschaft verstärkt empfunden und entsprechend ausdrucksstark geäußert. Dabei kommt es zu einer stärkeren Irritation des vegetativen Nervensystems.
Der *konversionsneurotische Schmerz* geht ohne jegliche Beeinträchtigung des Erfolgsorgans einher. Es handelt sich um die Umwandlung (Konversion) einer durch den psychischen Konflikt nicht realisierbaren Triebenergie in körperliche Erscheinungen, nämlich den Schmerz.

Bei den psychisch mitbedingten Schmerzzuständen reagieren Pflegepersonen und Ärzte nicht selten mit einer abwehrenden, ironischen Haltung. Das darf nicht passieren. Der Schmerz muß als Ausdruck eines besonderen seelischen Befindens ernstgenommen werden; er ist wirklich da und wird nicht simuliert. Nicht selten sind es die Pflegepersonen, denen der Schmerz anvertraut wird, weil die Patienten von diesen eher ein Schmerzmittel erhoffen und weil die Patienten Hemmungen haben, alle Leiden dem Arzt zu berichten, der häufig nur kurz bei der Visite erreichbar ist.
Die Pflegeperson hat die Schmerzäußerungen des Patienten und sein Schmerzmittelbegehren zunächst ohne Stellungnahme wahrzunehmen und an die Stationsleitung oder den Arzt weiterzugeben. Jetzt werden Überlegungen angestellt, wie der Schmerz einzuschätzen ist. Der Arzt entscheidet, welches Medikament gegeben wird oder ob der Patient versuchen soll, den Schmerz vorerst auszuhalten. Neben der Verordnung von Schmerzmitteln kommen auch Neuroleptika und Antidepressiva in Frage. Tranquilizer sind nicht zu verordnen. Die Verabreichung eines Plazebopräparates sollte man sich überlegen, weil dies letztlich ein Betrug ist und unserer ehrlichen Haltung dem Patienten gegenüber nicht entspricht.
Wird die psychische Mitverursachung des Schmerzes deutlich, kann auch die Pflegeperson nach Rücksprache mit dem Stationsdienst bei weiteren Schmerzäußerungen des Patienten dahingehend auf ihn einwirken, daß der Patient die Schmerzmittel reduziert, daß er sich ablenkt und versucht, die Schmerzen zu ertragen und sie als Schicksal anzunehmen. Diese Verhaltenstherapie, die durch Physiotherapie und Kneippsche Anwendungen zur Beeinflussung des vegetativen Nervensystems ergänzt werden kann, reicht häufig aus. Eine eingehende psychologische Beratung sollte eingeleitet werden, eine Psychotherapie wird nur in seltenen Fällen nötig sein.

21.7 Der bewegungsbehinderte Patient

Die in der Beweglichkeit eingeschränkten Patienten werden regelmäßig physio- und ergotherapeutisch betreut. Die Übungen reichen aber nicht aus. Auch die Pflegepersonen sollten die Kranken so häufig wie möglich bewegen und aufstehen bzw. sich hinsetzen lassen. Häufige Bewegungen sind wichtig, damit einer Thromboembolie und Kontrakturbildung der Gelenke vorgebeugt wird. Die Bewegungsübungen sind ebenso wichtig für das seelische Befinden der oft hilflosen Kranken, die durch die intensive betreuende Zuwendung wieder Mut fassen, ihre Krankheit besser zu überwinden. In einigen Fällen müssen unter Anleitung eines Orthopäden und eines Orthopädiemechanikers Stütz- und Bewegungshilfen angepaßt werden.
Diese Betreuung kann aber zum Teil auch den Angehörigen übertragen werden, die dazu angeleitet werden müssen. Angehörige sollten nicht nur

am Bettrand sitzen und erzählen. Sie können dem Pflegepersonal auch bei seiner schweren Arbeit des Hebens und Tragens behilflich sein. Pflegepersonal, ehrenamtliche Helferinnen und Helfer und besonders Angehörige begleiten die Kranken – wenn dies möglich ist – zum Kiosk der Klinik, zum Friseur, in die Cafeteria oder in den Garten.

21.8 Der bewußtlose Patient

Besonders aufmerksam und gründlich wird der bewußtlose Patient versorgt, der bezüglich des Dekubitus, eines Infektes oder einer nicht ausreichenden Ernährung sehr gefährdet ist. Unbedachte Bemerkungen dürfen nicht gemacht werden. Rücksichts- und verständnisvoll ist mit den Angehörigen umzugehen, die außerordentlich besorgt sind, während das Pflegepersonal routinemäßig bei der Arbeit ist. Außerordentlich wichtig sind das Befeuchten der trockenen Lippen und das Sauberhalten von Mund und Nase. Auf die Möglichkeit der basalen Stimulation wurde auf Seite 277 f. hingewiesen.

21.9 Der geistig behinderte Patient

Werden Menschen mit einer geistigen Behinderung krank, können die Krankheitserscheinungen »verschlüsselt« auftreten. Der geistig behinderte Mensch nimmt die Symptome mitunter anders wahr, er erlebt sie anders und stellt sie anders dar als der nicht behinderte Mensch. So können heftige Schmerzen, die auf einen Hirntumor oder einen Bandscheibenvorfall hinweisen, ausbleiben. Andererseits neigen diese Menschen dazu, ihre Unzufriedenheit mit verschiedenen Schmerzen und Verhaltensauffälligkeiten zu äußern. Mit viel Verständnis, Geduld und pädagogischem Geschick müssen diese geistig behinderten Menschen betreut und in das Stationsleben integriert werden. Überraschenderweise sind die geistig behinderten Menschen im Krankenhaus häufig leichter zu führen als in ihrer Wohngruppe im Heim, weil sie im Krankenhaus mehr Ruhe vor ihren Mitbewohnern haben können und im Krankenhaus eine Sonderstellung einnehmen, die sie als interessant, neu und abwechslungsreich empfinden. Häufig gehen Aggressionen im Krankenhaus spontan zurück. Wegen ihrer vielfachen Unselbständigkeit benötigen die Behinderten vermehrt Hilfe und Pflege zur Erledigung ihrer täglichen Aufgaben.

21.10 Der sterbende Patient

Darüber ist viel geschrieben worden; jede Pflegeperson verhält sich anders und jeder Mensch muß seinen eigenen Tod sterben. Viele Menschen mit neurologischen Erkrankungen sterben im höheren Lebensalter. Dramatisch kann das Sterben bei der akuten Polyneuritis verlaufen, wenn sich nach längerer Beatmung der Tod einstellt. Über viele Wochen kann sich das Sterben bei Kranken mit einem bösartigen Hirntumor hinziehen, besonders dann, wenn nach der Hirnoperation der Knochendeckel nicht wieder eingesetzt wird, und das langsam zunehmende Tumorrezidiv bei dem bewußtseinsgetrübten Patienten Platz zur weiteren Ausdehnung hat.
Quälend ist das Sterben bei Patienten mit amyotropher Lateralsklerose, weil sie bei vollem Bewußtsein erfahren, daß sie nicht mehr schlucken, sprechen und schließlich nicht mehr atmen können; sie ersticken, weil man eine Beatmung bei diesem Krankheitsverlauf nicht beginnen wird.
Die Pflegeperson hat neben den Angehörigen den längsten und engsten Kontakt mit dem Sterbenden. Sie pflegt ihn bis zuletzt mit allem Aufwand und versucht, seine Wünsche zu verstehen und nach Möglichkeit zu erfüllen. Der Sterbende sollte die Wahrheit über seinen nahenden Tod erfahren, wenn er dies verstehen und erfassen kann. Bei bewußtseinsgestörten und psychisch veränderten Patienten wird man mit dieser Wahrheit zurückhaltend sein.
Auf keinen Fall darf die Pflegeperson aus eigener Angst vor dem Tod diesen verneinen und dem Kranken unberechtigt Hoffnung machen. Wichtig ist der Kontakt zu den Angehörigen, die bestürzt und hilflos beim Sterbenden sitzen. Die Angehörigen werden ausführlich informiert, was man mit dem Sterbenden macht, wie er ernährt wird, wie er sich nachts verhält und was die Ärzte denken und planen. Das Gespräch muß von der Pflegeperson ausgehen, die auch immer wieder das Gespräch mit dem Arzt und Seelsorger vermittelt. Den Pflegepersonen sollte für diese schwierige und verantwortungsvolle Aufgabe die Möglichkeit der Supervision angeboten werden.

Zusammenfassung

Beim **Umgang mit neurologisch kranken Menschen** sind besonders häufig psychische Auffälligkeiten zu berücksichtigen. Die Patienten können depressiv, aggressiv, verwirrt oder auch bewußtseinsgestört sein. Mitunter ist ein hirnorganisches Psychosyndrom mit Gedächtnis- und Merkfähigkeitsstörungen zu beobachten. Unter Dauerschmerzen leidende Patienten können mißmutig, ungeduldig und auch schwierig sein. Neurotische Entwicklungen und seelische Fehlhaltungen sind zu beachten. Ein großer pflegerischer Einsatz ist bei bewegungsbehinderten und bewußtlosen Patienten erforderlich. Menschen mit einer geistigen Behinderung brauchen verständnisvolle und konsequente Zuwendung. Wichtig sind immer ein ehrlicher und offener Umgang mit dem Kranken und ein guter Kontakt zu den Angehörigen.

Stichwortverzeichnis